医真菌

100 種

臨床で見逃していた カビ たち

著

槇村 浩一

帝京大学大学院医学研究科 医真菌学 教授

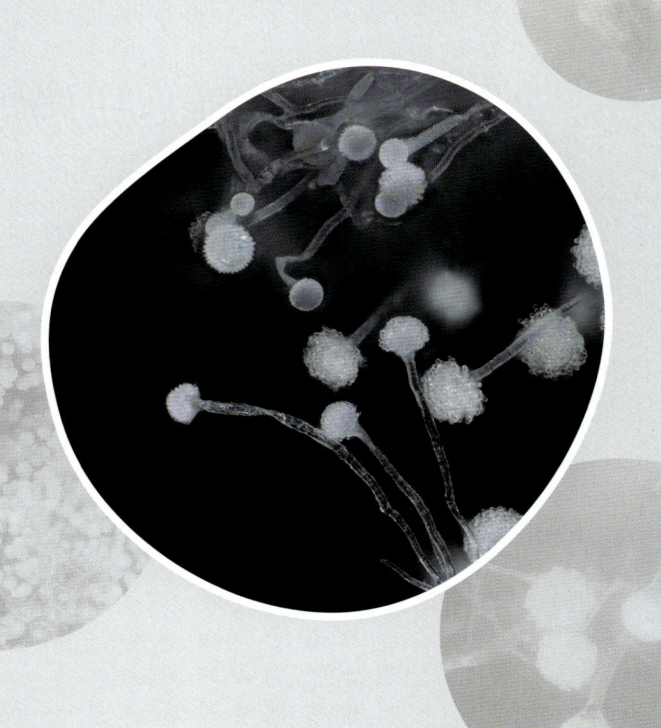

メディカル・サイエンス・インターナショナル

Visual Medical Fungi 100 Species
First Edition
by Koichi MAKIMURA

Printed and Bound in Japan

はじめに

カビ(黴)と呼び習わされている真菌(カビ，コウボ，およびキノコを含む)は広く地球上に生息し，多くの場合は分解者として生態学的役割を果たしている生物群である。その種数は多く，既知の菌種は 10 万種を超え，未知の種数は 150 万種とも数百万種とも推定されている。

ヒトが生活するうえでカビと関わらずにいることは不可能である。これは日々の食品は言うに及ばず，人工的閉鎖環境の極致ともいえる国際宇宙ステーションにおいてもカビによる環境汚染を制御し得ないことからも明らかであろう。まさに我々の生活はカビに囲まれ，カビの上に立っていると言っても過言ではない。

結果的に，我々ヒトは多くのカビに対する免疫を獲得してきた。したがって本書に記載されている菌種の多く(通常は BSL-1)は，通常の生活を送っている健康なヒトを障害することはない。

しかし，我が国ではおおむね 1970 年以降，真菌による健康障害が問題となった。これは，医学・医療の高度化・複雑化を主因とし，生活環境の高気密化や国際的な人物交流の一般化等に伴ったものと考えられている。

医真菌学では，真菌に似た形態を示し，また真菌による健康障害に類似した病態を生じる微生物群を一塊として「医真菌」と称してきた。医真菌による感染やアレルギーなどの健康障害は真菌症と呼ばれる。真菌症のなかでもとりわけ深部臓器に感染する深在性真菌症は診断が困難であることに加えて，抗真菌薬の開発が困難であるため耐性傾向が高く，治療も容易ではない。そのため，今日では病理解剖の集計上，死亡例 20 人中 1 人以上は深在性真菌症であり，その比率は依然上昇している。

これら真菌症に対する臨床的な関心は高まっているものの，その原因微生物であるカビをはじめとした生物としての真菌・医真菌そのものについての理解はきわめて限定的であり，教育の機会も確保されていない。地球を守り，我々の生活を助け，ときに健康を障害し高度・高額医療下にある症例の生命予後を規定する真菌は，我々の生活環境に最も身近な微生物である。我々が初めて認識した微生物群が真菌であることは，有害または病原微生物を意味する黴菌(バイキン)が，黴と菌(菌=キノコ)，すなわちいずれも真菌を意味していることからも明らかであろう。

かかる状況をふまえ，世では直接的な医療上の実用性に応じた診断・治療のガイドラインが求められているなか，あえて病原体である医真菌の生きた姿にスポットライトを当てることを企画したのが本書である。

既知の真菌の中で，ヒトに病原性を示す医真菌は 1%に過ぎない。しかし，その変わり者のカビたちはそれぞれきわめて多様でユニークな，そしてときに奇妙な美しい形態(「顔」と呼ぶことが多い)を有しており，それを観察できることは直接顕微鏡を覗くことができる一部の研究者のみの楽しみであった。

ところが近年，デジタル顕微鏡を初めとする微細撮影技術の向上も相まって，従来困難であった「生きたカビの顔」を接眼レンズから離れて写真に残すことが可能となった。この時宜を得て，最新の分類学に基づいて真菌をはじめとする真菌症の病原体である主要「医真菌」100 種を例示し，その微生物としてのありかたを楽しんでいただければとの思いが，本書の真の意図である。

「博物学的な」微生物学の復興を企図したものと言ってもよい。

　本書の骨子は上述のとおり，医真菌の分類と顕微鏡写真であるが，他の学問同様分類学にも流動性があり，常に書き換えられる定めにある。今も新しい論文を前にしているが，その採用は来たるべき改訂まで待ちたい。また，顕微鏡写真についても日々新しくより良い写真の撮影が可能となっているが，いつまでも図版の更新を続けていると筆者の生命の限り永久に出版はできなくなることから，先ずはこれも割愛した。

　本書を礎とした次の出版に期待されたい。

　本書執筆にあたっては，各微生物の学名に語源をつけることで命名者の思いの一部を共有し，より親しんでいただけることを意図した。この語源検索については，その大部分が佐藤一朗博士の手によるものである。学名はアレシャフニ ムハンマドマハディ博士に確認を依頼した。安全性（BSL）は槇村美保博士が確認した。また，多くの真菌写真を内外の研究者からご提供いただいた（お名前は写真提供者一覧をごらんいただきたい）。各位のご助力がなければ本書は頓挫したに違いない。また，筆者のわがままな進捗と図版の変更等にお付き合いいただき，根気強く励まし続けていただいた豊嶋純子氏をはじめとするメディカル・サイエンス・インターナショナルの皆様の御尽力に心より御礼申し上げたい。

　以上，多くの力添えを頂きながら，生きたカビたちの美しさが読者を医真菌に誘うことを願って本書の序文とする。

2019 年 1 月 26 日

槇村 浩一 識

目　次

真菌界

Ⅰ．子囊菌門

チャワンタケ亜門

ユーロチウム目

ホネタケ目

ケトチリウム目

ピクトグラム

 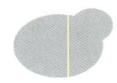 酵母（単細胞）発育
を示すか？

形態

 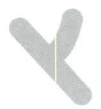 糸状発育
（仮性菌糸を含む）
を示すか？

 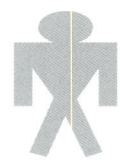 ヒトがリザーバ
（感染源）か？

生態的ニッチ

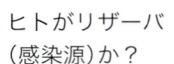

 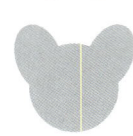 動物がリザーバ
（感染源）か？

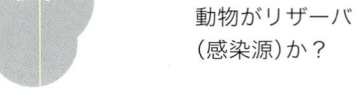

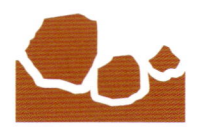 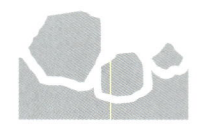 環境由来か？

 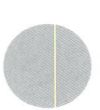 深在性・全身性か？

解剖的標的

 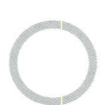 表在性か？

バイオセーフティーレベル

本書の使い方

　本書は多様で風変わりな医真菌のありかたを形態的に示し，分類学的に一覧したものである。左のページに示した写真の説明は右ページ下部に示されている。

　右ページ上部には各医真菌の学名をカタカナにて示し，学名を添えるとともに分類学的階層を示した。右ページ中部には当該医真菌に関する一般的な医学的・病原微生物学的記載が示されている。ここで，学名語源については可能なかぎり原記載に基づいて記載し，一般的なラテン語・ギリシャ語にて補完したものであるが，全ての学名についてその語源が明らかになったわけではない。諸賢の御教示を待ちたい。安全性（BSL：Biosafety Level）については，国立感染症研究所ウェブサイトに掲載されている「真菌の BSL 分類と輸送カテゴリーについて」に準拠した。ヒトあるいは動物に疾病を起こす見込みのないものが BSL-1 に分類され，2，3 となるにつれて危険性が上がる。詳細は当該サイト（巻末参照）を照会されたい。

　右ページ袖のピクトグラムについては，左の凡例に基づいて，各医真菌の形態，生態的ニッチ，感染部位，および安全性を示した。安全性以外の項目については著者の見解である。各々当該項目が当てはまる場合にはカラーで，当てはまらない場合はグレーで表示した。

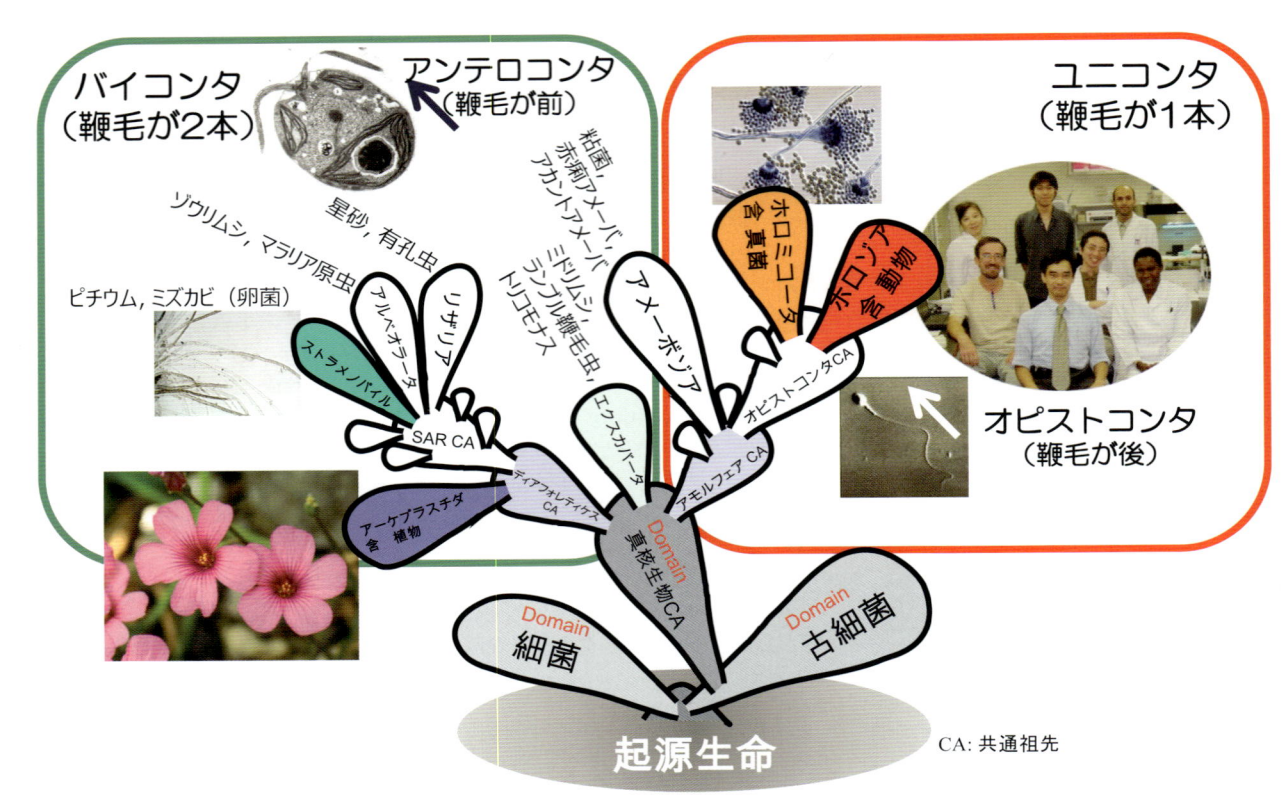

生命の出芽式進化系統樹

本書で扱う医真菌(真菌症および類似疾患の原因微生物)分類表

界	門	亜門	ヒト病原菌の例	旧分類		
真菌 Fungi (ホロミコータ Holomycota)	子嚢菌門 Ascomycota	タフリナ亜門 Taphrinomycotina	*Pneumocystis jirovecii*	古生子嚢菌綱	子嚢菌門	真菌界
		サッカロミセス亜門 Saccharomycotina	*Candida albicans*	半子嚢菌綱		
		チャワンタケ亜門 Pezizomycotina	*Aspergillus fumigatus*	真正子嚢菌綱		
	担子菌門 Basidiomycota	プクキニア亜門 Pucciniomycotina	*Rhodotorula mucilaginosa*	サビキン綱	担子菌門	
		クロボキン亜門 Ustilaginomycotina	*Malassezia restricta*	クロボキン綱		
		ハラタケ亜門 Agaricomycotina	*Cryptococcus neoformans*	菌蕈綱		
	ケカビ門 Mucoromycota	ケカビ亜門 Mucoromucotina	*Rhizopus arrhizus*	接合菌門		
	トリモチカビ門 Zoopagomycota	ハエカビ亜門 Entomophthoromycotina	*Conidiobolus coronatus*			
	ミクロスポリディア門 Microsporidia	上位分類不明 Incertae sedis	*Encephalitozoon cuniculi*	原生生物界		
アーケプラスチダ Archaeplastida	緑色植物門 Chlorophyta	該当なし Not applicable	*Prototheca wickerhamii*			
ストラメノパイル Stramenopiles	該当なし Not applicable	該当なし Not applicable	*Pythium insidiosum*			
イクチオスポレア Ichthyosporea (ホロゾア Holozoa)	上位分類不明 Incertae sedis	上位分類不明 Incertae sedis	*Rhinosporidium seeberi*			

生物進化における真菌と「医真菌」，およびその分類

　動物と真菌は近縁である。この関係が，我々ヒトの真菌症対策を難渋させている本質的な問題である。すなわち，系統的にかけ離れた細菌とは異なり，真菌と我々とは細胞を分かち合った"縁戚"であるため，共有する遺伝的・表現形的形質はおのずから少なくない。したがって，本症診断のために必要となる真菌特異的なマーカー候補は限られており，治療薬開発上不可欠となる選択的な標的の発見は最近に比して甚だ困難となっている。

　近年の分子系統解析の結果に基づいて，生物の系統における真菌と動物，ならびに他の生物との関係は大きく再分類された。いまだに流動的な部分が多いが，近年の分子系統解析の結果に基づき，生物の系統における真菌と動物，並びに他の生物との関係を「生命の出芽式進化系統樹」として示した。

　原始生命 Prtobiont から細菌 Bacteria とともに生じた古細菌 Archaea 型の細胞から派生した真核生物 Eukaryote から，植物（アーケプラスチダ Archaeplastida）と近縁のグループを含むバイコンタ Bikonta と，動物に近縁のユニコンタ Unikonta がそれぞれ派生した。

　一方，真菌と動物は，ともにおのおのホロミコータ Holomycota とホロゾア Holozoa として，ユニコンタから派生したオピストコンタから生じたものと考えられている。オピストコンタ Opisthokonta（opistho 後方＋kontos 鞭毛：ギリシャ語）とは，鞭毛の反対側に向かって遊泳する細胞をもつ生物群である。ヒトをはじめとする動物の精子がその基本型である。多くの真菌は鞭毛をもたないが，原始的な真菌の門を構成するツボカビ（ヒト病原菌は知られていない）は鞭毛を有する。

　また，この系統樹を見ると，真菌ではない「医真菌」を構成する生物（本書で扱う医真菌分類表参照）は広範囲の系統にわたることも示されている。

　さまざまな生物群にまたがる「医真菌」を構成する生物群を抜き出し，「本書で扱う医真菌分類表」にまとめた。旧来の分類との関係も示したが，「医真菌」ではない生物群はここに含めていない。また，かつて真菌症として扱われていた一部の原核生物についても割愛している。

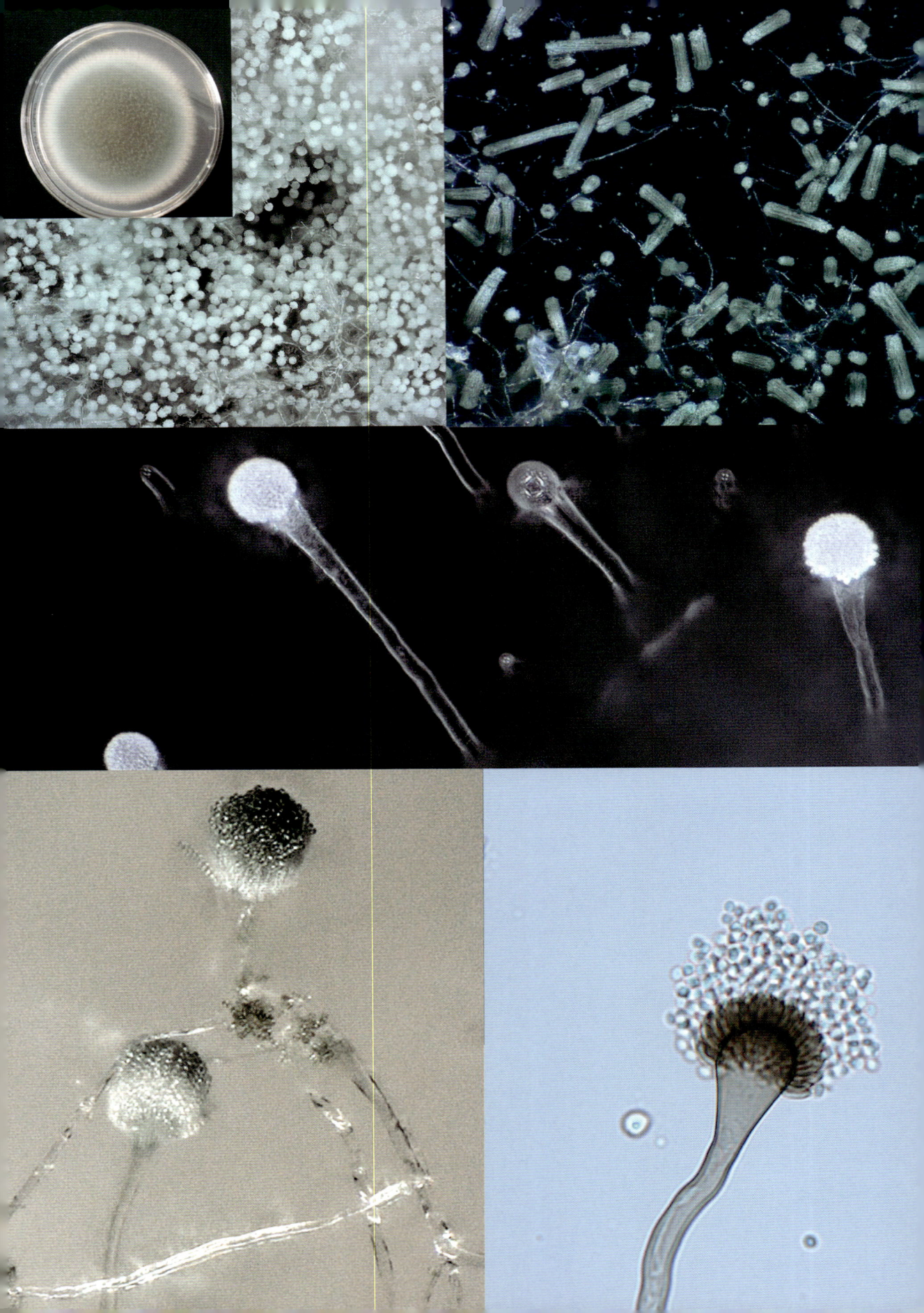

アスペルギルス・フミガツス
Aspergillus fumigatus

真菌界 Fungi／**二核菌類亜界** Dikarya／**子嚢菌門** Ascomycota／**チャワンタケ亜門** Pezizomycotina／
ユーロチウム菌綱 Eurotiomycetes／**ユーロチウム目** Eurotiales／**マユハキタケ科** Trichocomaceae

- 国内でアスペルギルス肺炎原因菌の No.1 →最も死亡数が多い医真菌
- 環境（土壌）菌だが，屋内等の比較的乾燥した環境にも繁殖
- 50℃以上の熱に耐える環境耐性をもつ

学名：*Aspergillus fumigatus* Fresen（1863）

学名語源：L：aspergillum［カトリックの祭礼に使用される聖水用散水器］→聖水用散水器に形が似た属の菌，fumigo（煙る：ラテン語）→煙のように胞子を飛ばすアスペルギルス属の菌種

異名：*Neosartorya fumigata*（ネオサルトリア・フミガタ）

安全性：BSL-2

病原性：
- ・日和見真菌症（アルペルギルス症）
  - ・全身感染（肺感染が主だが，全身にも播種）
  - ・局所感染（角膜，眼球，副鼻腔，爪，外耳道等）
- ・アレルギー（分生子吸入による，喘息，アレルギー性気管支肺アスペルギルス症）
- ・毒素（グリオトキシン gliotoxin）

抗真菌薬感受性：アゾール系（ボリコナゾールおよびイトラコナゾール感受性，フルコナゾール耐性），ポリエン系（アムホテリシン B 感受性），キャンディン（ミカファンギンおよびカスポファンギン感受性）

微生物学的検査・補助診断法：臨床検体の直接顕微鏡検査，培養・同定（スライドカルチャーおよび遺伝子検査による），血清診断（全身感染では，真菌症スクリーニング検査としての β-グルカン検出系，およびアスペルギルス特異検査としてのガラクトマンナン検出系）

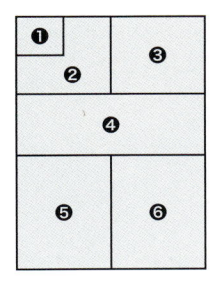

❶ ポテトデキストロース寒天培地上巨大集落表面マクロ像(1)

❷ 40 時間培養デジタル顕微鏡 200 倍像

❸ 2 週間培養養デジタル顕微鏡 200 倍像

❹ 40 時間培養デジタル顕微鏡 1000 倍像

❺ 40 時間培養デジタル顕微鏡 1000 倍像

❻ スライドカルチャー（無染色）400 倍像(1)

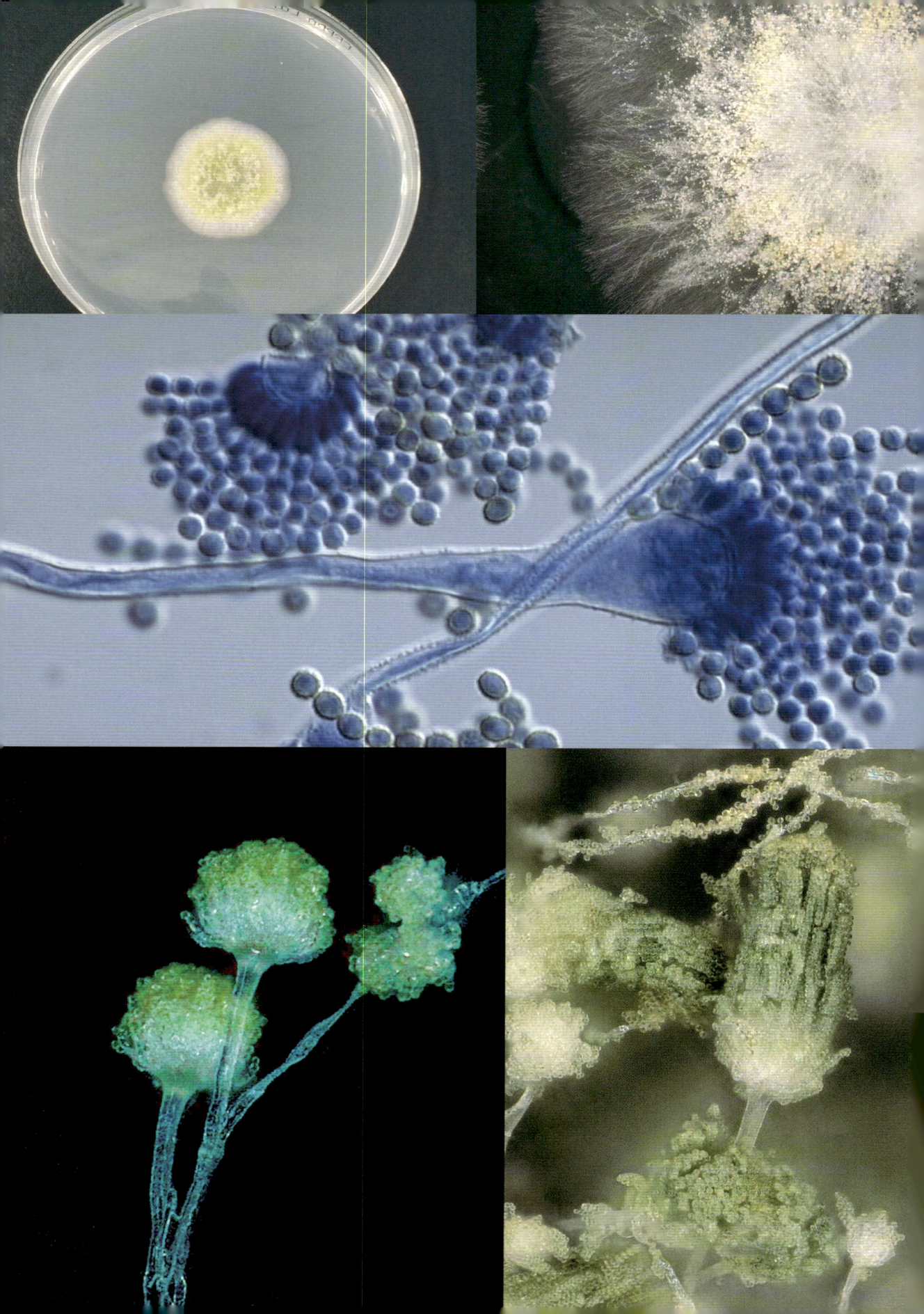

アスペルギルス・フラブス
Aspergillus flavus

真菌界 Fungi/二核菌類亜界 Dikarya/子嚢菌門 Ascomycota/チャワンタケ亜門 Pezizomycotina/
ユーロチウム菌綱 Eurotiomycetes/ユーロチウム目 Eurotiales/マユハキタケ科 Trichocomaceae

● アスペルギルス属真菌による肺感染症の原因として，国内では 2 位もしくは 3 位の頻度
● 国際的には強い肝毒性を有するカビ毒アフラトキシンの産生菌(国内では少ない)

学名：*Aspergillus flavus* Link（1809）
学名語源：L：aspergillum［カトリックの祭礼に使用される聖水用散水器］→聖水用散水
　　器に形が似た属の菌，flavus（黄色：ラテン語）→黄色いアスペルギルス属の菌種
異名：なし
安全性：BSL-1，毒素産生菌は BSL-2
病原性：
・日和見真菌症(アルペルギルス症)
　・全身感染(肺感染が主だが，全身にも播種)
　・局所感染(角膜，眼球，副鼻腔，爪，外耳道等)
・アレルギー(分生子吸入による，気管支喘息，アレルギー性気管支肺アスペルギルス症)
・毒素(アフラトキシン aflatoxin，ステリグマトシスチン sterigmatocystin)
抗真菌薬感受性：アゾール系(ボリコナゾールおよびイトラコナゾール感受性，フルコナ
　　ゾール耐性)，ポリエン系(アムホテリシン B 感受性)，キャンディン(ミカファンギン
　　およびカスポファンギン感受性)，アリルアミン系(テルブナフィン感受性)
微生物学的検査・補助診断法：臨床検体の直接顕微鏡検査，培養・同定(スライドカル
　　チャーおよび遺伝子検査による)，血清診断(全身感染では，真菌症スクリーニング検
　　査としての β-グルカン検出系，およびアスペルギルス特異検査としてのガラクトマン
　　ナン検出系)

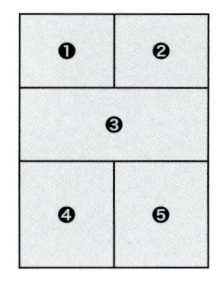

❶ ポテトデキストロース寒天培地上巨大集落表面マクロ像(1)
❷ 40 時間培養デジタル顕微鏡 200 倍像
❸ スライドカルチャー(ラクトフェノールコットンブルー染色)
　 400 倍像(2)
❹ 40 時間培養デジタル顕微鏡 500 倍像
❺ 2 週間培養像デジタル顕微鏡 1000 倍像

1
2
3

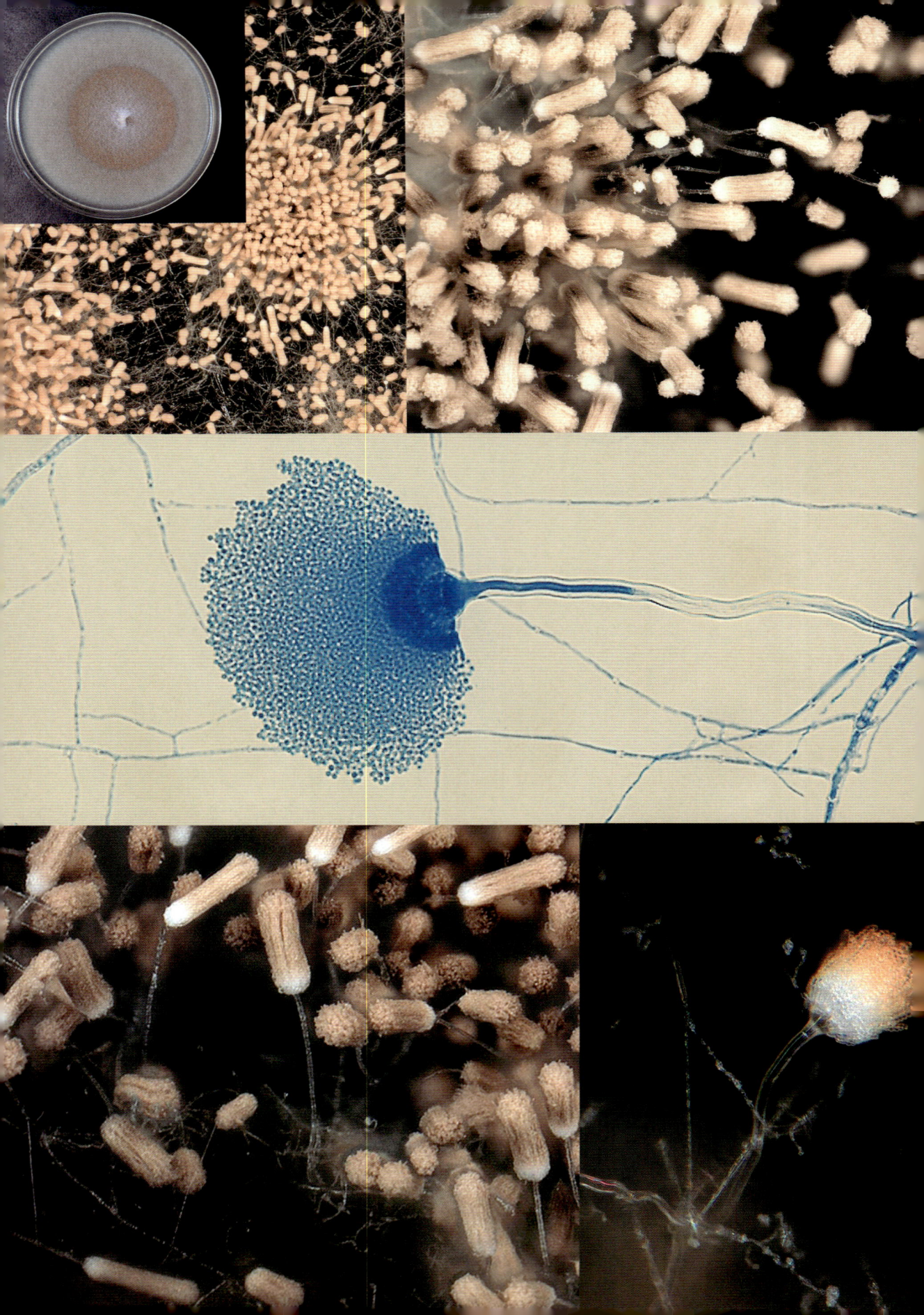

アスペルギルス・テレウス
Aspergillus terreus

真菌界 Fungi/二核菌類亜界 Dikarya/子嚢菌門 Ascomycota/チャワンタケ亜門 Pezizomycotina/ユーロチウム菌綱 Eurotiomycetes/ユーロチウム目 Eurotiales/マユハキタケ科 Trichocomaceae

● 国内では外耳道真菌症の原因菌
● 海外では全身感染が多く，アムホテリシン B に対する低感受性が問題

学名：*Aspergillus terreus* Thom（1918）
学名語源：L：aspergillum［カトリックの祭礼に使用される聖水用散水器］→聖水用散水器に形が似た属の菌，terreus（土の：ラテン語）→土のアスペルギルス属の菌種
異名：なし
安全性：BSL-1，毒素産生菌は BSL-2
病原性：
・日和見真菌症（アルペルギルス症）
　・全身感染（肺感染が主だが，全身にも播種）
　・局所感染（角膜，眼球，副鼻腔，爪，外耳道等）
・アレルギー（分生子吸入による，気管支喘息，アレルギー性気管支肺アスペルギルス症）
・毒素（シトリニン citrinin，シトレオビリジン citreoviridin）
抗真菌薬感受性：アゾール系（ボリコナゾールおよびイトラコナゾール感受性，フルコナゾール耐性），ポリエン系（アムホテリシン B 感受性），キャンディン（ミカファンギンおよびカスポファンギン感受性）
微生物学的検査・補助診断法：臨床検体の直接顕微鏡検査，培養・同定（スライドカルチャーおよび遺伝子検査による），血清診断（全身感染では，真菌症スクリーニング検査としての β-グルカン検出系，およびアスペルギルス特異検査としてのガラクトマンナン検出系）

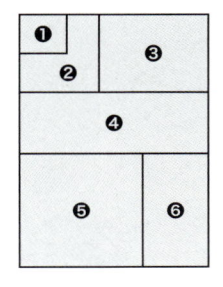

❶ ポテトデキストロース寒天培地上巨大集落表面マクロ像(1)
❷ デジタル顕微鏡 100 倍像
❸ デジタル顕微鏡 300 倍像
❹ スライドカルチャー（ラクトフェノールコットンブルー染色）
　 400 倍像(1)
❺ デジタル顕微鏡 500 倍像
❻ デジタル顕微鏡 1000 倍像

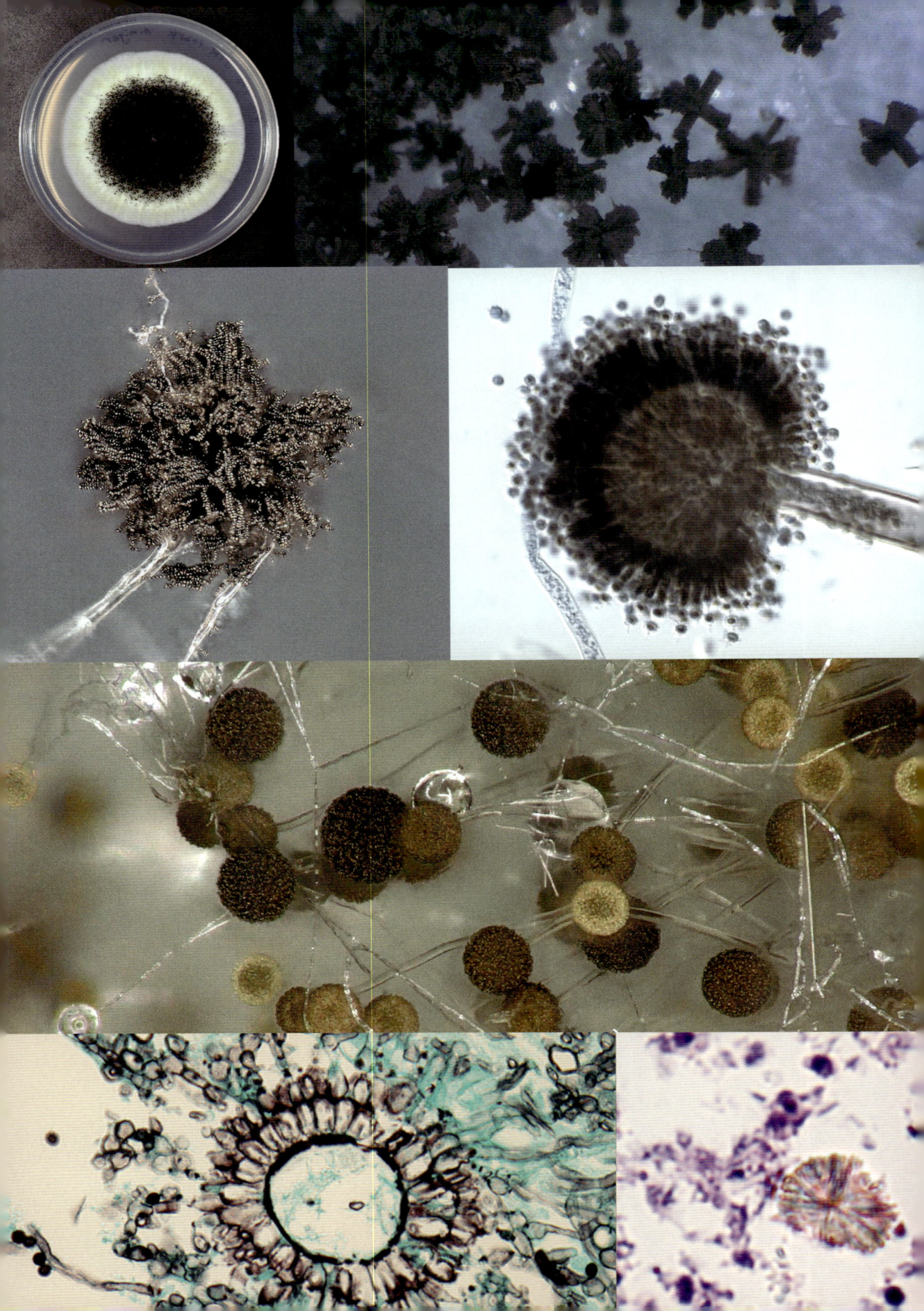

アスペルギルス・ニゲル
Aspergillus niger

真菌界 Fungi/二核菌類亜界 Dikarya/子嚢菌門 Ascomycota/チャワンタケ亜門 Pezizomycotina/
ユーロチウム菌綱 Eurotiomycetes/ユーロチウム目 Eurotiales/マユハキタケ科 Trichocomaceae

- ●国内では主要病原アスペルギルス属真菌
- ●肺アスペルギルス症の原因として 2 位もしくは 3 位の頻度，外耳道感染も多い

学名：*Aspergillus niger* Tiegh.（1867）
学名語源：L：aspergillum［カトリックの祭礼に使用される聖水用散水器］→聖水用散水
　　器に形が似た属の菌，niger（黒い：ラテン語）→黒いアスペルギルス属の菌種
異名：なし
安全性：BSL-1，毒素産生菌は BSL-2
病原性：
・日和見真菌症（アルペルギルス症）
　・全身感染（肺感染が主だが，全身にも播種）
　・局所感染（角膜，眼球，副鼻腔，爪，外耳道等）
・アレルギー（分生子吸入による，気管支喘息，アレルギー性気管支肺アスペルギルス症）
・毒素（フモニシン類 fumonisins）
抗真菌薬感受性：アゾール系（ボリコナゾールおよびイトラコナゾール感受性，フルコナ
　　ゾール耐性），ポリエン系（アムホテリシン B 感受性），キャンディン（ミカファンギン
　　およびカスポファンギン感受性）
微生物学的検査・補助診断法：臨床検体の直接顕微鏡検査，培養・同定（スライドカル
　　チャーおよび遺伝子検査による），血清診断（全身感染では，真菌症スクリーニング検
　　査としての β-グルカン検出系，およびアスペルギルス特異検査としてのガラクトマン
　　ナン検出系）

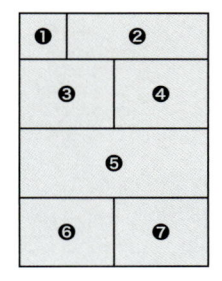

❶ ポテトデキストロース寒天培地上巨大集落表面マクロ像(1)

❷ 1 月培養デジタル顕微鏡 100 倍像

❸ 2 週間培養デジタル顕微鏡 1000 倍像

❹ スライドカルチャー（ラクトフェノールコットンブルー染色）
　 400 倍像(2)

❺ 2 週間培養デジタル顕微鏡 300 倍像

❻ 鼻粘膜病理組織像（グロコット染色）にみられた分生子頭切片

❼ 鼻粘膜病理組織像（グラム染色）にみられた蓚酸カルシウム結
　 晶（本菌に比較的特徴的な所見）

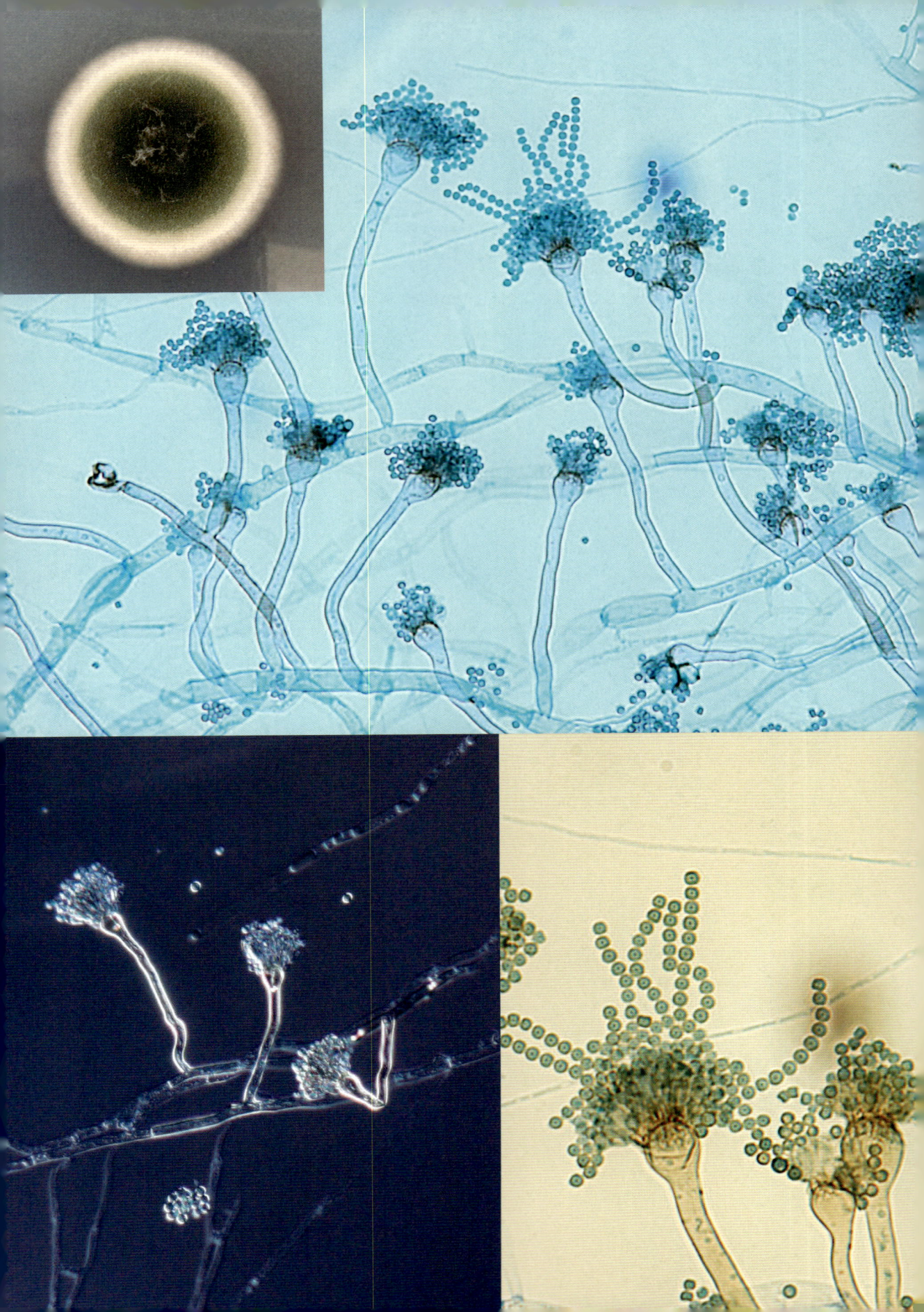

アスペルギルス・ニヅランス
Aspergillus nidulans

真菌界 Fungi／二核菌類亜界 Dikarya／子嚢菌門 Ascomycota／チャワンタケ亜門 Pezizomycotina／
ユーロチウム菌綱 Eurotiomycetes／ユーロチウム目 Eurotiales／マユハキタケ科 Trichocomaceae

●病原アスペルギルスとして国内では主要菌種に次いで分離される

学名：*Aspergillus nidulans*（Eidam）G. Winter（1884）

学名語源：L：aspergillum［カトリックの祭礼に使用される聖水用散水器］→聖水用散水器に形が似た属の菌，nidulus（小さな巣：ラテン語）→ハチの巣から分離されたアスペルギルス属の菌種

異名：*Emericella nidulans*（エメリセラ・ニヅランス）

安全性：BSL-1，毒素産生菌は BSL-2

病原性：
- 日和見真菌症（アルペルギルス症）
  - 全身感染（肺感染が主だが，全身にも播種）
  - 局所感染（角膜，眼球，副鼻腔，爪，外耳道等）
- アレルギー（分生子吸入による，気管支喘息，アレルギー性気管支肺アスペルギルス症）
- 毒素（ステリグマトシスチン sterigmatocystin）

抗真菌薬感受性：アゾール系（ボリコナゾールおよびイトラコナゾール感受性，フルコナゾール耐性），ポリエン系（アムホテリシン B 感受性），キャンディン（ミカファンギンおよびカスポファンギン感受性）

微生物学的検査・補助診断法：臨床検体の直接顕微鏡検査，培養・同定（スライドカルチャーおよび遺伝子検査による），血清診断（全身感染では，真菌症スクリーニング検査としての β-グルカン検出系，およびアスペルギルス特異検査としてのガラクトマンナン検出系）

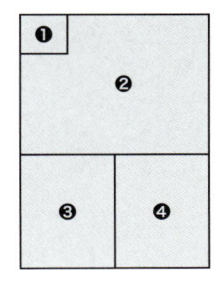

❶ ポテトデキストロース寒天培地上巨大集落表面マクロ像

❷ スライドカルチャー（ラクトフェノールコットンブルー染色）200 倍像

❸ スライドカルチャー（ノマルスキー微分干渉顕微鏡）像 200 倍

❹ スライドカルチャー（ラクトフェノールコットンブルー染色）400 倍像

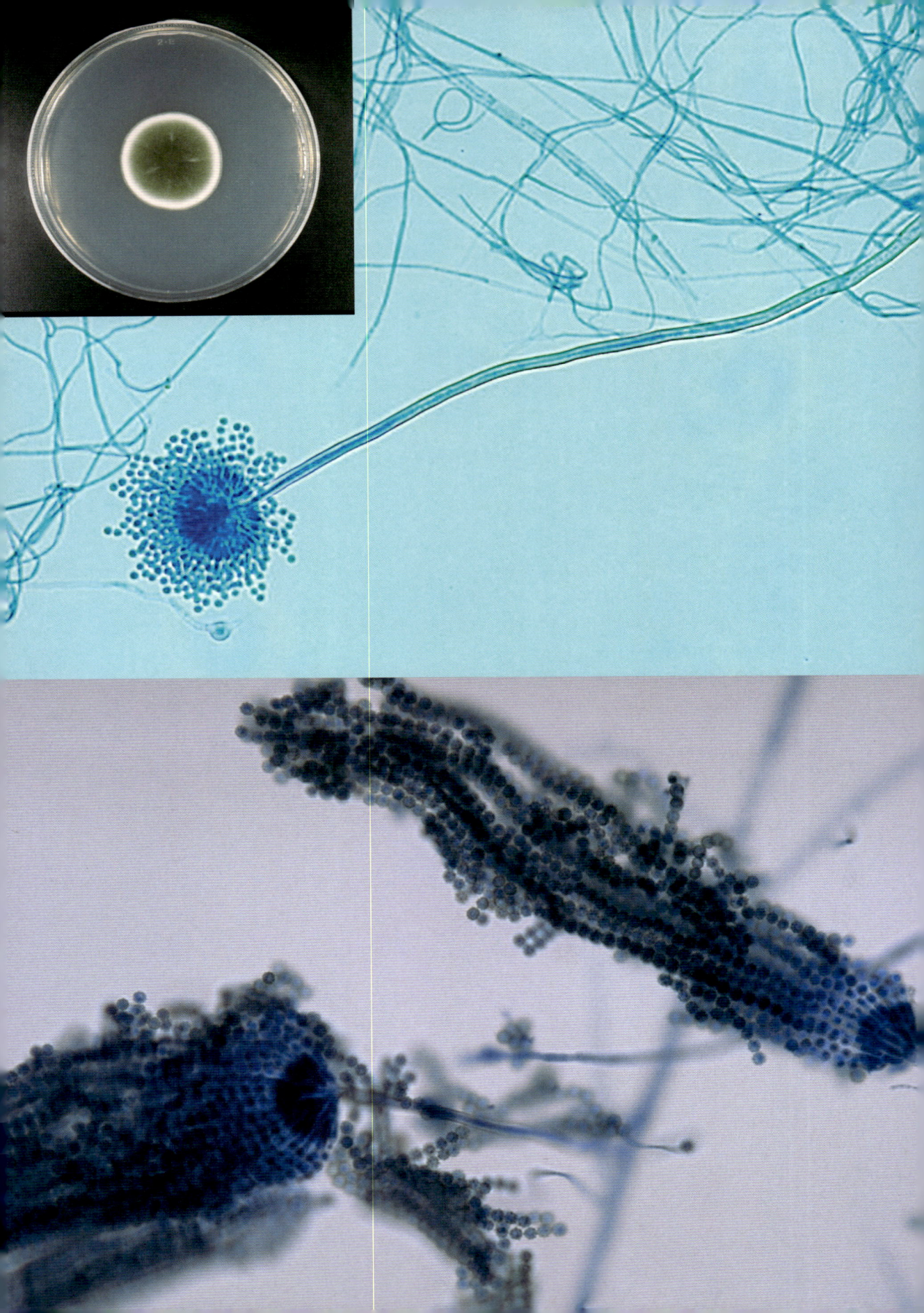

アスペルギルス・ベルシカラー

Aspergillus versicolor

真菌界 Fungi/二核菌類亜界 Dikarya/子嚢菌門 Ascomycota/チャワンタケ亜門 Pezizomycotina/
ユーロチウム菌綱 Eurotiomycetes/ユーロチウム目 Eurotiales/マユハキタケ科 Trichocomaceae

- ●病原性は低く，一般的には汚染菌とみなされる
- ●居住環境から高率に分離される
- ●低頻度ながら，爪真菌症等の例が報告されている

学名：*Aspergillus versicolor*(Vuill.)Tirab.(1908)

学名語源：L：aspergillum[カトリックの祭礼に使用される聖水用散水器]→聖水用散水器に形が似た属の菌，versi(種々の：ラテン語)＋color(色：ラテン語)→さまざまな色をもつアスペルギルス属の菌種

異名：*Aspergillus versicolor* var. *rutilobrunneus*

安全性：BSL-1，毒素産生菌は BSL-2

病原性：

- ・きわめてまれ：日和見真菌症
  - ・全身感染(免疫抑制患者に限る)
  - ・局所感染(爪等)
- ・アレルギー(分生子吸入による，気管支喘息，アレルギー性気管支肺アスペルギルス症)
- ・毒素(ステリグマトシスチン sterigmatocystin)

抗真菌薬感受性：アゾール系(ボリコナゾールおよびイトラコナゾール感受性，フルコナゾール耐性)，ポリエン系(アムホテリシン B 感受性)，キャンディン(ミカファンギンおよびカスポファンギン感受性)

微生物学的検査・補助診断法：臨床検体の直接顕微鏡検査，培養・同定(スライドカルチャーおよび遺伝子検査による)，血清診断(全身感染では，真菌症スクリーニング検査としての β-グルカン検出系，およびアスペルギルス特異検査としてのガラクトマンナン検出系)

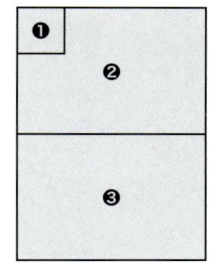

❶ ポテトデキストロース寒天培地上巨大集落表面マクロ像

❷ スライドカルチャー(ラクトフェノールコットンブルー染色)
200 倍像(1)

❸ スライドカルチャー(ラクトフェノールコットンブルー染色)
400 倍像

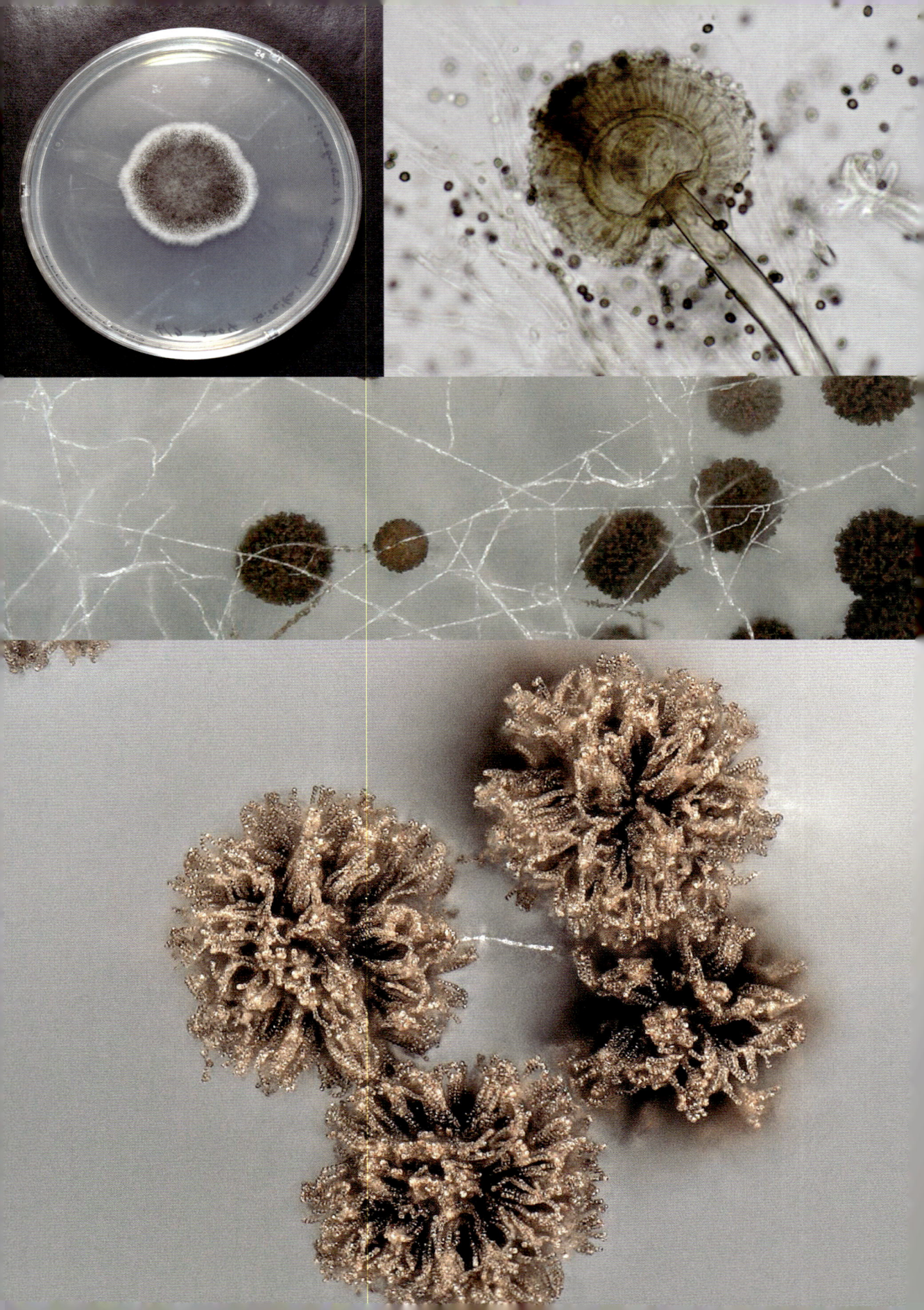

アスペルギルス・ツービンジェンシス
Aspergillus tubingensis

真菌界 Fungi/二核菌類亜界 Dikarya/子嚢菌門 Ascomycota/チャワンタケ亜門 Pezizomycotina/
ユーロチウム菌綱 Eurotiomycetes/ユーロチウム目 Eurotiales/マユハキタケ科 Trichocomaceae

- アスペルギルス・ニゲルの隠蔽種(形態的に区別ができないため同一視されていた)
- 国内ではかつてアスペルギルス・ニゲルと呼ばれていたものの半数が本菌
- 病原性はアスペルギルス・ニゲルとほぼ同じだが,抗真菌薬に対してやや耐性傾向

学名:*Aspergillus tubingensis* Mosseray(1934)

学名語源:L:aspergillum[カトリックの祭礼に使用される聖水用散水器]→聖水用散水器に形が似た属の菌,Tübingen(ドイツの地名)→Tübingen で発見されたアスペルギルス属の菌種

異名:*Aspergillus niger* var. *tubingensis*

安全性:BSL-1,毒素産生菌は BSL-2

病原性:
- 日和見真菌症(アルペルギルス症)
  - 全身感染(肺感染が主だが,全身にも播種)
  - 局所感染(角膜,眼球,副鼻腔,爪,外耳道等)
- アレルギー(分生子吸入による,気管支喘息,アレルギー性気管支肺アスペルギルス症)

抗真菌薬感受性:アゾール系(ボリコナゾールおよびイトラコナゾール感受性,フルコナゾール耐性),ポリエン系(アムホテリシン B 感受性),キャンディン(ミカファンギンおよびカスポファンギン感受性)

微生物学的検査・補助診断法:臨床検体の直接顕微鏡検査,培養・同定(スライドカルチャーおよび遺伝子検査による),血清診断(全身感染では,真菌症スクリーニング検査としてのβ-グルカン検出系,およびアスペルギルス特異検査としてのガラクトマンナン検出系)

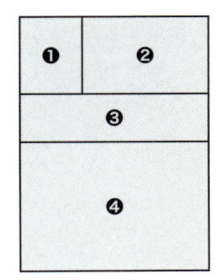

❶ ポテトデキストロース寒天培地上巨大集落表面マクロ像(1)

❷ スライドカルチャー(ラクトフェノール無染色)400 倍像(1)

❸ デジタル顕微鏡 200 倍像

❹ デジタル顕微鏡 500 倍像

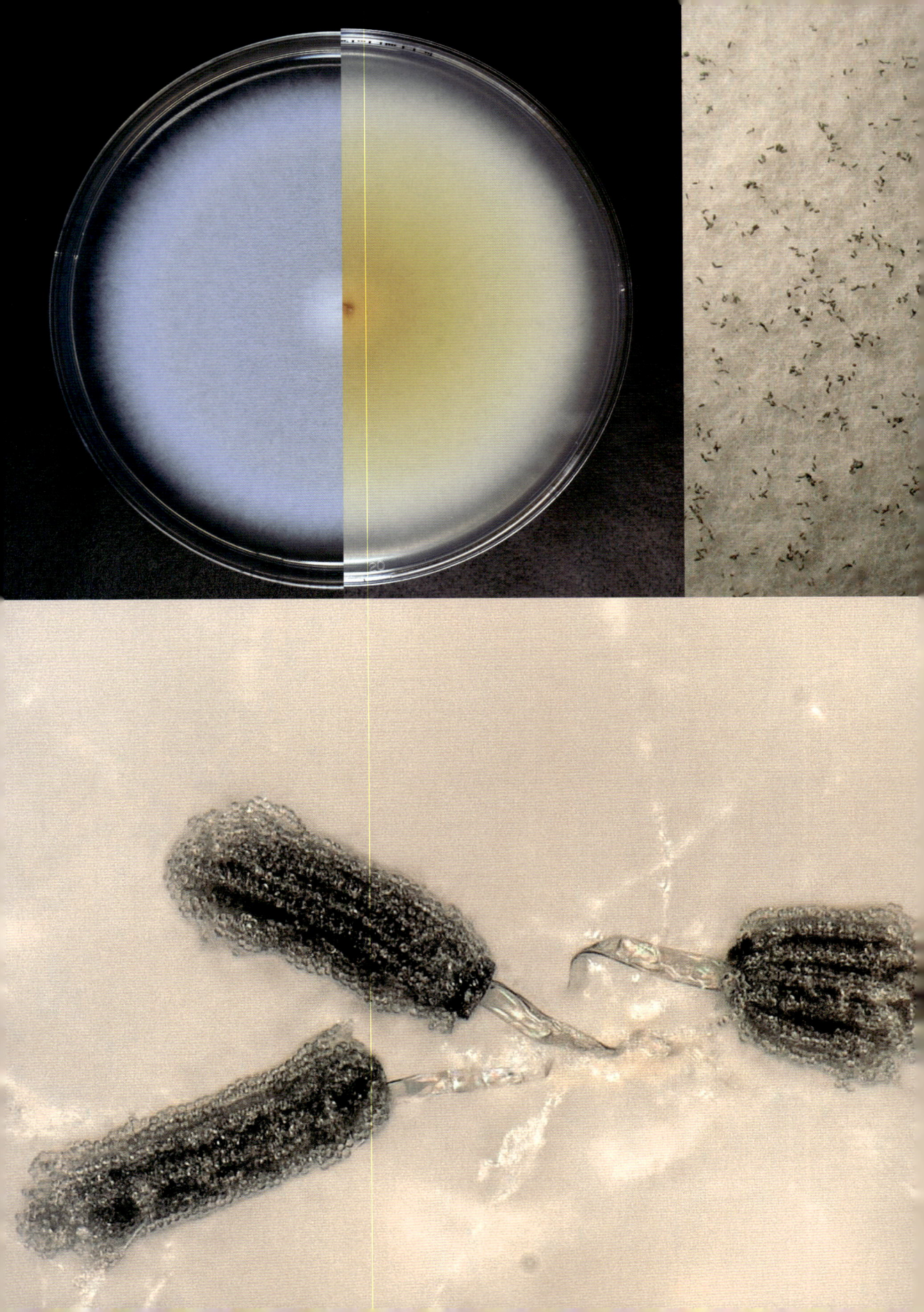

アスペルギルス・レンツルス
Aspergillus lentulus

真菌界 Fungi／二核菌類亜界 Dikarya／子嚢菌門 Ascomycota／チャワンタケ亜門 Pezizomycotina／
ユーロチウム菌綱 Eurotiomycetes／ユーロチウム目 Eurotiales／マユハキタケ科 Trichocomaceae

- アスペルギルス・フミガツスの隠蔽種（形態的に区別ができないため同一視されていた）
- かつてアスペルギルス・フミガツスと呼ばれていたものの 2〜3％が本菌
- 病原性はアスペルギルス・フミガツスには劣る（温度耐性は 48℃未満）が，各種抗真菌薬に耐性傾向

学名：*Aspergillus lentulus* Balajee & K. A. Marr（2005）
学名語源：L：aspergillum［カトリックの祭礼に使用される聖水用散水器］→聖水用散水器に形が似た属の菌，lentulus（やや愚図の：ラテン語）→胞子形成が他の菌種より遅いアスペルギルス属の菌種
異名：*Aspergillus fumigatus*
安全性：BSL-1，毒素産生菌は BSL-2
病原性：

- 日和見真菌症（アルペルギルス症）
  - 全身感染（肺感染が主だが，全身にも播種）
  - 局所感染（角膜，眼球，副鼻腔，爪，外耳道等）
- アレルギー（分生子吸入による，気管支喘息，アレルギー性気管支肺アスペルギルス症）

抗真菌薬感受性：菌株にもよるが，以下いずれの抗真菌薬にも耐性傾向を示す：アゾール系（ボリコナゾールおよびイトラコナゾール感受性，フルコナゾール耐性），ポリエン系（アムホテリシン B 感受性），キャンディン（ミカファンギンおよびカスポファンギン感受性）

微生物学的検査・補助診断法：臨床検体の直接顕微鏡検査，培養・同定（スライドカルチャーおよび遺伝子検査による），血清診断（全身感染では，真菌症スクリーニング検査としての β-グルカン検出系，およびアスペルギルス特異検査としてのガラクトマンナン検出系）

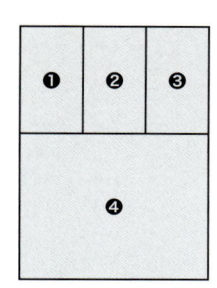

❶ ポテトデキストロース寒天培地上巨大集落表面マクロ像(1)
❷ ポテトデキストロース寒天培地上巨大集落裏面マクロ像(1)
❸ デジタル顕微鏡 20 倍像
❹ デジタル顕微鏡 1000 倍像

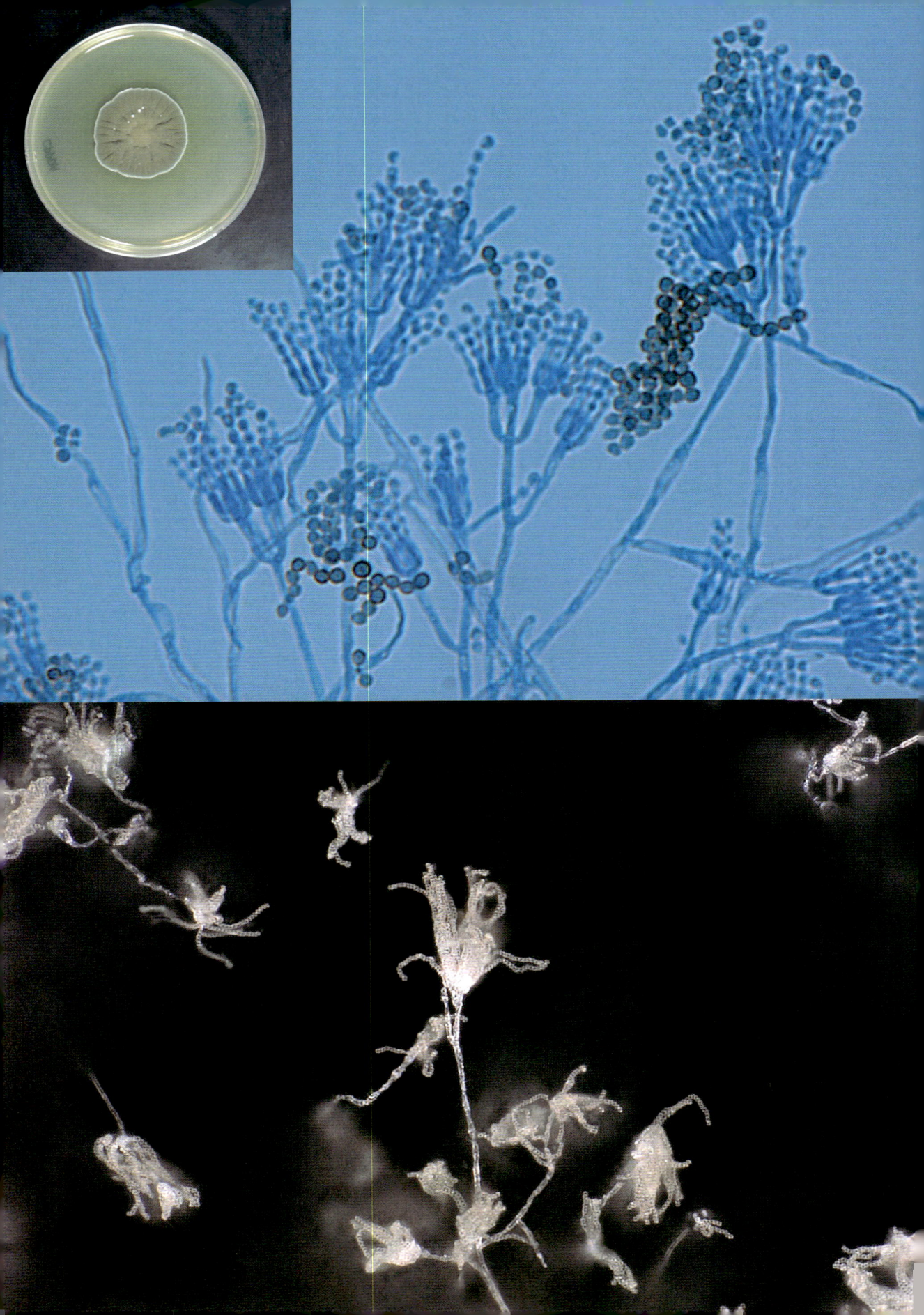

ペニシリウム・シトリヌム
Penicillium citrinum

真菌界 Fungi/二核菌類亜界 Dikarya/子嚢菌門 Ascomycota/チャワンタケ亜門 Pezizomycotina/
ユーロチウム菌綱 Eurotiomycetes/ユーロチウム目 Eurotiales/マユハキタケ科 Trichocomaceae

● 病原性は低く，食物の汚染菌とみなされる

● カビ毒：シトリニン産生菌として知られる

● まれに角膜や爪等の感染例が知られ，ごくまれに免疫抑制患者では全身感染も知られる

学名：*Penicillium citrinum* Thom（1910）

学名語源：G：penicillus[刷毛]→刷毛のような形をした菌の属，citrinum（柑橘類の実：ラテン語）→柑橘類の実から分離されたペニシリウム属の菌種

異名：*Penicillium citrinum* var. *pseudopaxilli*

安全性：BSL-1，毒素産生菌は BSL-2

病原性：

・日和見真菌症

　・ごくまれに全身感染（肺感染が主だが，全身にも播種）

・局所感染（角膜，眼球，副鼻腔，爪，外耳道等）

・アレルギー（分生子吸入による，気管支喘息の可能性）

・毒素（シトリニン citrinin）

抗真菌薬感受性：充分な情報がない

微生物学的検査・補助診断法：臨床検体の直接顕微鏡検査，培養・同定（スライドカルチャーおよび遺伝子検査による），血清診断（全身感染では，真菌症スクリーニング検査としての β-グルカン検出系，およびアスペルギルス特異検査としてのガラクトマンナン検出系）

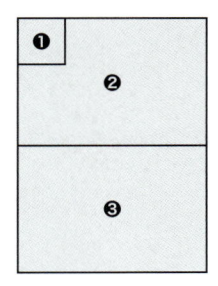

❶ ポテトデキストロース寒天培地上巨大集落表面マクロ像

❷ スライドカルチャー（ラクトフェノールコットンブルー染色）
400 倍像

❸ デジタル顕微鏡 500 倍像

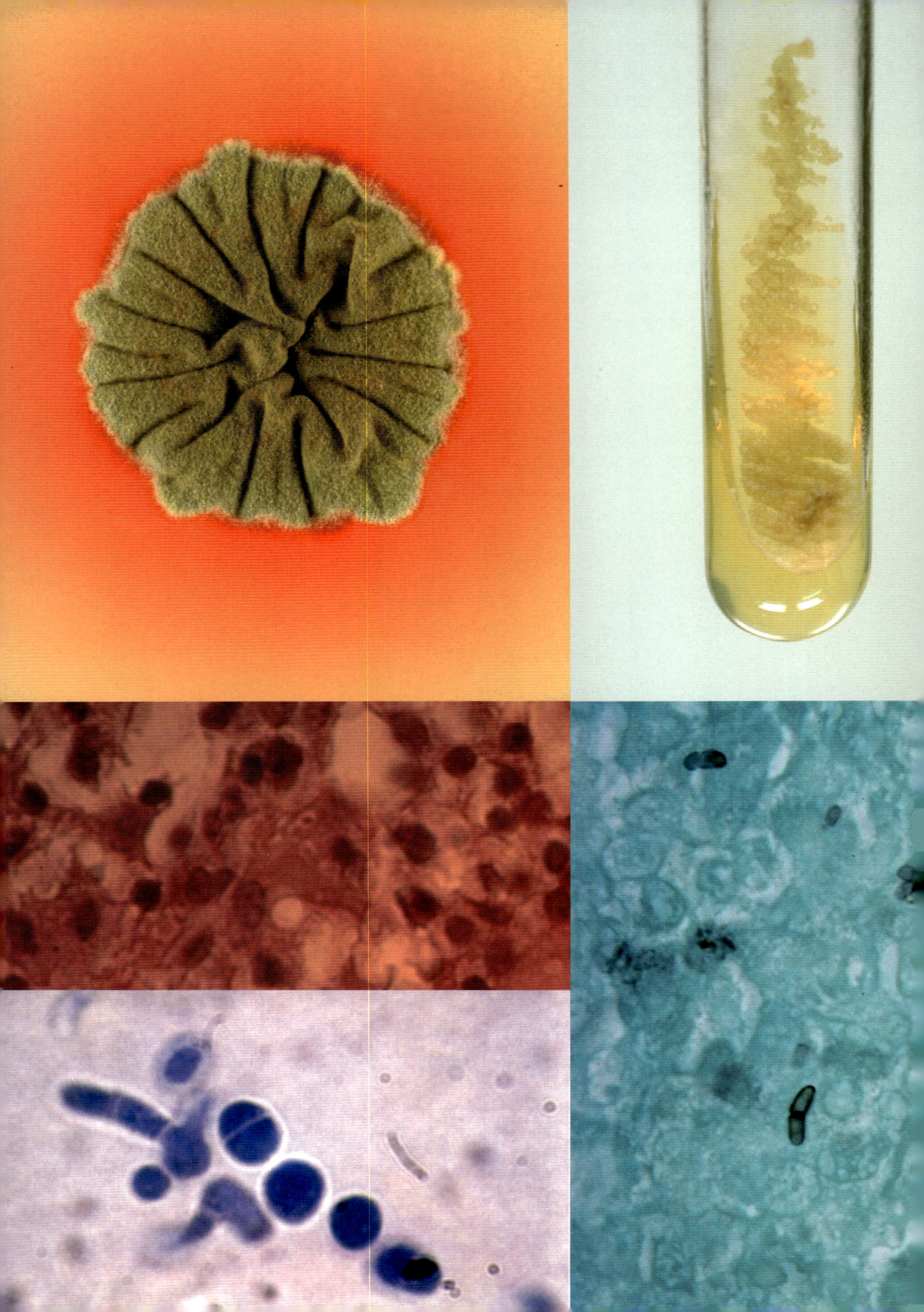

タラロマイセス・マルネッフェイ
Talaromyces marneffei

真菌界 Fungi／**二核菌類亜界** Dikarya／**子嚢菌門** Ascomycota／**チャワンタケ亜門** Pezizomycotina／
ユーロチウム菌綱 Eurotiomycetes／**ユーロチウム目** Eurotiales／**マユハキタケ科** Trichocomaceae

- 東南アジアに流行する高病原性真菌(流行地域の竹，およびタケネズミから分離される)
- 感染は免疫抑制患者に多いが，健常人の感染例もある
- 温度依存性二形性真菌(自然環境条件では赤色調の色素を産生する糸状菌，組織中に相当する 37℃では酵母形となる)

学名：*Talaromyces marneffei*(Segretain, Capponi & Sureau)Samson, N. Yilmaz, Frisvad & Seifert(2011)

学名語源：G：talaros[籠]＋mykes[菌]，Marneffe(人名)→Marneffe への献名として名づけられたタラロマイセス属の菌種

異名：*Penicillium marneffei*

安全性：BSL-3

病原性：

- ・輸入真菌症：
  - ・全身感染(肺感染が主だが，全身にも播種)
  - ・局所感染(皮膚等)

抗真菌薬感受性：アゾール系(ボリコナゾールおよびイトラコナゾール感受性，フルコナゾール耐性)，ポリエン系(アムホテリシン B 感受性)，アリルアミン系(テルブナフィン感受性)

微生物学的検査・補助診断法：臨床検体の直接顕微鏡検査，培養・同定(形態学および遺伝子検査による：ただし，病原性が高く危険なので一般の検査室ではスライドカルチャー禁止)，血清診断(全身感染では，真菌症スクリーニング検査としての β-グルカン検出系，およびアスペルギルス特異検査としてのガラクトマンナン検出系)

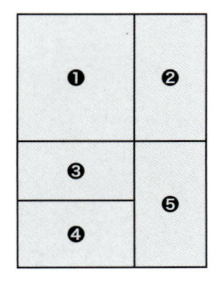

- ❶ ポテトデキストロース寒天培地(27℃)上巨大集落表面マクロ像(赤色調色と分生子産生を伴う糸状菌)*1
- ❷ ポテトデキストロース寒天培地(37℃)上巨大集落表面マクロ像(酵母様コロニー)*1
- ❸ 感染病理組織像(3)
- ❹ 酵母様細胞の生物顕微鏡 400 倍像
- ❺ 感染病理組織像(4)

---

*1　舘田一博，檜村浩一　他編著：新 微生物学，*Penicillium marneffei* の温度依存的二形性(p161)，日本医事新報社，2016 年より許可を得て転載

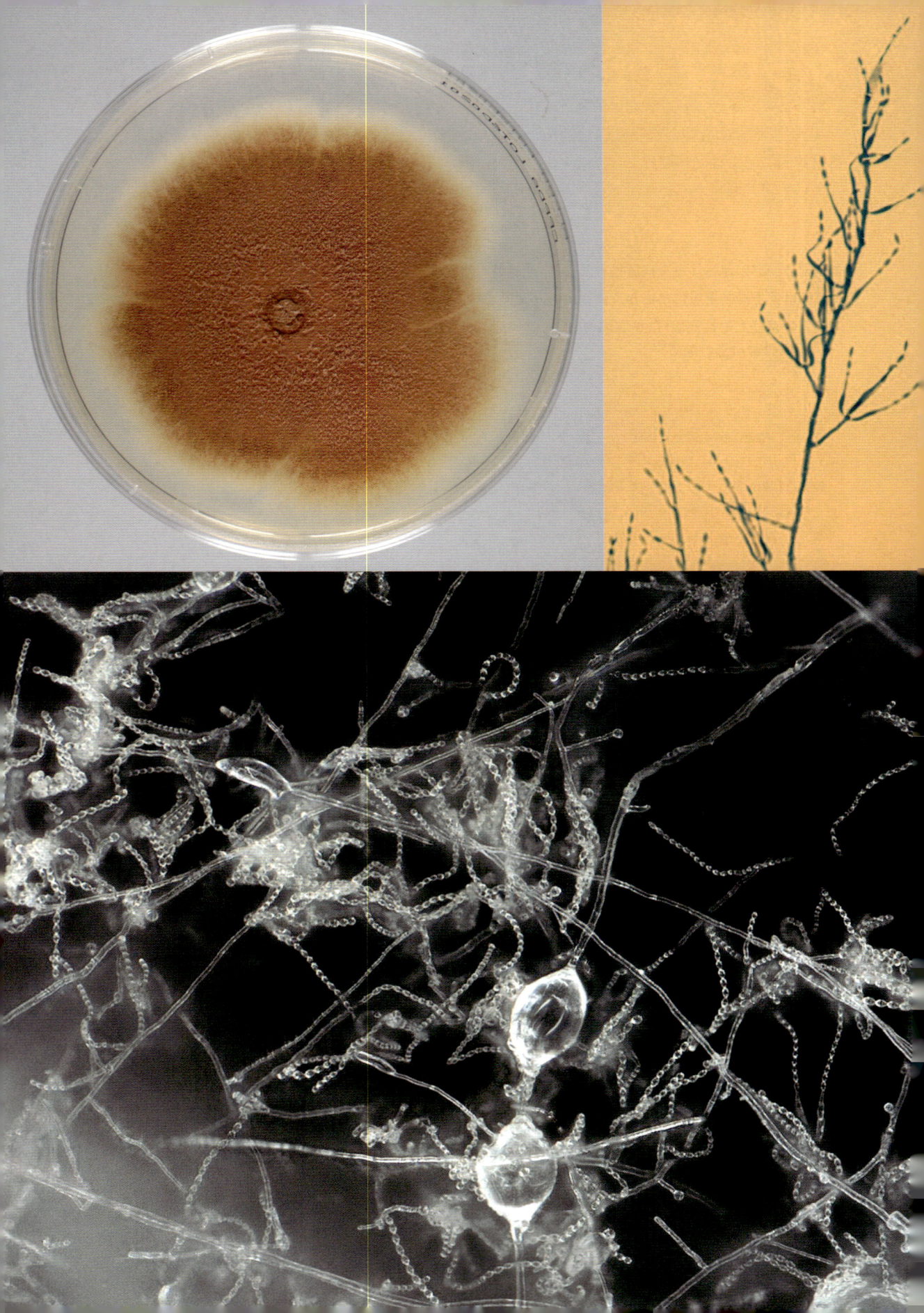

パエシロマイセス・バリオチイ
Paecilomyces variotii

真菌界 Fungi/二核菌類亜界 Dikarya/子嚢菌門 Ascomycota/チャワンタケ亜門 Pezizomycotina/
ユーロチウム菌綱 Eurotiomycetes/ユーロチウム目 Eurotiales/マユハキタケ科 Trichocomaceae

- 環境菌にありふれており，一般には汚染菌と考えられている
- 免疫正常者においても眼・副鼻腔感染が知られている
- 免疫抑制患者では表在性および深在性感染がみられる

学名：*Paecilomyces variotii* Bainier（1907）

学名語源：L：paene［ほぼ］＋G：mykes［菌］→Penicillium と Aspergillus に類似の属，Varioti（人名）→Varioti への献名として名づけられたペシロマイセス属の菌種

異名：*Penicillium variotii*

安全性：BSL-1

病原性：

- 日和見真菌症
  - 全身感染（肺感染が主だが，全身にも播種）
  - 局所感染（角膜，眼球，副鼻腔，爪，外耳道等）

抗真菌薬感受性：アゾール系（イトラコナゾール感受性，ボリコナゾール低感受性），ポリエン系（アムホテリシンB感受性），キャンディン（ミカファンギンおよびカスポファンギン感受性），アリルアミン系（テルブナフィン感受性）

微生物学的検査・補助診断法：臨床検体の直接顕微鏡検査，培養・同定（スライドカルチャーおよび遺伝子検査による）

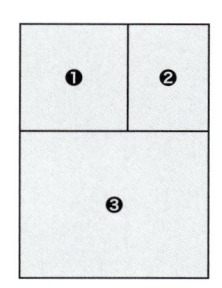

❶ ポテトデキストロース寒天培地上巨大集落表面マクロ像（1）

❷ スライドカルチャー（ラクトフェノールコットンブルー染色）200倍像（1）

❸ デジタル顕微鏡500倍像

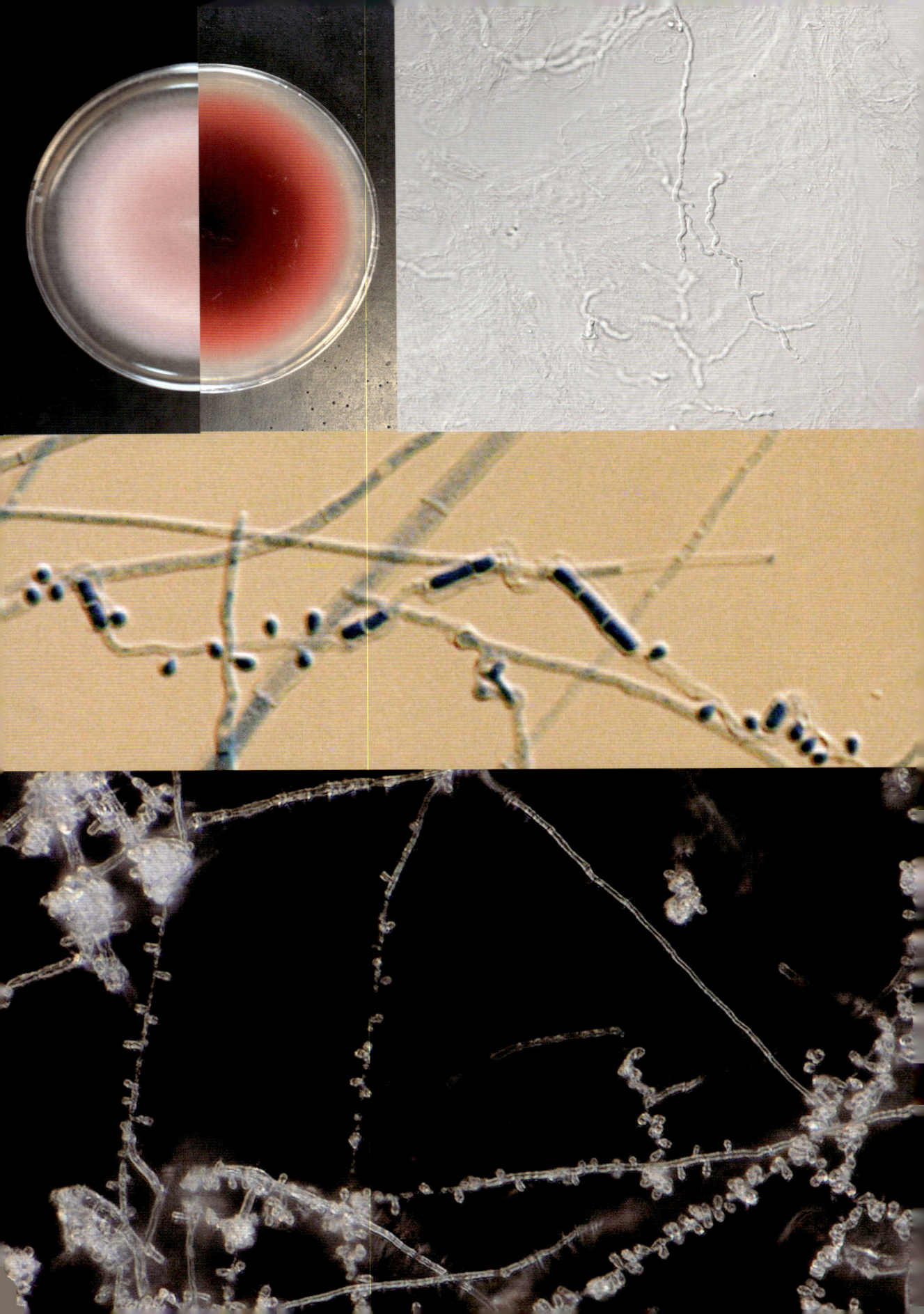

トリコフィトン・ルブルム
Trichophyton rubrum

真菌界 Fungi/二核菌類亜界 Dikarya/子嚢菌門 Ascomycota/チャワンタケ亜門 Pezizomycotina/
ユーロチウム菌綱 Eurotiomycetes/ホネタケ目 Onygenales/アルスロデルマ科 Arthrodermataceae

- 足白癬（水虫）原因菌の概ね 7〜8 割を占める
- 基本的にヒトにのみ感染する
- 赤色の色素産生がみられることからその名前がある（実際には褐色の方が多い）

学名：*Trichophyton rubrum*（Castell.）Semon（1910）

学名語源：G：trichow［毛］＋G：phyton［植物］→毛に生える植物の属，ruber（赤い：ラテン語）→赤いトリコフィトン属の菌種

異名：紅色白癬菌

安全性：BSL-1

病原性：

・白癬

　・局所感染（足，手，体部，および頭部）

・アレルギー（古くより「白癬喘息」が知られている）

抗真菌薬感受性：アゾール系（おおむね感受性），ポリエン系（アムホテリシン B 感受性），アリルアミン系（テルブナフィン感受性：ただし，まれに耐性を示す例が報告されている）

微生物学的検査・補助診断法：臨床検体の直接顕微鏡検査（KOH 等による。ただし，菌種同定はできない），培養・同定（スライドカルチャーおよび遺伝子検査による）

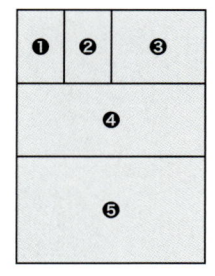

❶ サブローデキストロース寒天培地上巨大集落表面マクロ像

❷ サブローデキストロース寒天培地上巨大集落裏面マクロ像

❸ 足白癬鱗屑の KOH 標本像（5）

❹ スライドカルチャー（ラクトフェノールコットンブルー染色）400 倍像

❺ デジタル顕微鏡 500 倍像

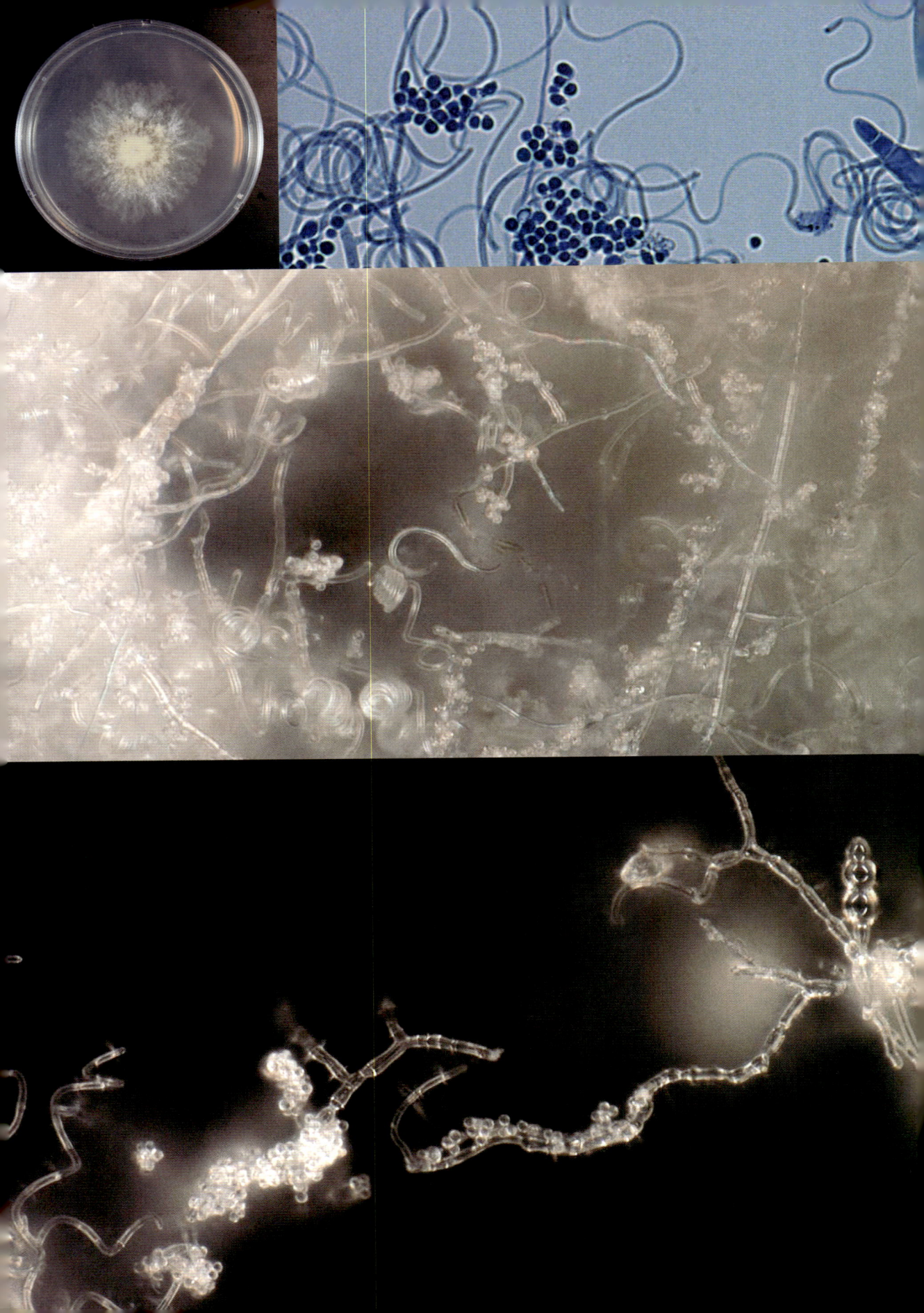

トリコフィトン・インテルジギターレ
Trichophyton interdigitale

真菌界 Fungi／二核菌類亜界 Dikarya／子嚢菌門 Ascomycota／チャワンタケ亜門 Pezizomycotina／
ユーロチウム菌綱 Eurotiomycetes／ホネタケ目 Onygenales／アルスロデルマ科 Arthrodermataceae

- 足白癬（水虫）原因菌のおおむね 1〜2 割を占める
- 基本的にヒトにのみ感染する

学名：*Trichophyton interdigitale* Priestley（1917）

学名語源：G：trichow［毛］＋G：phyton［植物］→毛に生える植物の属，L：inter［間に］＋L：digitus［指］→指の間→指の間に生えるトリコフィトン属の菌種

異名：*Trichophyton mentagrophytes* var. *interdigitale*，趾間白癬菌

安全性：BSL-2

病原性：

・白癬

　・局所感染（足，手，体部，および頭部）

・アレルギー（古くより「白癬喘息」が知られている）

抗真菌薬感受性：アゾール系（おおむね感受性だが，フルコナゾールにやや低感受性），ポリエン系（アムホテリシン B 感受性），アリルアミン系（テルブナフィン感受性：ただし，まれに耐性を示す例が報告されている）

微生物学的検査・補助診断法：臨床検体の直接顕微鏡検査（KOH 等による。ただし，菌種同定はできない），培養・同定（スライドカルチャーおよび遺伝子検査による）

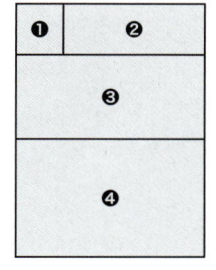

❶ サブローデキストロース寒天培地上巨大集落表面マクロ像
（1）

❷ スライドカルチャー（ラクトフェノールコットンブルー染色）
400 倍像

❸ デジタル顕微鏡 500 倍像

❹ デジタル顕微鏡 1000 倍像

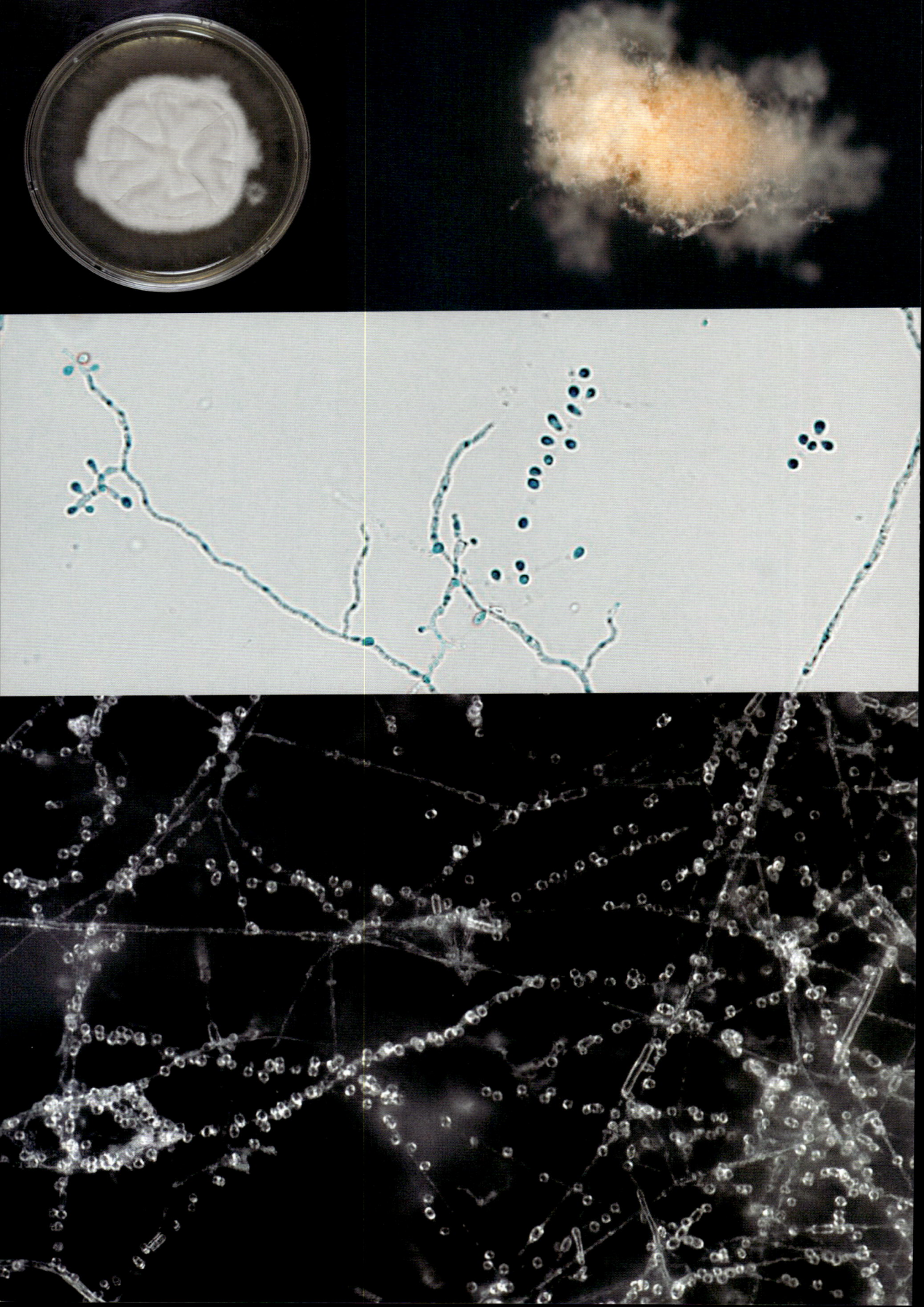

トリコフィトン・メンタグロフィテス
Trichophyton mentagrophytes

真菌界 Fungi/**二核菌類亜界** Dikarya/**子嚢菌門** Ascomycota/**チャワンタケ亜門** Pezizomycotina/
ユーロチウム菌綱 Eurotiomycetes/**ホネタケ目** Onygenales/**アルスロデルマ科** Arthrodermataceae

- ウサギ，モルモット，マウス，ラット等を自然宿主とする白癬菌である
- コンパニオンアニマル関連白癬の原因としてまれではない
- 自然宿主である動物では症状は軽微であることが多いが，ヒトでは強い炎症を生じる

学名：*Trichophyton mentagrophytes*（Robin）Blanchard（1853）

学名語源：G：trichow［毛］＋G：phyton［植物］→毛に生える植物の属，mentum（あご：ラテン語）＋agria（膿疱：ラテン語）＋phytes（植物：ギリシャ語）→あごに膿疱をつくるトリコフィトン属の菌

異名：*Arthroderma vanbreuseghemii*，毛瘡白癬菌

安全性：BSL-2

病原性：

・白癬

　・局所感染（手，体部，および頭部）

抗真菌薬感受性：アゾール系（おおむね感受性だが，フルコナゾールに低感受性），ポリエン系（アムホテリシン B 感受性），アリルアミン系（テルブナフィン感受性）

微生物学的検査・補助診断法：臨床検体の直接顕微鏡検査（KOH 等による。ただし，菌種同定はできない），培養・同定（スライドカルチャーおよび遺伝子検査による）

---

❶	❷
❸	
❹	

❶ サブローデキストロース寒天培地上巨大集落表面マクロ像（10）

❷ 子嚢果（キノコに相当する構造）マクロ撮影像（5）

❸ スライドカルチャー（ラクトフェノールコットンブルー染色）400 倍像（5）

❹ デジタル顕微鏡 500 倍像

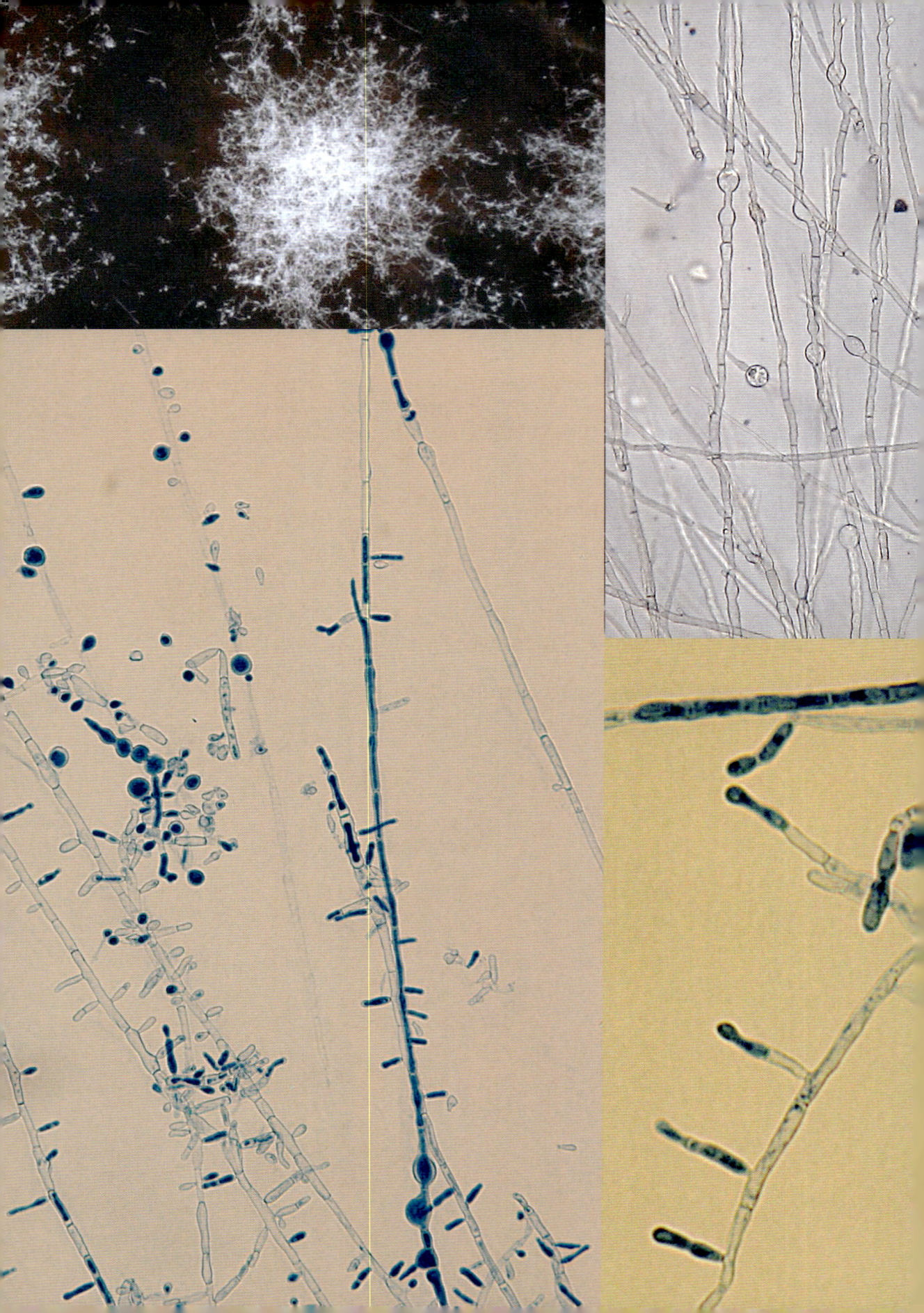

トリコフィトン・トンスランス
Trichophyton tonsurans

真菌界 Fungi/**二核菌類亜界** Dikarya/**子嚢菌門** Ascomycota/**チャワンタケ亜門** Pezizomycotina/
ユーロチウム菌綱 Eurotiomycetes/**ホネタケ目** Onygenales/**アルスロデルマ科** Arthrodermataceae

- おおむね 2000 年以降，格闘技を介して国内にもたらされた輸入白癬である
- 基本的にヒトにのみ感染し，頭部および体部白癬を生じる

学名：*Trichophyton tonsurans* Malmsten（1848）
学名語源：G：trichow［毛］＋G：phyton［植物］→毛に生える植物の属, tonsura（剃髪：
　　ラテン語）→毛髪のトリコフィトン属の菌種
異名：剃髪菌
安全性：BSL-1
病原性：
・白癬
　・局所感染（手，体部，および頭部）
抗真菌薬感受性：アゾール系（おおむね感受性だが，フルコナゾールに低感受性），ポリエ
　　ン系（アムホテリシン B 感受性），アリルアミン系（テルブナフィン感受性）
微生物学的検査・補助診断法：臨床検体の直接顕微鏡検査（KOH 等による。ただし，菌種
　　同定はできない），培養・同定（スライドカルチャーおよび遺伝子検査による）

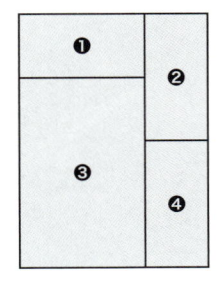

❶ サブローデキストロース寒天培地上集落表面デジタル顕微鏡
　20 倍像
❷ サブローデキストロース寒天培地中に観察される風船様構造
　（6）
❸ スライドカルチャー（ラクトフェノールコットンブルー染色）
　200 倍像（1）
❹ スライドカルチャー（ラクトフェノールコットンブルー染色）
　400 倍像

1
2
3

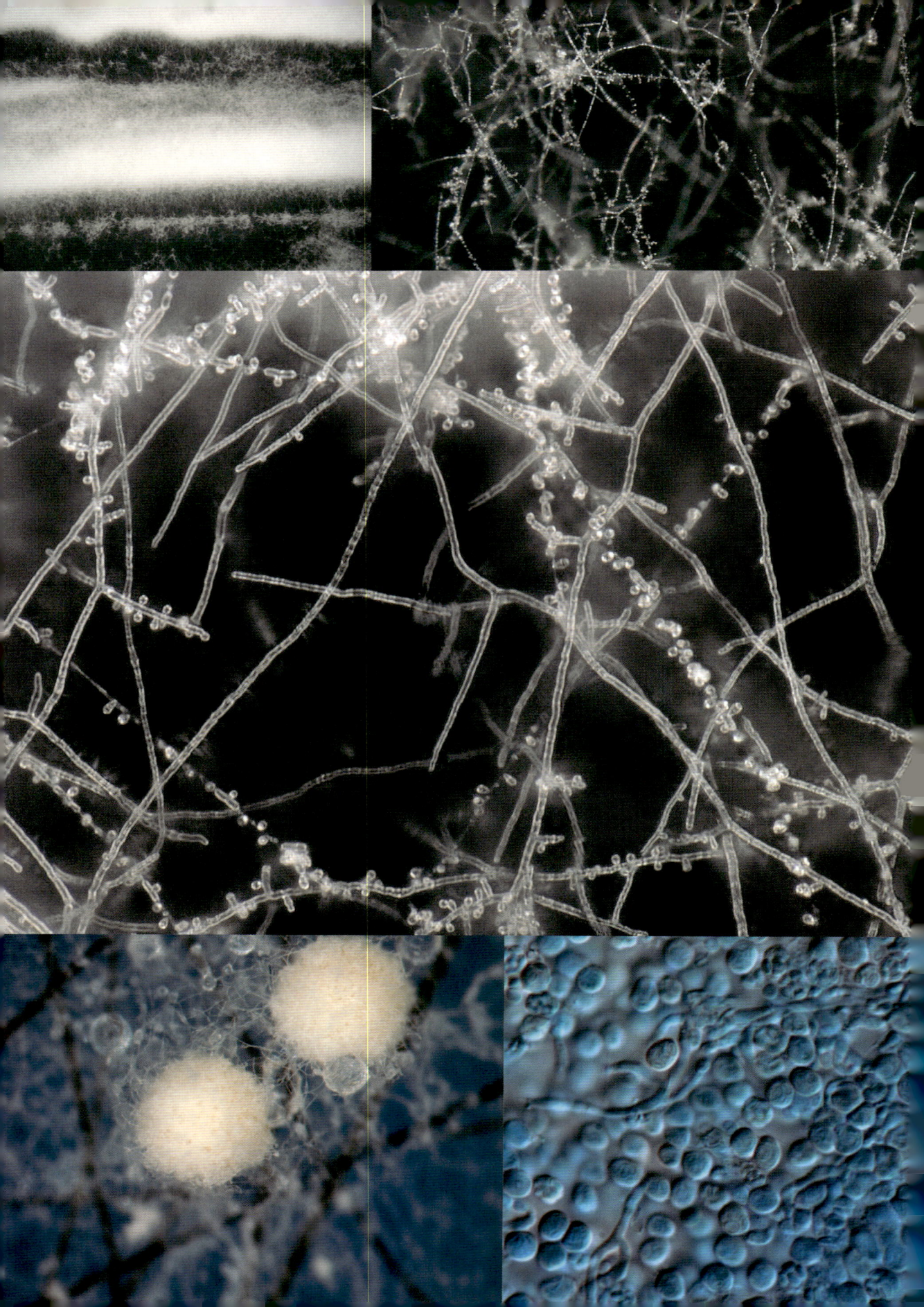

トリコフィトン・ベンハミエ
Trichophyton benhamiae

真菌界 Fungi／二核菌類亜界 Dikarya／子嚢菌門 Ascomycota／チャワンタケ亜門 Pezizomycotina／
ユーロチウム菌綱 Eurotiomycetes／ホネタケ目 Onygenales／アルスロデルマ科 Arthrodermataceae

- ●ウサギ，モルモット等を自然宿主とする白癬菌である
- ●コンパニオンアニマル関連白癬の原因としてまれではない
- ●自然宿主である動物では症状は軽微であることが多いが，ヒトでは強い炎症を生じる

学名：*Trichophyton benhamiae*(Ajello & Cheng)Gräser & de Hoog(2017)
学名語源：G：trichow[毛]＋G：phyton[植物]→毛に生える植物の属，Benham(人名)
　　→Benham への献名として名づけられたトリコフィトン属の菌種
異名：*Arthroderma benhamiae*, *Trichophyton mentagrophytes*
安全性：BSL-2
病原性：
・白癬
　・局所感染(手，体部，および頭部)
抗真菌薬感受性：アゾール系(おおむね感受性だが，フルコナゾールに低感受性)，ポリエン系(アムホテリシン B 感受性)，アリルアミン系(テルブナフィン感受性)
微生物学的検査・補助診断法：臨床検体の直接顕微鏡検査(KOH 等による。ただし，菌種同定はできない)，培養・同定(スライドカルチャーおよび遺伝子検査による)

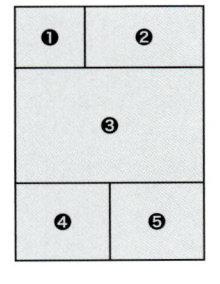

❶ サブローデキストロース寒天培地上集落表面デジタル顕微鏡 20 倍像
❷ デジタル顕微鏡 200 倍像
❸ デジタル顕微鏡 1000 倍像
❹ 毛髪培地上に形成された子嚢果(キノコに相当する構造)(5)
❺ 子嚢果内に形成された子嚢，内部に子嚢胞子を認める(ラクトフェノールコットンブルー染色)像，100 倍(5)

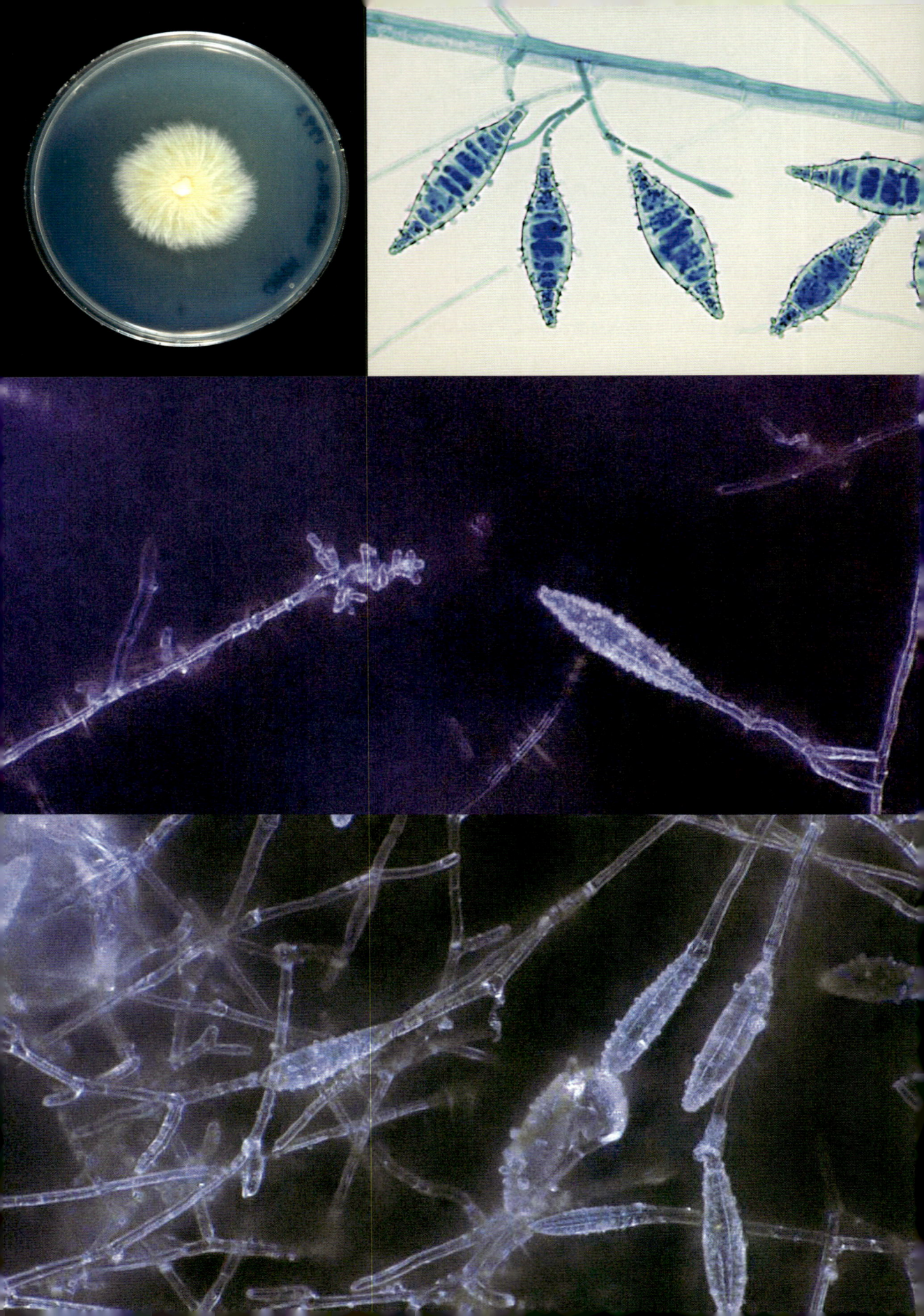

ミクロスポルム・カニス
Microsporum canis

真菌界 Fungi/二核菌類亜界 Dikarya/子嚢菌門 Ascomycota/チャワンタケ亜門 Pezizomycotina/
ユーロチウム菌綱 Eurotiomycetes/ホネタケ目 Onygenales/アルスロデルマ科 Arthrodermataceae

- ネコやイヌを自然宿主とする白癬菌である
- コンパニオンアニマル関連白癬の原因として普通にみられる
- 自然宿主である動物では症状は軽微であることが多いが，ヒトでは強い炎症を生じる

学名 ： *Microsporum canis*（Bodin）Bodin（1902）
学名語源 ：G：mikros[小]＋spora[胞子]，canis（イヌ：ラテン語）→イヌのミクロスポルム属の菌種
異名 ： *Arthroderma otae*，*Nannizzia otae*，犬小胞子菌
安全性 ：BSL-2
病原性 ：
- 白癬
  - 局所感染（手，体部，および頭部）

抗真菌薬感受性 ：アゾール系（おおむね感受性だが，フルコナゾールに低感受性），ポリエン系（アムホテリシン B 感受性），アリルアミン系（テルブナフィン感受性）
微生物学的検査・補助診断法 ：臨床検体の直接顕微鏡検査（KOH 等による。ただし，菌種同定はできない），培養・同定（スライドカルチャーおよび遺伝子検査による）

❶	❷
❸	
❹	

❶ サブローデキストロース寒天培地上巨大集落表面マクロ像
（5）
❷ スライドカルチャー（ラクトフェノールコットンブルー染色）
400 倍像
❸ デジタル顕微鏡 500 倍像
❹ デジタル顕微鏡 500 倍像

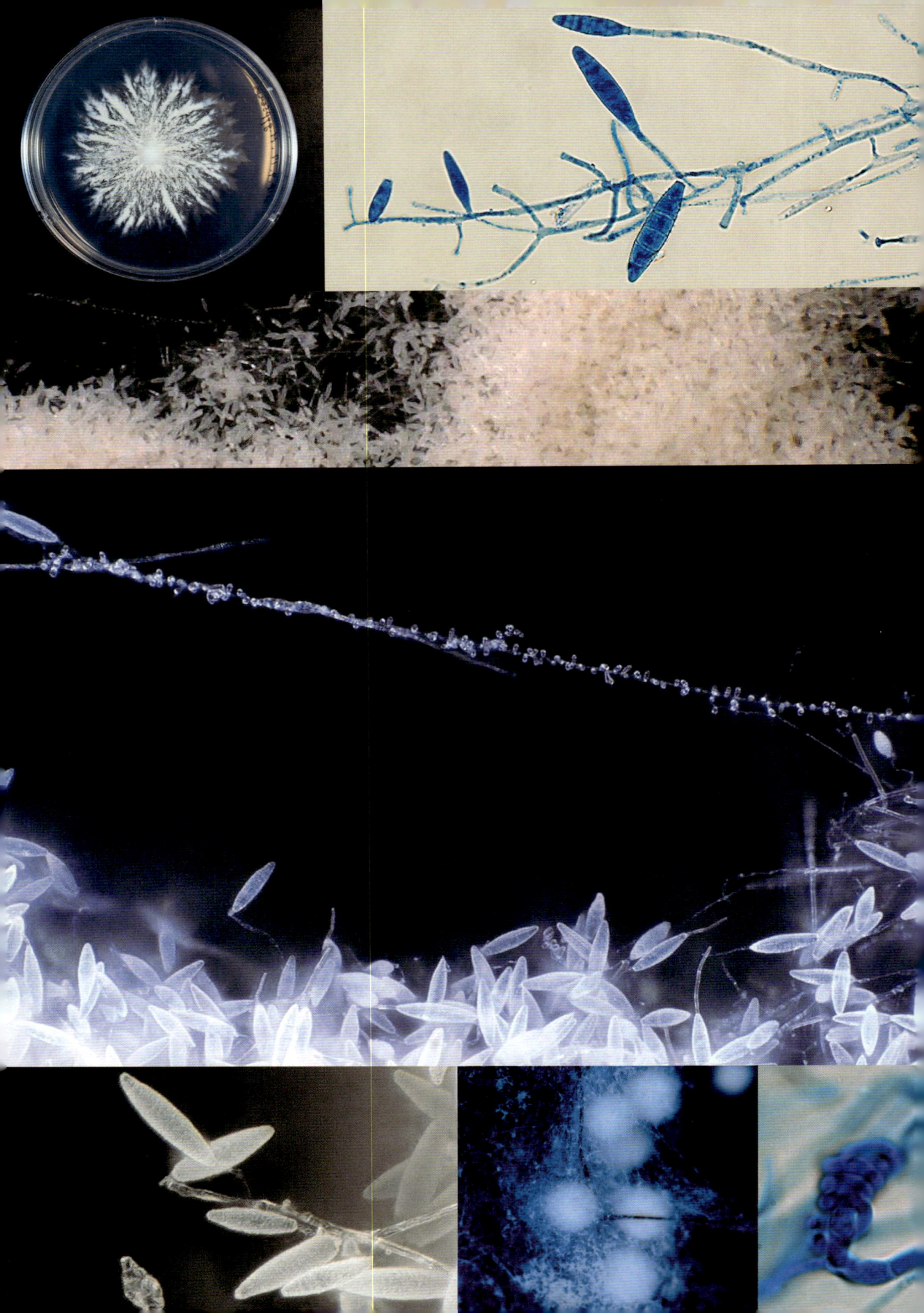

ナニッチア・ギプセア
Nannizzia gypsea

真菌界 Fungi/**二核菌類亜界** Dikarya/**子嚢菌門** Ascomycota/**チャワンタケ亜門** Pezizomycotina/
ユーロチウム菌綱 Eurotiomycetes/**ホネタケ目** Onygenales/**アルスロデルマ科** Arthrodermataceae

- 土壌に生息する白癬菌である
- 本菌に汚染された土壌を介して感染する
- 多くの温血動物がヒトと同様本菌に感染する
- 強い炎症を生じる

学名：*Nannizzia gypsea*（Nannizzi）Stockdale（1964）
学名語源：Nannizzi（人名）, gypseus（石膏色：ラテン語）→石膏色のナニッチア属の菌種
異名：*Microsporum gypseum*（ミクロスポルム・ジプセウム）, 石膏状小胞子菌
安全性：BSL-1
病原性：
　・白癬
　　・局所感染（手, 体部, および頭部）
抗真菌薬感受性：アゾール系（おおむね感受性だが, フルコナゾールに低感受性）, ポリエン系（アムホテリシン B 感受性）, アリルアミン系（テルブナフィン感受性）
微生物学的検査・補助診断法：臨床検体の直接顕微鏡検査（KOH 等による。ただし, 菌種同定はできない）, 培養・同定（スライドカルチャーおよび遺伝子検査による）

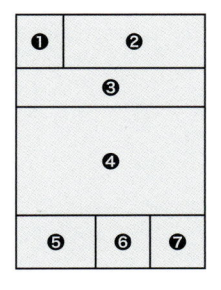

❶ サブローデキストロース寒天培地上巨大集落表面マクロ像
　（1）
❷ スライドカルチャー（ラクトフェノールコットンブルー染色）
　400 倍像（1）
❸ デジタル顕微鏡 20 倍像
❹ デジタル顕微鏡 500 倍像
❺ デジタル顕微鏡 1000 倍像
❻ 子嚢果（キノコに相当する構造）マクロ撮影像（5）
❼ 造嚢器（ラクトフェノールコットンブルー染色）像, 400 倍（5）

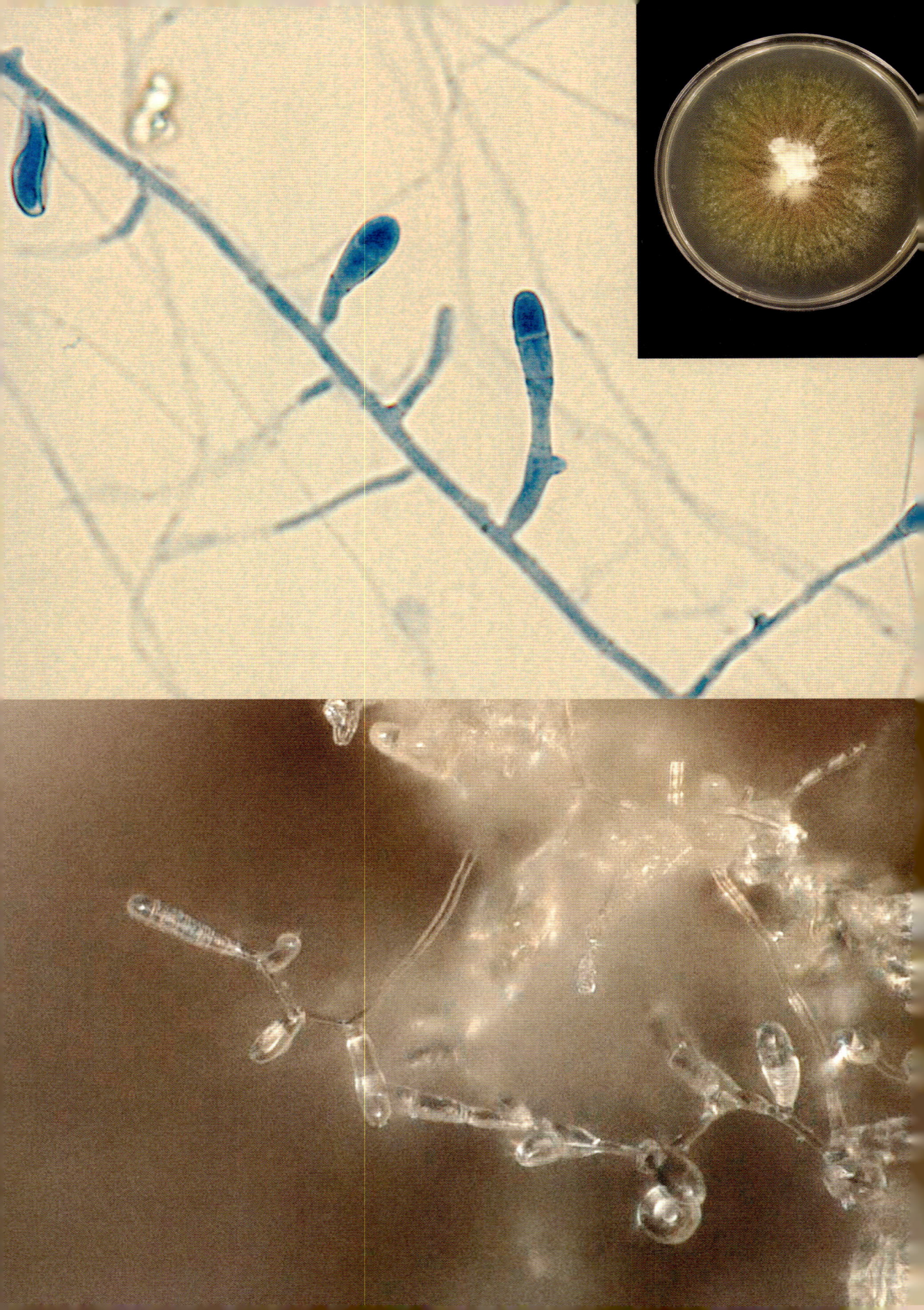

エピデルモフィトン・フロッコーサム
Epidermophyton floccosum

真菌界 Fungi/二核菌類亜界 Dikarya/子嚢菌門 Ascomycota/チャワンタケ亜門 Pezizomycotina/
ユーロチウム菌綱 Eurotiomycetes/ホネタケ目 Onygenales/アルスロデルマ科 Arthrodermataceae

- 主に体部および股部白癬の原因菌である
- 基本的にヒトにのみ感染する

学名：*Epidermophyton floccosum*（Harz）Langer. & Milochevitch（1930）
学名語源：G：epi-［表面］＋derma［皮膚］＋phyton［植物］，floccosus（綿くず状：ラテン語）→綿くず状のエピデルマフィトン属の菌種
異名：鼠径表皮菌
安全性：BSL-1
病原性：

・白癬
　・局所感染（体部・股部，および足部）

抗真菌薬感受性：アゾール系（おおむね感受性だが，フルコナゾールにやや低感受性），ポリエン系（アムホテリシン B 感受性），アリルアミン系（テルブナフィン感受性）
微生物学的検査・補助診断法：臨床検体の直接顕微鏡検査（KOH 等による。ただし，菌種同定はできない），培養・同定（スライドカルチャーおよび遺伝子検査による）

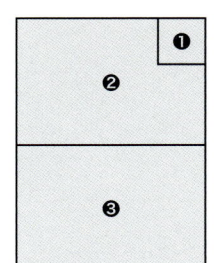

❶ サブローデキストロース寒天培地上巨大集落表面マクロ像
❷ スライドカルチャー（ラクトフェノールコットンブルー染色）
　400 倍像
❸ デジタル顕微鏡 1000 倍像

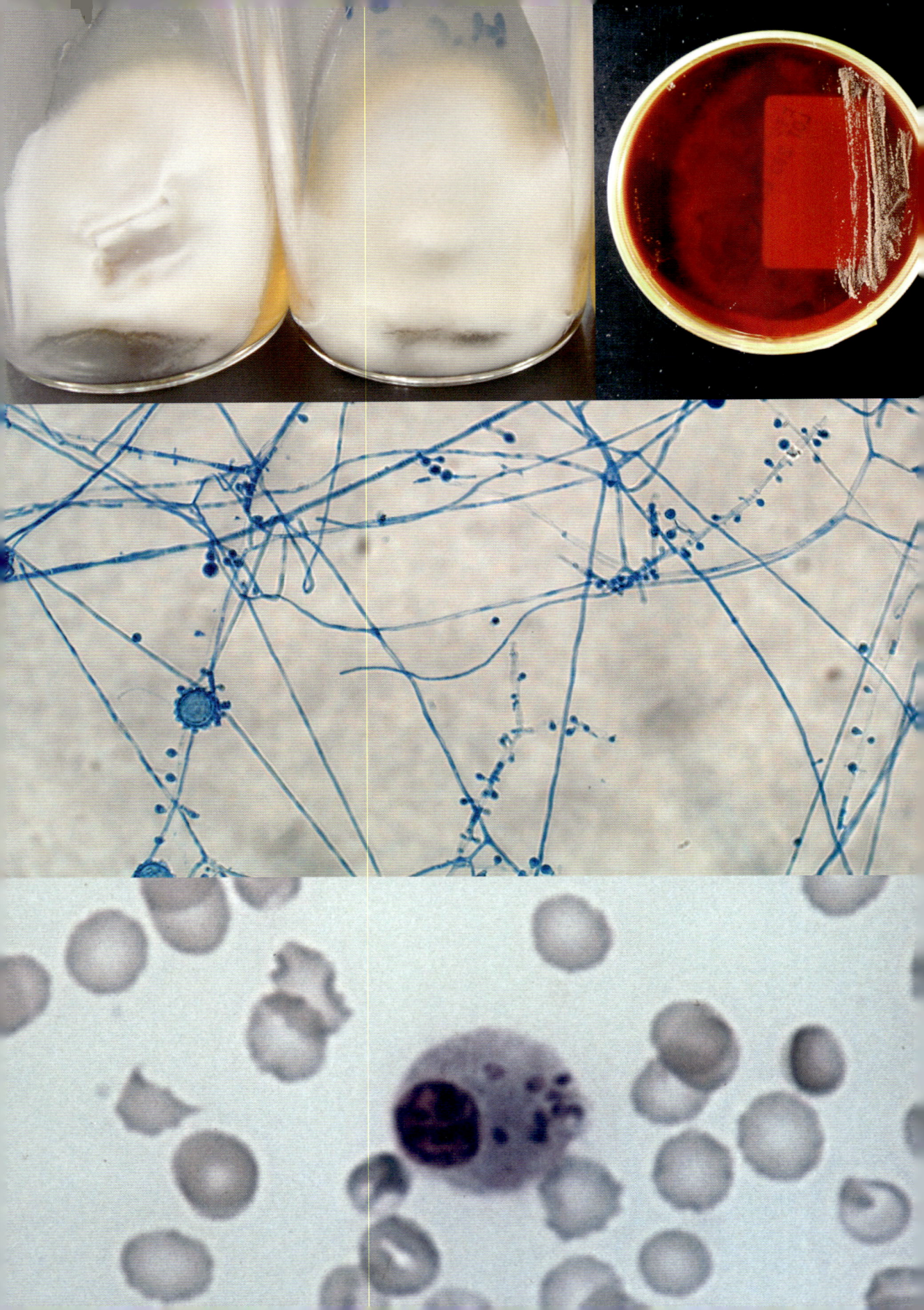

ヒストプラスマ・カプスラツム
Histoplasma capsulatum

真菌界 Fungi/二核菌類亜界 Dikarya/子嚢菌門 Ascomycota/チャワンタケ亜門 Pezizomycotina/ユーロチウム菌綱 Eurotiomycetes/ホネタケ目 Onygenales/アエロマイセス科 Ajellomycetaceae

- 我が国に生息しない強毒菌（健常人も感染する。本感染症は輸入真菌症と呼ばれる）
- 流行地域は広く世界各地の熱帯から温帯に知られている
- 土壌に生息する本菌を吸入することにより感染する
- 温度依存性二形性真菌（自然環境条件では糸状菌，組織中に相当する 37℃では酵母形となる

学名：*Histoplasma capsulatum* Darling（1906）
学名語源：G：histos［組織］＋plasma［プラズマ］, capsula（莢膜：ラテン語）→莢膜のあるヒストプラスマ属の菌種
異名：*Ajellomyces capsulatus*
安全性：BSL-3
病原性：
・輸入真菌症
　・全身感染（肺感染が主だが免疫抑制患者では全身に播種）
抗真菌薬感受性：アゾール系（おおむね感受性だが，フルコナゾールに低感受性），ポリエン系（アムホテリシン B 感受性），キャンディン（ミカファンギンおよびカスポファンギンにやや低感受性）
微生物学的検査・補助診断法：臨床検体の直接顕微鏡検査，培養・同定（形態学および遺伝子検査による：ただし，病原性が高く危険なので一般の検査室ではスライドカルチャー禁止）

❶ サブローデキストロース寒天培地上 27℃培養糸状菌集落表面マクロ像（右は本菌，左は白癬菌 *T. rubrum*）
❷ 血液寒天培地上 37℃培養酵母様集落マクロ像
❸ スライドカルチャー（ラクトフェノールコットンブルー染色）400 倍像（2）
❹ 血液塗抹標本像 400 倍。白血球中に酵母形細胞を認める（3）

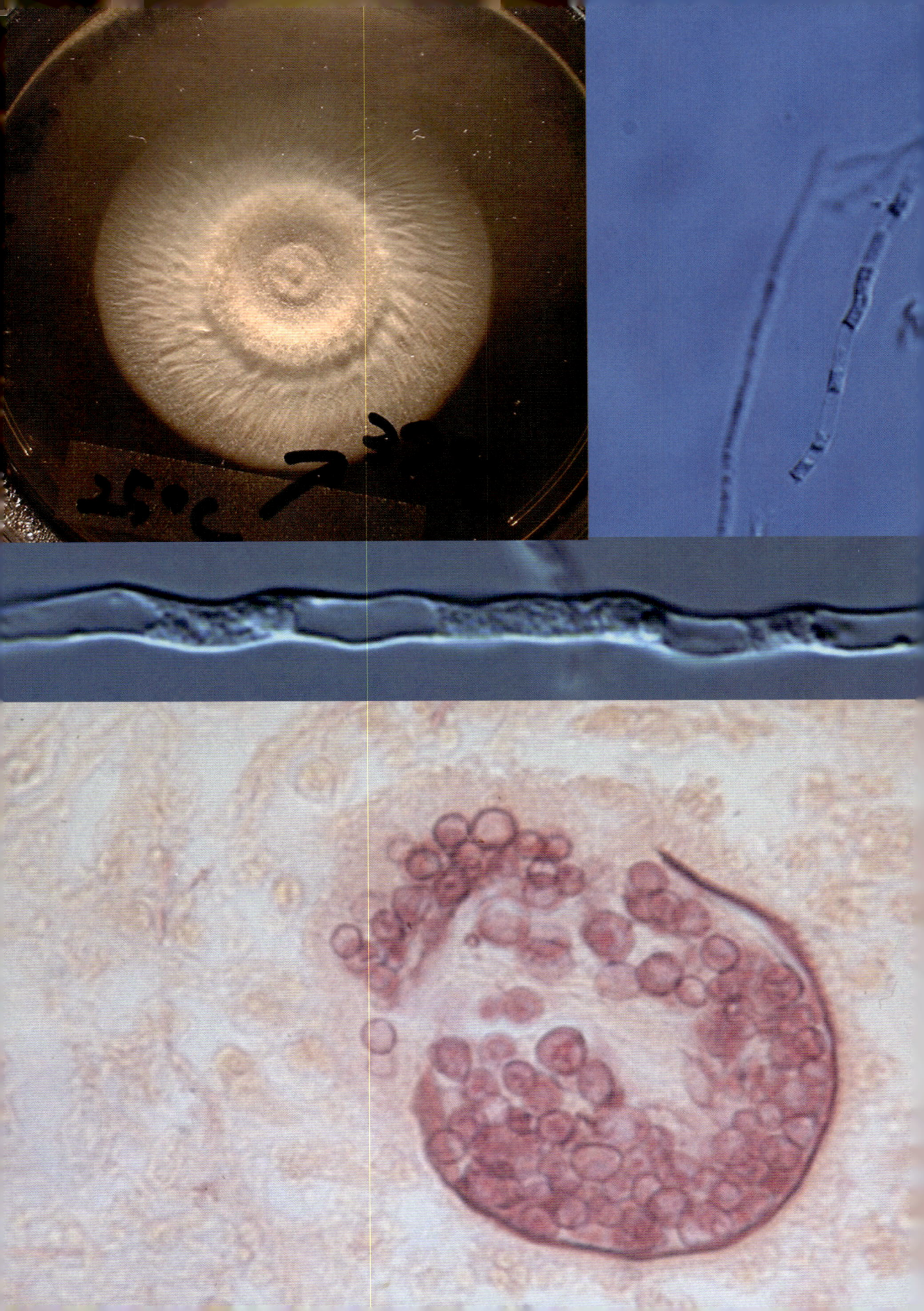

コクシジオイデス・イミチス
Coccidioides immitis

真菌界 Fungi/**二核菌類亜界** Dikarya/**子嚢菌門** Ascomycota/**チャワンタケ亜門** Pezizomycotina/**ユーロチウム菌綱** Eurotiomycetes/**ホネタケ目** Onygenales/**ホネタケ科** Onygenaceae

- *Coccidioides immitis* と *C. posadasii* を形態的に識別することは困難
- 我が国に生息しない強毒菌（感染性・重篤性ともに最強）
- 感染症法において本菌は三種病原体等，本症は四類（全例届出）感染症に規定
- 流行地域は米国西南部と中南米諸国の乾燥地域
- 土壌に生息する本菌を吸入することにより感染
- 温度依存性二形性真菌（自然環境条件では糸状菌，組織中に相当する 37℃では酵母形となる）

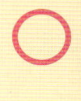

学名：1）*Coccidioides immitis* G. W. Stiles（1896）

2）*Coccidioides posadasii* M. C. Fisher, G. L. Koenig, T. J. White & J. W. Taylor（2002）

学名語源：L：Coccidia［球虫］→Coccidia に類似した属，immitis（炎症：ラテン語）→皮膚や組織に炎症を起こすコクシジオイデス属の菌種

異名：なし

安全性：BSL-3

病原性：

- 輸入真菌症

  - 全身感染（肺感染が主だが免疫抑制患者では全身に播種）

  - 局所感染（外傷等による皮膚感染）

抗真菌薬感受性：アゾール系（おおむね感受性だが，フルコナゾールに低感受性），ポリエン系（アムホテリシン B 感受性）

微生物学的検査・補助診断法：臨床検体の直接顕微鏡検査，培養・同定（形態学および遺伝子検査による：ただし，病原性が極めて高く危険なので一般の検査室では培養禁止）

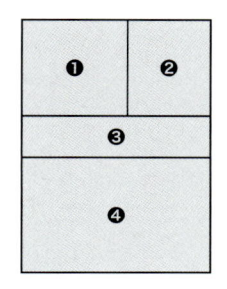

❶ サブローデキストロース寒天培地上培養糸状集落（*C. immitis* 表面マクロ像（7）

❷ 分節分生子スライドカルチャー（*C. posadasii* 無染色）400 倍像（8）

❸ スライドカルチャー（*C. posadasii* 無染色）1000 倍像（8）

❹ 病理組織像。球状体から放出される内生胞子（3）*1

*1　奥平雅彦，発地雅夫 編：真菌症カラーアトラス，図 14 *Coccidioides immitis* の小球体（Jan Schwartz 教授，p153），文光堂，1994 年，および舘田一博，槇村浩一 他編著：新 微生物学，*Coccidioides immitis* の球状体（PAS 染色，p161），日本医事新報社，2016 年より許可を得て転載

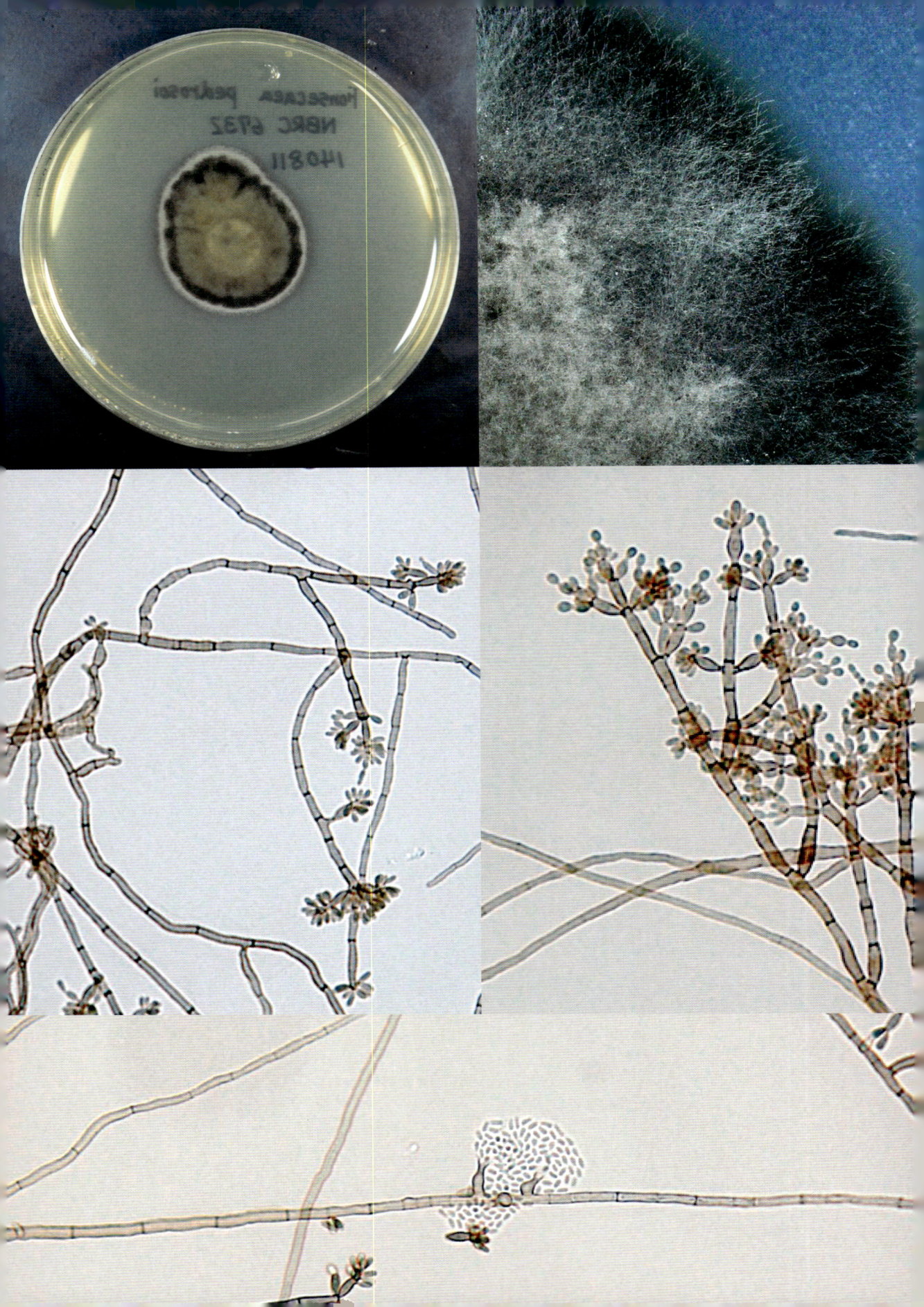

フォンセケア・ペドロソイ
Fonsecaea pedrosoi

- *Fonsecaea pedrosoi* と *F. monophora* を形態的に識別することは困難だが，国内分離例はおおむね *F. monophora*
- 深部皮膚真菌症（黒色真菌症）の原因菌

学名：1)*Fonsecaea pedrosoi*（Brumpt）Negroni（1936）

　　　2)*Fonsecaea monophora*（M. Moore & F. P. Almeida）de Hoog, V. A. Vicente & D. Attili（2004）

学名語源：Fonseca（人名），Pedroso（人名）

異名：なし

安全性：BSL-2（*F. monophora* もあわせて広義の *F. pedrosoi* として BSL-2）

病原性：
- 黒色真菌症
  - 局所感染（下肢等露出部の深部皮膚真菌症）
  - 全身感染（まれ）

抗真菌薬感受性：アゾール系（おおむね感受性だが，フルコナゾールに耐性），ポリエン系（アムホテリシン B 感受性が低い株もある），キャンディン耐性

微生物学的検査・補助診断法：臨床検体の直接顕微鏡検査（KOH 等による。ただし，菌種同定はできない），培養・同定（スライドカルチャーおよび遺伝子検査による）

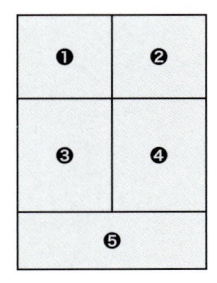

❶ ポテトデキストロース寒天培地上巨大集落表面マクロ像(9)

❷ デジタル顕微鏡 20 倍像

❸ スライドカルチャー（ラクトフェノール無染色）400 倍像 Rhinocladiella type(1)

❹ スライドカルチャー（ラクトフェノール無染色）400 倍像 Fonsecaea type(1)

❺ スライドカルチャー（ラクトフェノール無染色）400 倍像 Phialophora type(1)

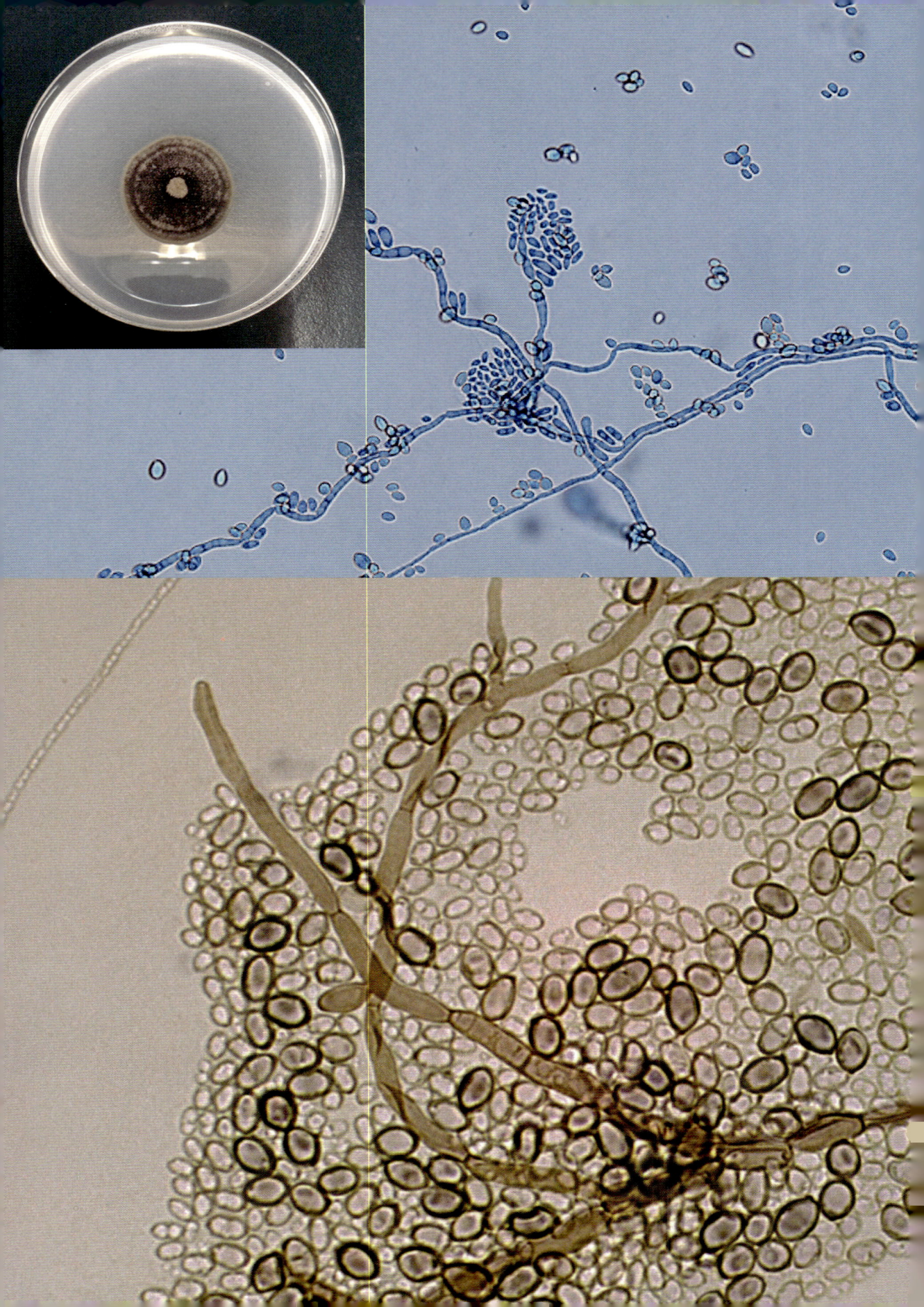

エキソフィアラ・デルマチチディス
Exophiala dermatitidis

真菌界 Fungi/**二核菌類亜界** Dikarya/**子嚢菌門** Ascomycota/**チャワンタケ亜門** Pezizomycotina/
ユーロチウム菌綱 Eurotiomycetes/**ケトチリウム目** Chaetothyriales/**ヘルポトリキエラ科** Herpotrichiellaceae

● 黒色真菌症の原因菌
● 屋内外の高湿環境に生息

学名：*Exophiala dermatitidis*（Kano）de Hoog（1977）
学名語源：G：exo-［外］＋phialis［平鉢］，dermatitidis（皮膚炎：ラテン語）→皮膚炎を
　　　　　起こすエキソフィアラ属の菌種
異名：*Wangiella dermatitidis, Phaeococcomyces exophialae*
安全性：BSL-2
病原性：
・黒色真菌症
　・局所感染（角膜，深部皮膚真菌症）
　・全身感染（まれ）
抗真菌薬感受性：アゾール系（ボリコナゾールおよびイトラコナゾール感受性，フルコナ
　　　　　ゾール耐性），ポリエン系（アムホテリシンB感受性），キャンディン（ミカファンギン
　　　　　およびカスポファンギン耐性），アリルアミン系（テルブナフィン感受性）
微生物学的検査・補助診断法：臨床検体の直接顕微鏡検査，培養・同定（スライドカル
　　　　　チャーおよび遺伝子検査による）

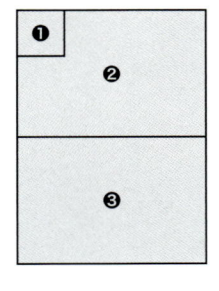

❶ ポテトデキストロース寒天培地上巨大集落表面マクロ像（1）
❷ スライドカルチャー（ラクトフェノールコットンブルー染色）
　　200倍像（1）
❸ スライドカルチャー（ラクトフェノール無染色）200倍像

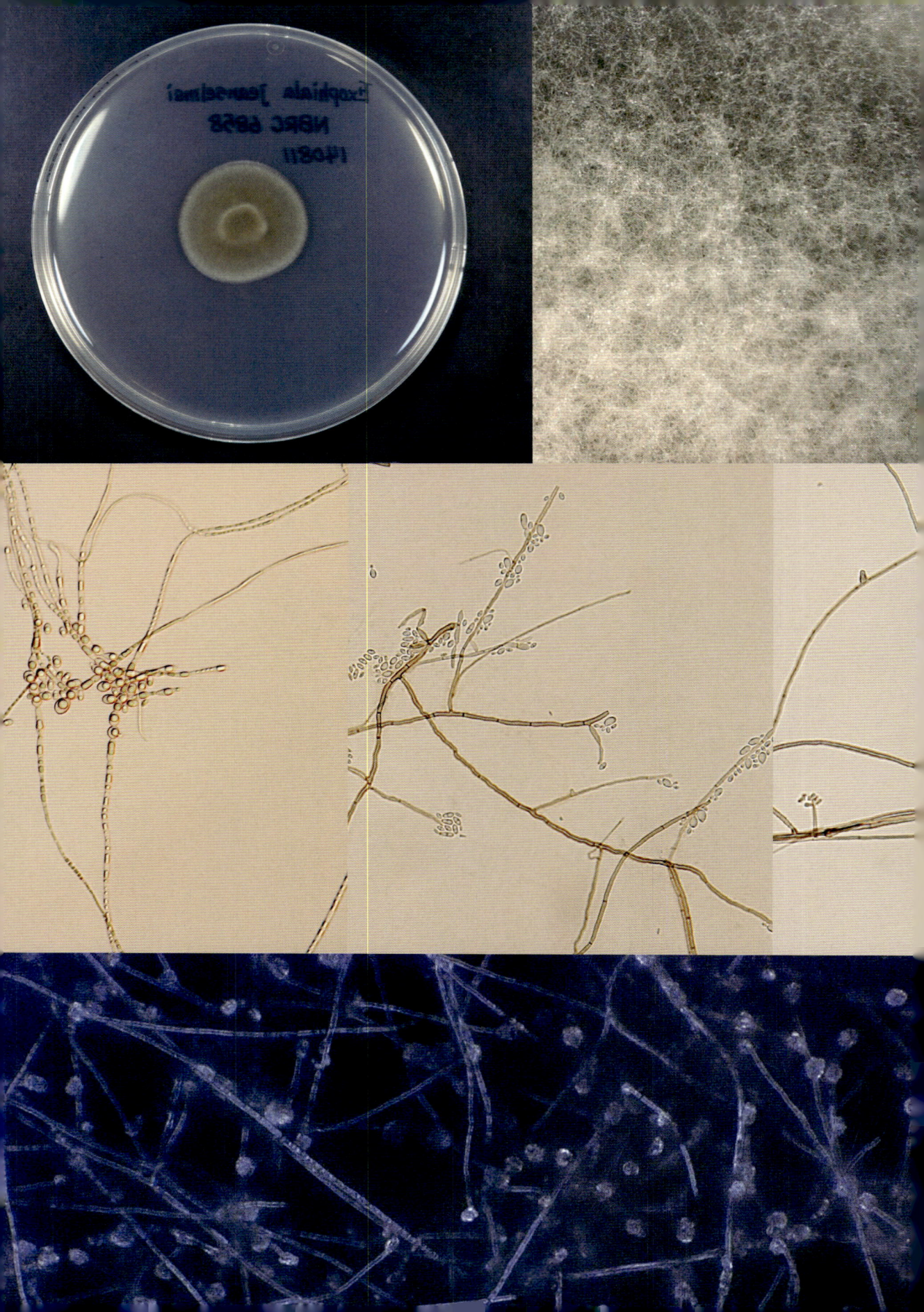

エキソフィアラ・ジェンセルメイ
Exophiala jeanselmei

真菌界 Fungi/二核菌類亜界 Dikarya/子嚢菌門 Ascomycota/チャワンタケ亜門 Pezizomycotina/
ユーロチウム菌綱 Eurotiomycetes/ケトチリウム目 Chaetothyriales/ヘルポトリキエラ科 Herpotrichiellaceae

● 黒色真菌症の原因菌
● 屋内外の高湿環境に生息

学名：*Exophiala jeanselmei*（Langeron）McGinnis & A. A. Padhye（1977）

学名語源：G：exo-［外］＋phialis［平鉢］，Jeanselme（人名）→Jeanselme への献名として名づけられたエキソフィアラ属の菌種

異名：なし

安全性：BSL-1

病原性：

・黒色真菌症

　・局所感染（深部皮膚真菌症）

　・全身感染（まれ）

抗真菌薬感受性：アゾール系（ボリコナゾールおよびイトラコナゾール感受性，フルコナゾール耐性），ポリエン系（アムホテリシン B 感受性）

微生物学的検査・補助診断法：臨床検体の直接顕微鏡検査，培養・同定（スライドカルチャーおよび遺伝子検査による）

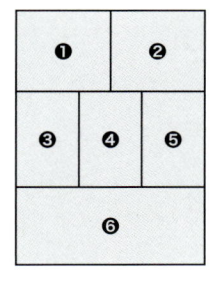

❶ ポテトデキストロース寒天培地上巨大集落表面マクロ像（9）

❷ デジタル顕微鏡 20 倍像

❸ スライドカルチャー（ラクトフェノール無染色）400 倍像（1）

❹ スライドカルチャー（ラクトフェノール無染色）400 倍像（1）

❺ スライドカルチャー（ラクトフェノール無染色）400 倍像（1）

❻ デジタル顕微鏡 500 倍像

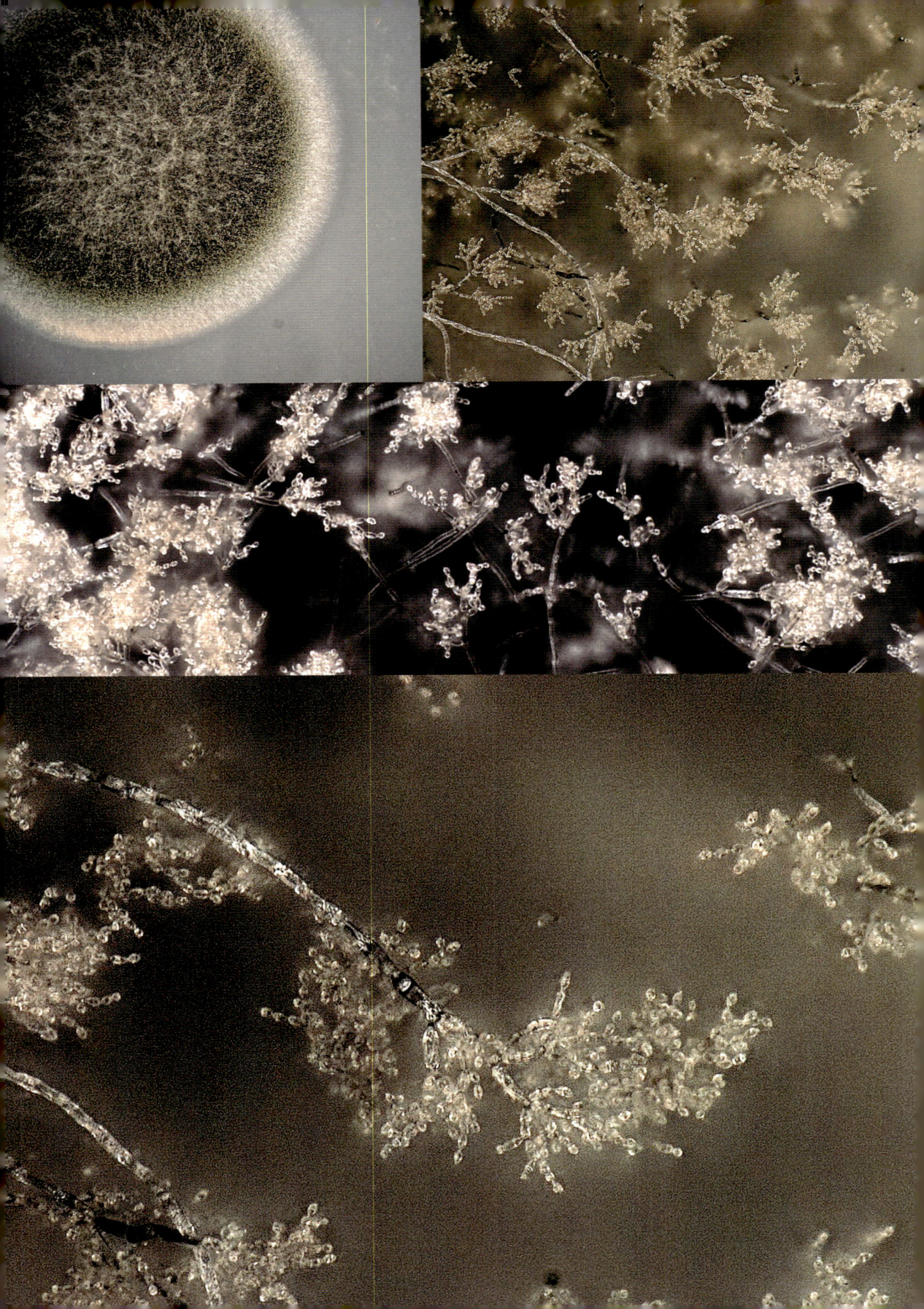

クラドスポリウム・クラドスポリオイデス
Cladosporium cladosporioides

真菌界 Fungi/二核菌類亜界 Dikarya/子嚢菌門 Ascomycota/チャワンタケ亜門 Pezizomycotina/
ユーロチウム菌綱 Eurotiomycetes/ケトチリウム目 Chaetothyriales/ヘルポトリキエラ科 Herpotrichiellaceae

● 空気環境中に豊富
● 通常無害

学名：*Cladosporium cladosporioides*（Fresen.）G. A. de Vries（1952）

学名語源：klados［枝］＋spora［胞子］＋-ium，Cladosporium＋-oides（〜に似たもの：ラテン語）。記載時はペニシリウム属の菌種→元は，「クラドスポリウムに似たペニシリウム属の菌」の意

異名：なし

安全性：BSL-1

病原性：

・きわめてまれ

　・局所感染（白色砂毛，深部皮膚真菌症）

抗真菌薬感受性：アゾール系（ボリコナゾールおよびイトラコナゾール感受性，フルコナゾール耐性），ポリエン系（アムホテリシン B 感受性）

微生物学的検査・補助診断法：臨床検体の直接顕微鏡検査，培養・同定（スライドカルチャーおよび遺伝子検査による）

❶ ポテトデキストロース寒天培地上集落表面デジタル顕微鏡 20 倍像

❷ デジタル顕微鏡 500 倍像

❸ デジタル顕微鏡 500 倍像

❹ デジタル顕微鏡 1000 倍像

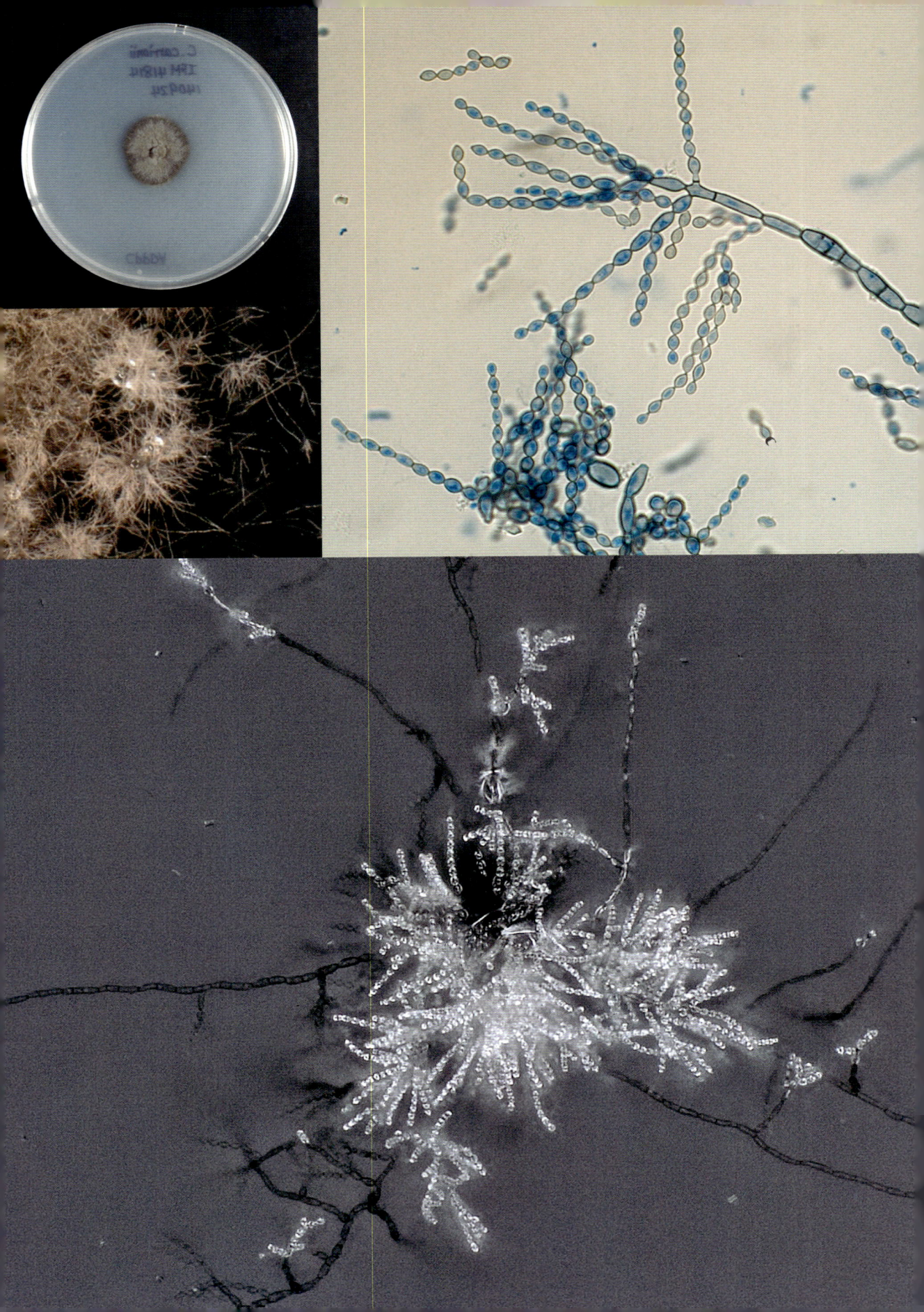

クラドフィアロフォラ・カリオニー
Cladophialophora carrionii

- 黒色真菌症の原因菌
- 屋内外の高湿環境に生息

学名：*Cladophialophora carrionii*(Trejos)de Hoog, Kwon-Chung & McGinnis（1995）

学名語源：klados[枝]＋phiale[平鉢]＋phoros[担う]，Carrión(人名)

異名：*Cladosporium carrionii*(クラドスポリウム・カリオニー)

安全性：BSL-2

病原性：
- 黒色真菌症
  - 局所感染(深部皮膚真菌症)
  - 全身感染(まれ)

抗真菌薬感受性：アゾール系(ボリコナゾールおよびイトラコナゾール感受性，フルコナゾール耐性)，ポリエン系(アムホテリシン B 低感受性)

微生物学的検査・補助診断法：臨床検体の直接顕微鏡検査，培養・同定(スライドカルチャーおよび遺伝子検査による)

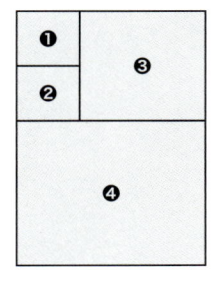

❶ ポテトデキストロース寒天培地上巨大集落表面マクロ像(9)

❷ デジタル顕微鏡 100 倍像

❸ スライドカルチャー(ラクトフェノールコットンブルー染色)
  400 倍像

❹ デジタル顕微鏡 1000 倍像

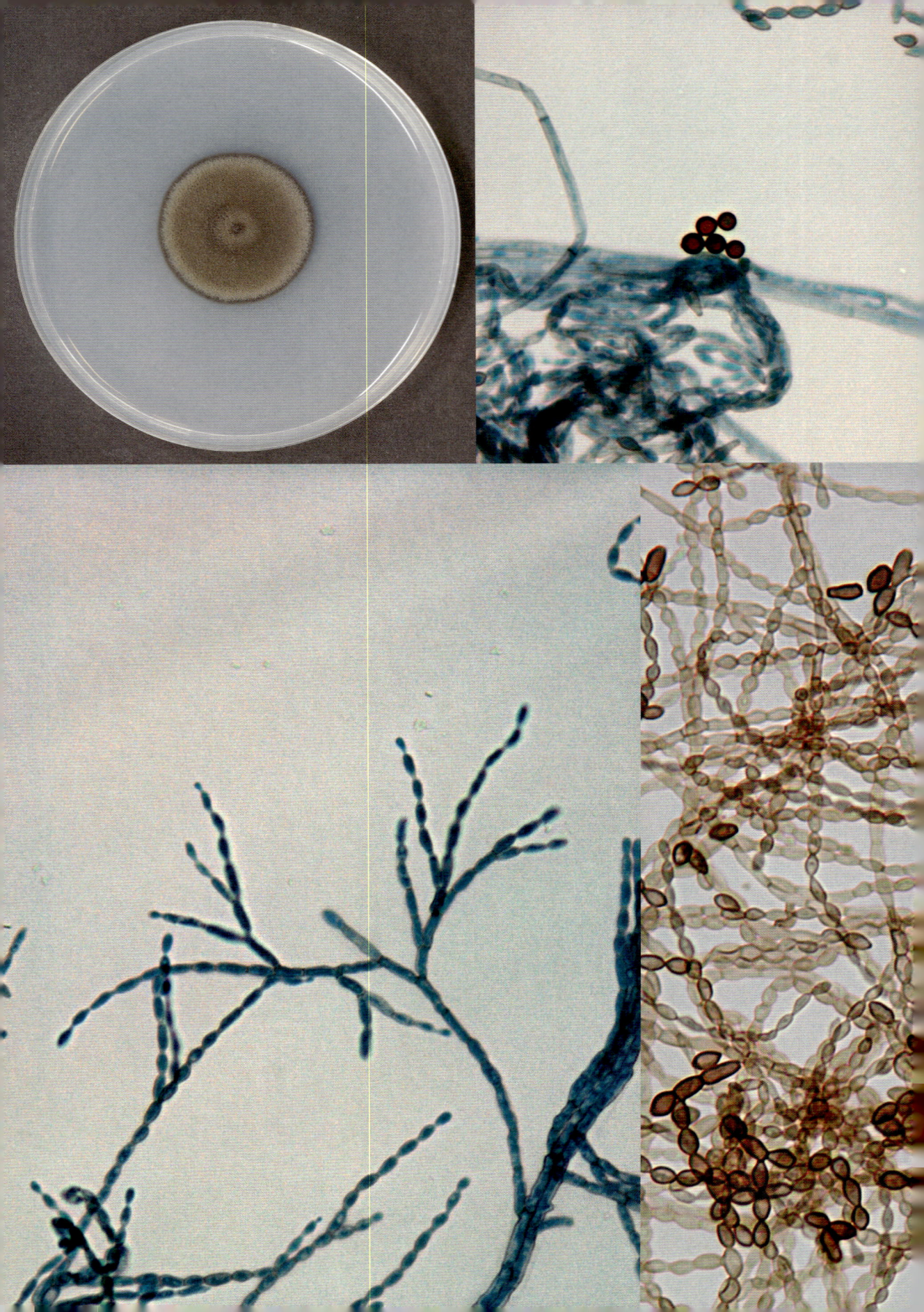

クラドフィアロフォラ・バンチアナ
Cladophialophora bantiana

- ●致命的な中枢神経感染の原因菌
- ●感染症例は全世界に及ぶ

学名：*Cladophialophora bantiana*(Sacc.)de Hoog, Kwon-Chung & McGinnis（1995）

学名語源：klados[枝]＋phiale[平鉢]＋phoros[担う]，Bantia(地名，イタリア)

異名：*Cladosporium bantianum*(クラドスポリウム・バンティアナム)，*Cladosporium trichoides*(クラドスポリウム・トリコイデス)

安全性：BSL-2

病原性：
- ・黒色真菌症
  - ・全身感染(中枢神経感染)
  - ・局所感染(深部皮膚真菌症)

抗真菌薬感受性：アゾール系(ボリコナゾールおよびイトラコナゾール感受性，フルコナゾール耐性)，ポリエン系(アムホテリシン B 感受性)，アリルアミン系(テルブナフィン感受性)

微生物学的検査・補助診断法：臨床検体の直接顕微鏡検査，培養・同定(遺伝子検査による。病原性が高く危険なので一般の検査室では培養禁止)

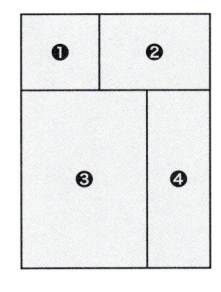

❶ ポテトデキストロース寒天培地上巨大集落表面マクロ像(10)

❷ スライドカルチャー(ラクトフェノールコットンブルー染色)
400 倍像(10)

❸ スライドカルチャー(ラクトフェノールコットンブルー染色)
400 倍像(10)

❹ スライドカルチャー(ラクトフェノールコットンブルー染色)
400 倍像(10)

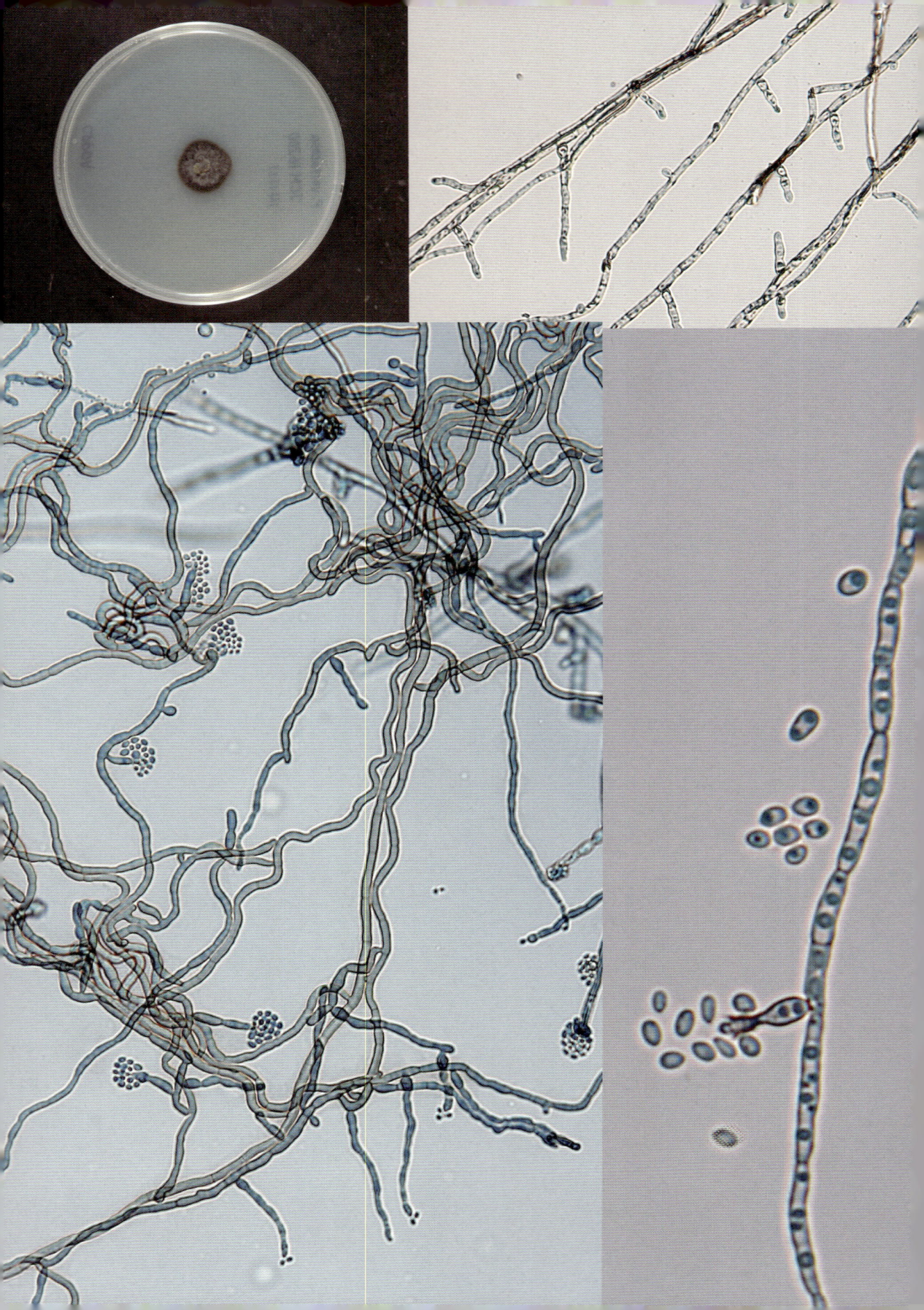

フィアロフォラ・ベルッコサ
Phialophora verrucosa

真菌界 Fungi/二核菌類亜界 Dikarya/子嚢菌門 Ascomycota/チャワンタケ亜門 Pezizomycotina/
ユーロチウム菌綱Eurotiomycetes/ケトチリウム目 Chaetothyriales/ヘルポトリキエラ科 Herpotrichiellaceae

- 角膜，皮膚感染の原因菌
- 感染症例は熱帯から温帯にかけてみられる

学名：*Phialophora verrucosa* Medlar（1915）

学名語源：phiale［平鉢］＋phoros［担う］，verrucosus（いぼ状：ラテン語）

異名：なし

安全性：BSL-1

病原性：

- 黒色真菌症
  - 局所感染（角膜，深部皮膚真菌症）
  - 全身感染（まれ）

抗真菌薬感受性：アゾール系（ボリコナゾールおよびイトラコナゾール感受性），ポリエン系（アムホテリシン B 感受性），アリルアミン系（テルブナフィン感受性）

微生物学的検査・補助診断法：臨床検体の直接顕微鏡検査，培養・同定（スライドカルチャーおよび遺伝子検査による）

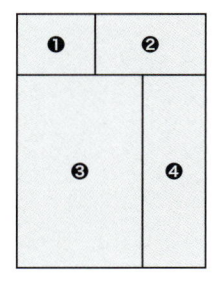

❶ ポテトデキストロース寒天培地上巨大集落表面マクロ像(9)

❷ スライドカルチャー（ラクトフェノールコットンブルー染色）
400 倍像(5)

❸ スライドカルチャー（ラクトフェノールコットンブルー染色）
400 倍像(5)

❹ スライドカルチャー（ラクトフェノールコットンブルー染色）
400 倍像(5)

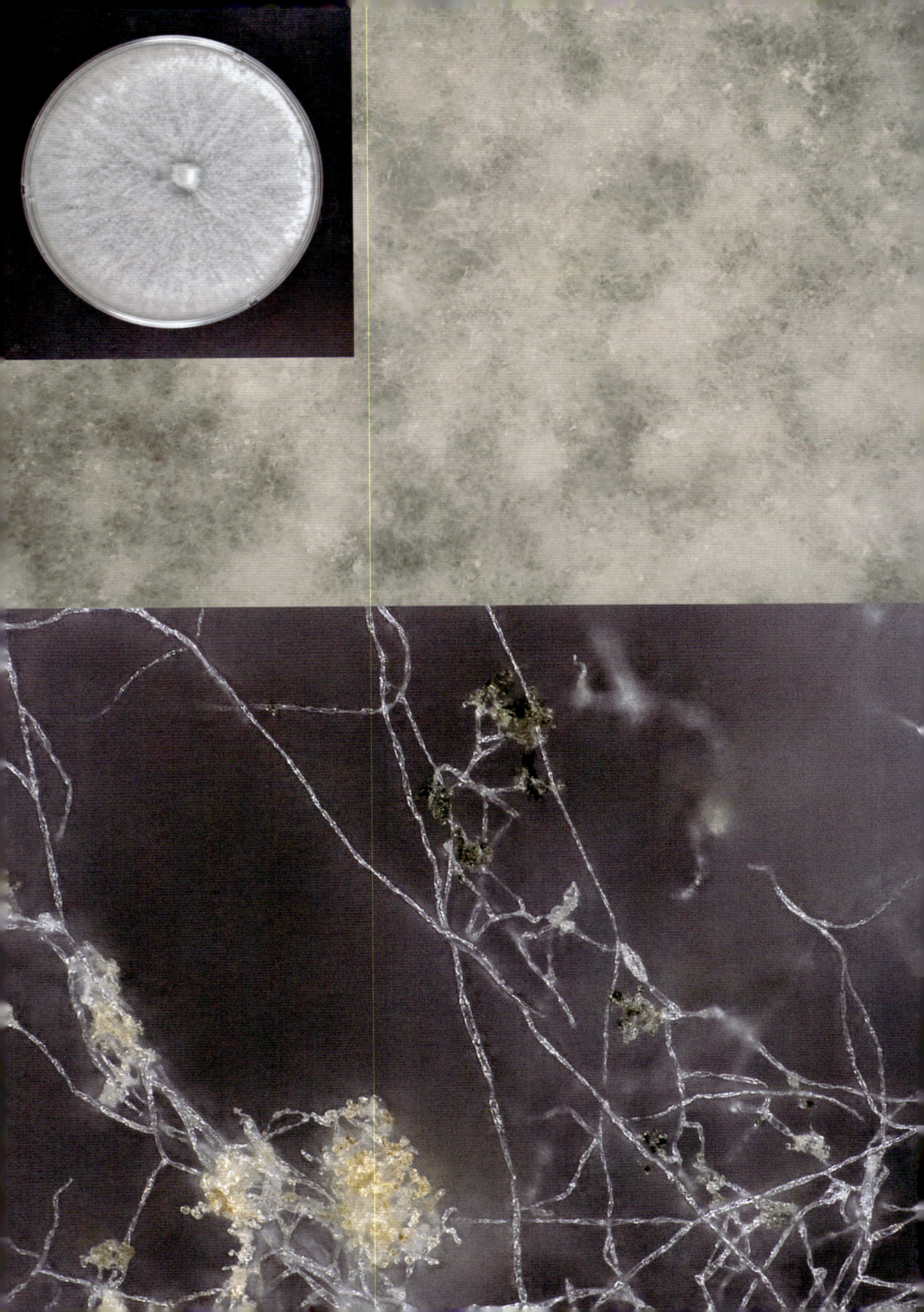

トリコデルマ・アトロビリデ
Trichoderma atroviride

真菌界 Fungi/**二核菌類亜界** Dikarya/**子嚢菌門** Ascomycota/**チャワンタケ亜門** Pezizomycotina/
フンタマカビ綱 Sordariomycetes/**ボタンタケ目** Hypocreales/**ボタンタケ科** Hypocreaceae

- ●環境中にありふれた腐生菌
- ●通常無害

学名：*Trichoderma atroviride* P. Karst.（1892）
学名語源：G：thrix［毛］＋derma［皮膚］，atroviride（黒緑：ラテン語）
異名：*Hypocrea atroviridis*
安全性：BSL-1
病原性：
・きわめてまれ
 ・局所感染
 ・日和見感染（全身感染）
抗真菌薬感受性：キャンディン（ミカファンギンおよびカスポファンギン感受性）
微生物学的検査・補助診断法：臨床検体の直接顕微鏡検査，培養・同定（スライドカル
 チャーおよび遺伝子検査による）

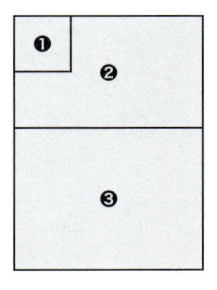

❶ ポテトデキストロース寒天培地（27℃）上巨大集落表面マクロ
 像（11）
❷ デジタル顕微鏡 20 倍像
❸ デジタル顕微鏡 500 倍像

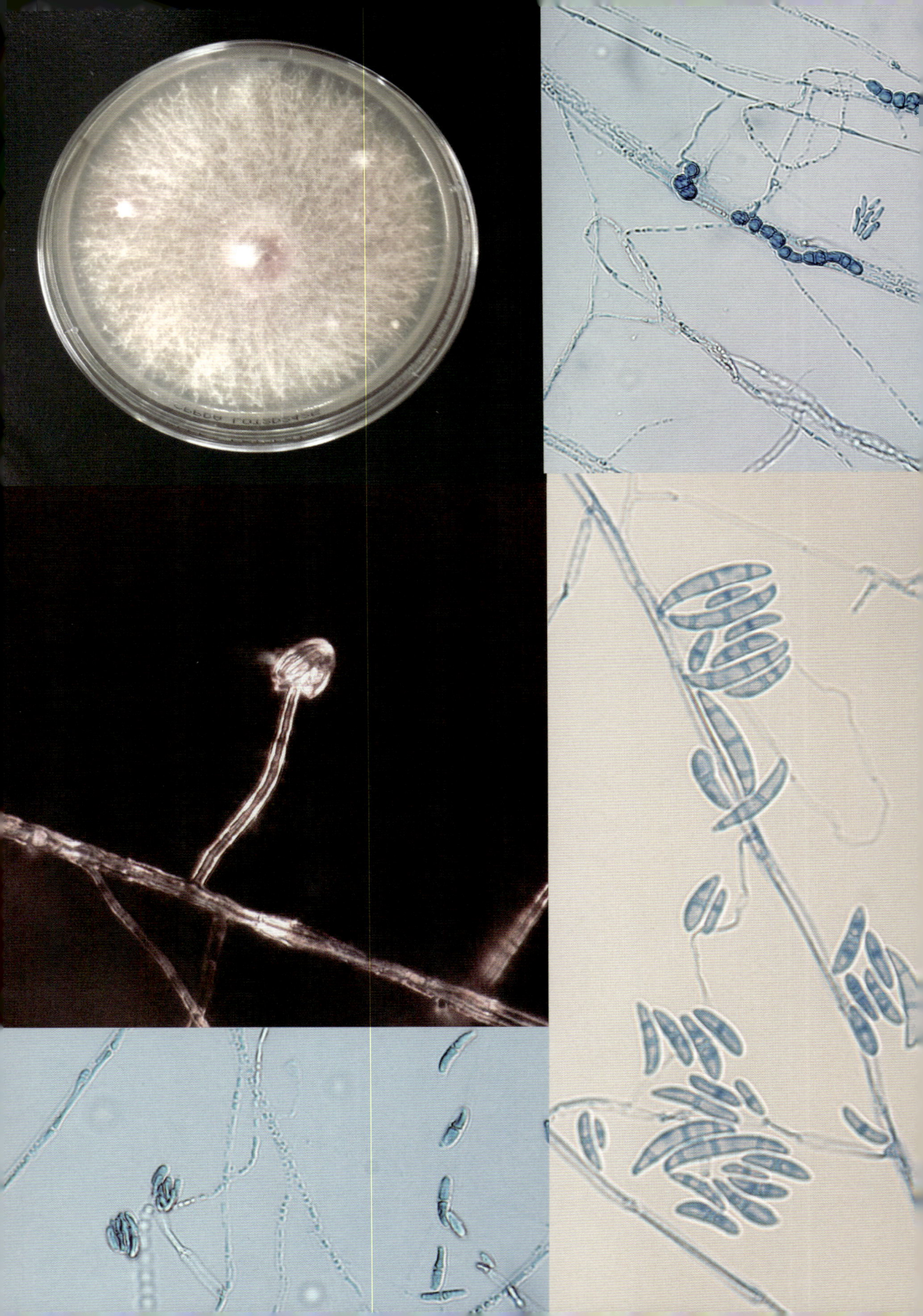

フサリウム・ソラニ
Fusarium solani

真菌界 Fungi/二核菌類亜界 Dikarya/子嚢菌門 Ascomycota/チャワンタケ亜門 Pezizomycotina/
フンタマカビ綱 Sordariomycetes/ボタンタケ目 Hypocreales/ベニアワツブタケ科 Nectriaceae

- 世界中でみられる植物病原菌
- *Fusarium* 属の中では最も感染症例が多い
- 角膜真菌症(突き目)の原因菌だが日和見真菌症として真菌血症から全身播種も生じる
- 多くの抗真菌薬に耐性

学名：*Fusarium solani*(Mart.)Sacc.(1881)

学名語源：fusoidea(紡錘形：ラテン語)→紡錘形の胞子, *Solanum*(ナス属：ジャガイモ
から分離された菌種)

異名：*Nectria haematococca*

安全性：BSL-1, 毒素産生菌は BSL-2

病原性：

- 局所感染(角膜, 爪, 皮膚)
- 日和見感染：全身感染(消化器, 血液, 播種)
- 毒素(T-2 トキシン T-2 toxin, フモニシン類 fumonisins)

抗真菌薬感受性：多くの抗真菌薬に耐性：ボリコナゾール, またはアムホテリシン B に感
受性を示す場合もある

微生物学的検査・補助診断法：臨床検体の直接顕微鏡検査, 培養・同定(スライドカル
チャーおよび遺伝子検査による)

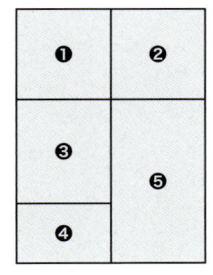

❶ ポテトデキストロース寒天培地上巨大集落表面マクロ像(1)

❷ スライドカルチャー(ラクトフェノールコットンブルー染色)
400 倍像(5)

❸ デジタル顕微鏡 500 倍像

❹ スライドカルチャー(ラクトフェノールコットンブルー染色)
400 倍像(5)

❺ スライドカルチャー(ラクトフェノールコットンブルー染色)
400 倍像(1)*1

---

*1 槇村浩一：真菌学各論. 標準微生物学 第 13 版, p307. 図 25-15, 医学書院, 2018 より許可を得て転載

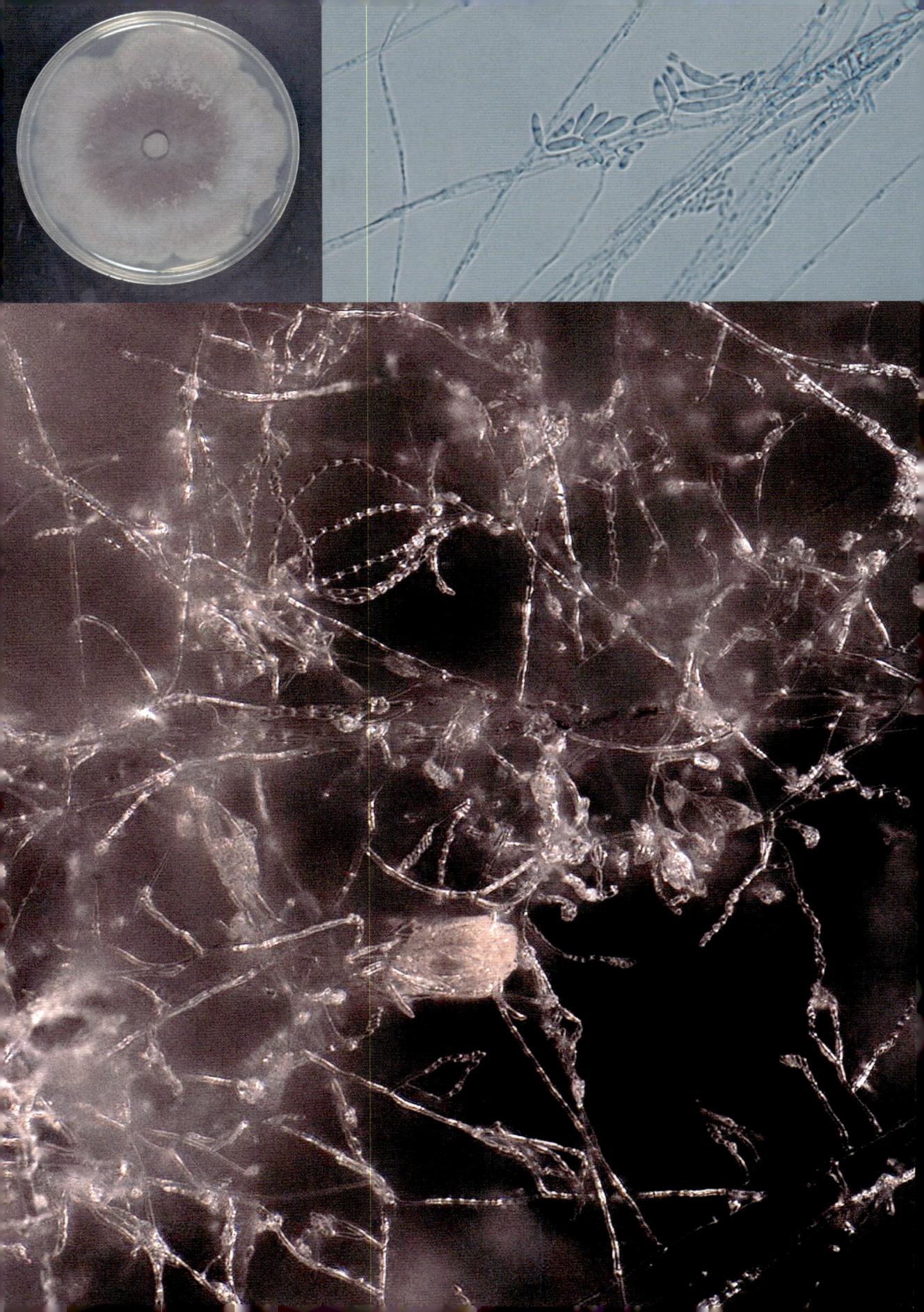

フサリウム・オキシスポルム
Fusarium oxysporum

真菌界 Fungi/二核菌類亜界 Dikarya/子嚢菌門 Ascomycota/チャワンタケ亜門 Pezizomycotina/
フンタマカビ綱 Sordariomycetes/ボタンタケ目 Hypocreales/ベニアワツブタケ科 Nectriaceae

- 世界中でみられる植物病原菌
- 角膜真菌症および日和見深在性真菌症の原因菌
- 多くの抗真菌薬に耐性

> 学名：*Fusarium oxysporum* Schltdl.（1824）
>
> 学名語源：fusoidea（紡錘形：ラテン語）→紡錘形の胞子，oxys［鋭い］＋spora［胞子］
>
> 異名：なし
>
> 安全性：BSL-1，毒素産生菌は BSL-2
>
> 病原性：
>
> ・局所感染（角膜，爪，皮膚）
>
> ・日和見感染：全身感染（消化器，血液，播種）
>
> ・毒素（ニバレノール nivalenol, T-2 トキシン T-2 toxin, ゼアラレノン zearalenone, フモニシン類 fumonisins）
>
> 抗真菌薬感受性：多くの抗真菌薬に耐性：アムホテリシン B に感受性を示す場合もある
>
> 微生物学的検査・補助診断法：臨床検体の直接顕微鏡検査，培養・同定（スライドカルチャーおよび遺伝子検査による）

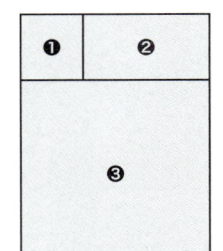

❶ ポテトデキストロース寒天培地上巨大集落表面マクロ像（5）

❷ スライドカルチャー（ラクトフェノールコットンブルー染色）400 倍像（5）

❸ デジタル顕微鏡 500 倍像

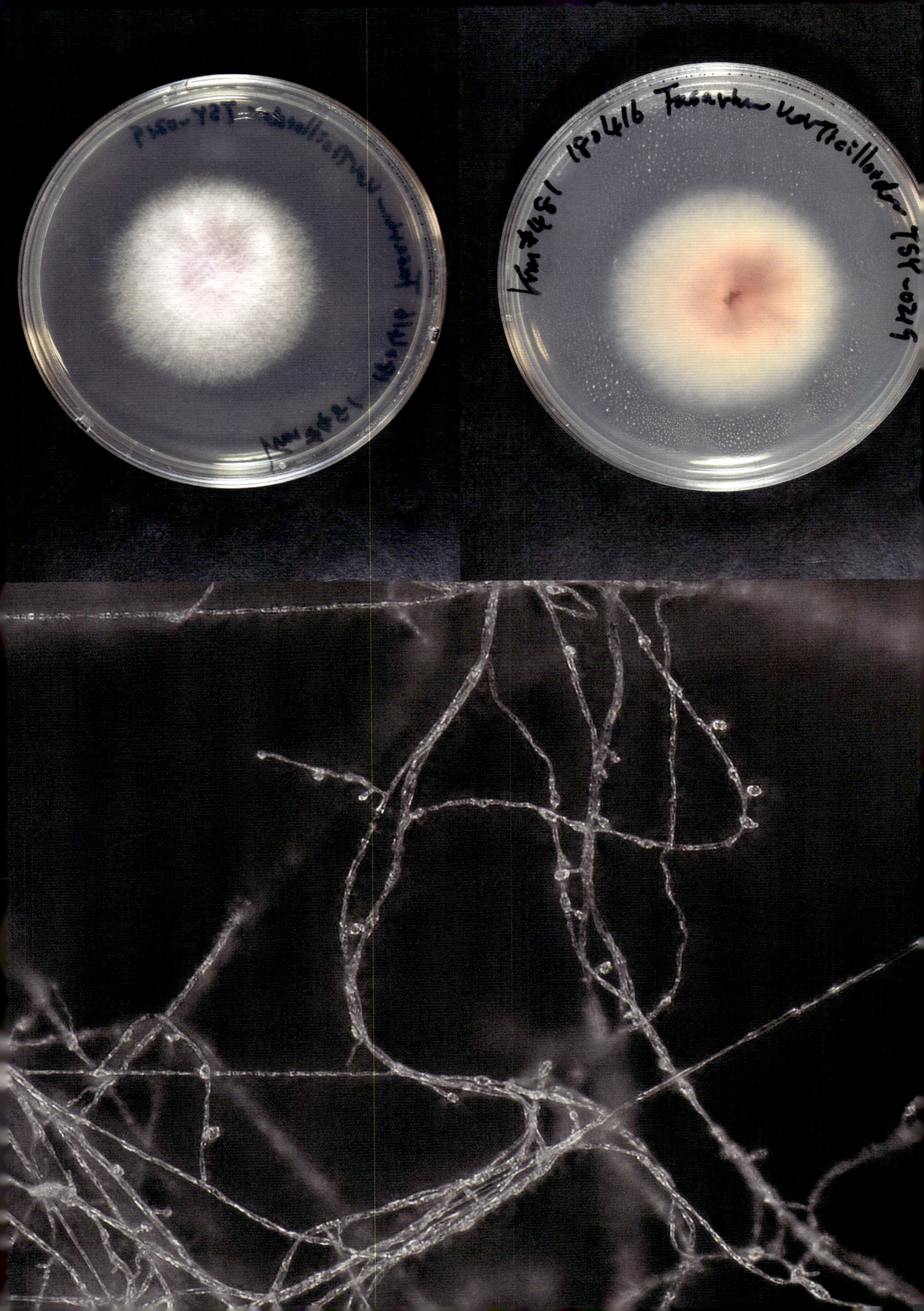

フサリウム・ベルチシロイデス
Fusarium verticillioides

真菌界 Fungi/**二核菌類亜界** Dikarya/**子嚢菌門** Ascomycota/**チャワンタケ亜門** Pezizomycotina/
フンタマカビ綱 Sordariomycetes/**ボタンタケ目** Hypocreales/**ベニアワツブタケ科** Nectriaceae

- ●世界中でみられる植物病原菌
- ●角膜真菌症および日和見深在性真菌症の原因菌
- ●多くの抗真菌薬に耐性

学名：*Fusarium verticillioides*（Sacc.）Nirenberg（1976）

学名語源：fusoidea（紡錘形：ラテン語）→紡錘形の胞子，vertici−[輪]＋-oides[〜に似たもの]

異名：*Fusarium moniliforme*（フサリウム・モニリフォルメ）

安全性：BSL−1，毒素産生菌は BSL−2

病原性：

・局所感染（角膜，爪，皮膚）

・日和見感染：全身感染（消化器，血液，播種）

・毒素（ニバレノール nivalenol，ゼアラレノン zearalenone，フモニシン類 fumoni-sins）

抗真菌薬感受性：多くの抗真菌薬に耐性：ボリコナゾール，またはアムホテリシン B に感受性を示す場合もある

微生物学的検査・補助診断法：臨床検体の直接顕微鏡検査，培養・同定（スライドカルチャーおよび遺伝子検査による）

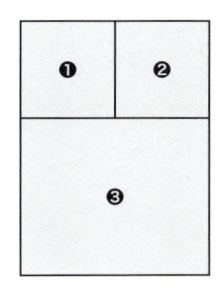

❶ ポテトデキストロース寒天培地上巨大集落表面マクロ像

❷ ポテトデキストロース寒天培地上巨大集落裏面マクロ像

❸ デジタル顕微鏡 500 倍像

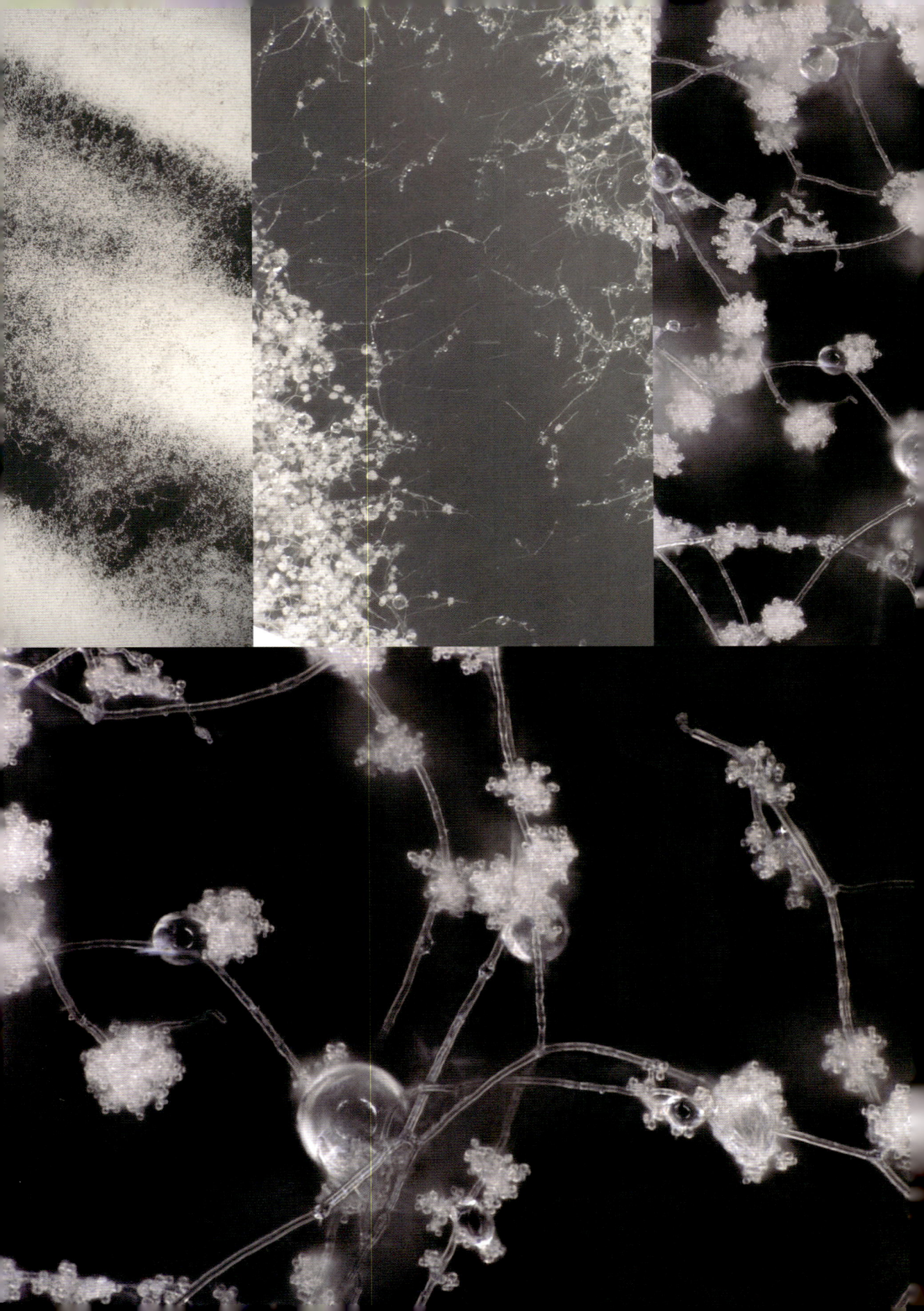

ビュウベリア・バッシアナ
Beauveria bassiana

真菌界 Fungi/**二核菌類亜界** Dikarya/**子嚢菌門** Ascomycota/**チャワンタケ亜門** Pezizomycotina/
フンタマカビ綱 Sordariomycetes/**ボタンタケ目** Hypocreales/**ノムシタケ科** Cordycipitaceae

- 生物農薬としても用いられる昆虫病原菌
- 通常無害

学名：*Beauveria bassiana*（Bals.-Criv.）Vuill.（1912）

学名語源：Beauverie（人名），Bassi（人名）

異名：*Cordyceps bassiana*

安全性：BSL-1

病原性：
- きわめてまれ
    - 局所感染（角膜）

抗真菌薬感受性：充分な情報がない

微生物学的検査・補助診断法：臨床検体の直接顕微鏡検査，培養・同定（スライドカルチャーおよび遺伝子検査による）

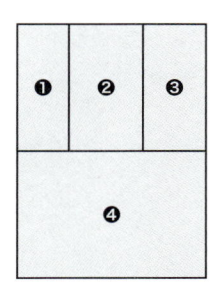

❶ デジタル顕微鏡 20 倍像
❷ デジタル顕微鏡 100 倍像
❸ デジタル顕微鏡 500 倍像
❹ デジタル顕微鏡 1000 倍像

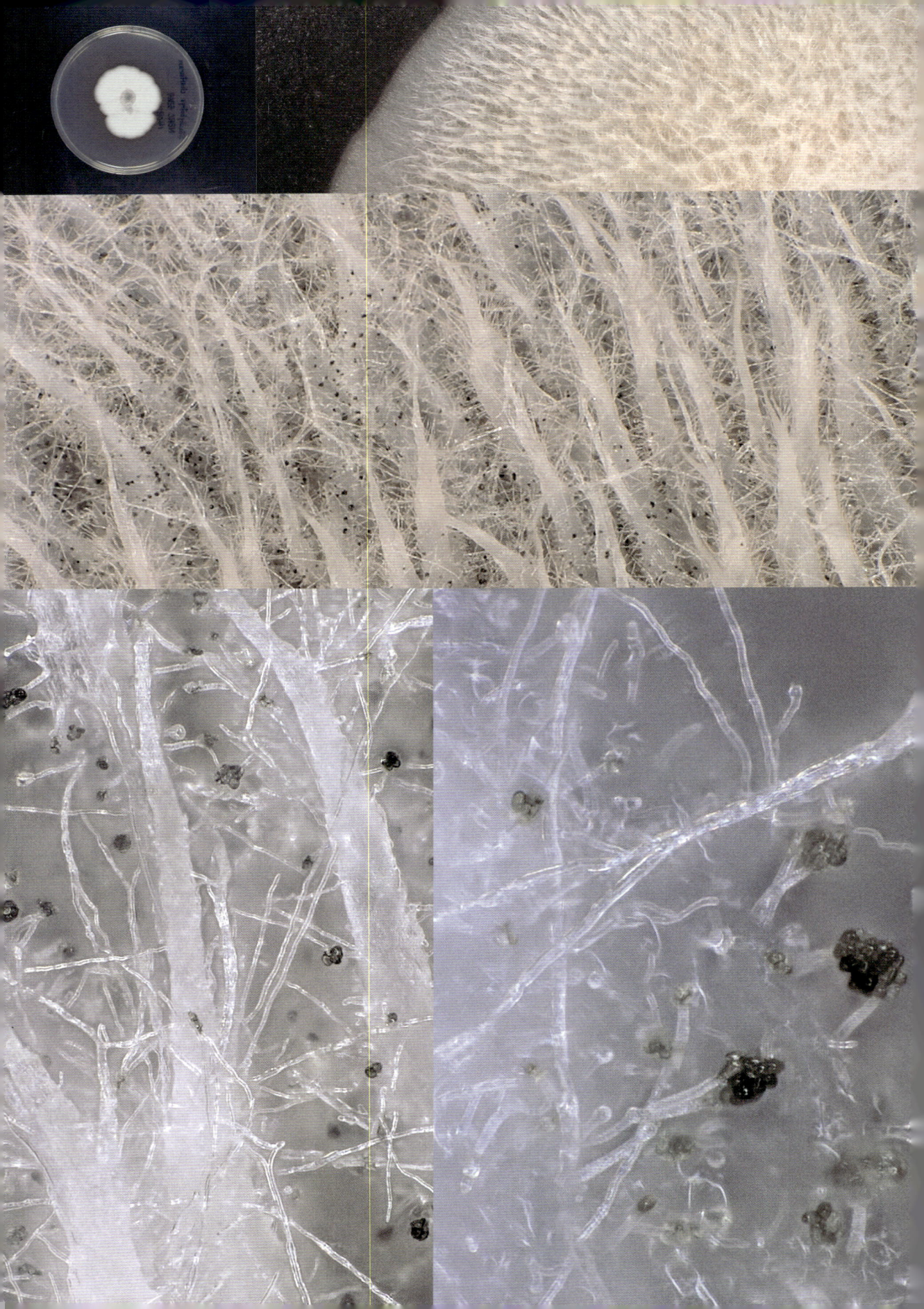

Classification of Fungi based on Assembling the Fungal Tree of Life-1(AFTOL-1)Classification System and Whole Genome based Phylogeny

界 Kingdom	亜界 Subkingdom	門 Phylum	亜門 Subphylum	綱 Class	目 Order	科 Family	画欄番号	種 Species	和名 Japanese name
				ユーロチウム菌綱 Eurotiomycetes	ユーロチウム目 Eurotiales	マユハケタケ科 Trichocomaceae	1	*Aspergillus fumigatus*	アスペルギルス・フミガツス
							2	*Aspergillus flavus*	アスペルギルス・フラブス
							3	*Aspergillus terreus*	アスペルギルス・テレウス
							4	*Aspergillus niger*	アスペルギルス・ニゲル
							5	*Aspergillus nidulans*	アスペルギルス・ニヅランス
							6	*Aspergillus versicolor*	アスペルギルス・ベルシカラー
							7	*Aspergillus tubingensis*	アスペルギルス・ツービンジェンシス
							8	*Aspergillus lentulus*	アスペルギルス・レンツルス
							9	*Penicillium citrinum*	ペニシリウム・シトリヌム
							10	*Talaromyces marneffei*	タラロマイセス・マルネッフェイ
							11	*Paecilomyces variotii*	パエシロマイセス・バリオチイ
						アルスロデルマ科 Arthrodermataceae	12	*Trichophyton rubrum*	トリコフィトン・ルブルム
							13	*Trichophyton interdigitale*	トリコフィトン・インテルジギターレ
							14	*Trichophyton mentagrophytes*	トリコフィトン・メンタグロフィテス
							15	*Trichophyton tonsurans*	トリコフィトン・トンスランス
							16	*Trichophyton benhamiae*	トリコフィトン・ベンハミエ
							17	*Microsporum canis*	ミクロスポルム・カニス、イヌ小胞子菌
							18	*Nannizzia gypsea*	ナニッチア・ギプセア
					ホネタケ目 Onygenales		19	*Epidermophyton floccosum*	エピデルモフィトン・フロッコーサム
						アゼロマイセス科 Ajellomycetaceae	20	*Histoplasma capsulatum*	ヒストプラスマ・カプスラツム
						ホネタケ科 Onygenaceae	21	*Coccidioides immitis*	コクシジオイデス・イミチス
							22	1) *Coccidioides immitis* 2) *Coccidioides posadasii*	
					ケトチリウム目 Chaetothyriales	ヘルポトリキエラ科 Herpotrichiellaceae	23	*Fonsecaea pedrosoi*	フォンセケア・ペドロソイ
							24	1) *Fonsecaea pedrosoi* 2) *Fonsecaea monophora*	フォンセケア・モノフォラ
							25	*Exophiala dermatitidis*	エキソフィアラ・デルマチチヂス
							26	*Exophiala jeanselmei*	エキソフィアラ・ジェンセルメイ
							27	*Cladosporium cladosporioides*	クラドスポリウム・クラドスポリオイデス
							28	*Cladophialophora carrionii*	クラドフィアロフォラ・カリオニー
							29	*Cladophialophora bantiana*	クラドフィアロフォラ・バンチアナ
							30	*Phialophora verrucosa*	フィアロフォラ・ベルコサ
			チャワンタケ亜門 Pezizomycotina		ボタンタケ目 Hypocreales	ポタンタケ科 Hypocreaceae	31	*Trichoderma atroviride*	トリコデルマ・アトロビリデ
						ベニアツブタケ科 Nectriaceae	32	*Fusarium solani*	フサリウム・ソラニ
							33	*Fusarium oxysporum*	フサリウム・オキシスポルム
							34	*Fusarium verticillioides*	フサリウム・ベルチシリオイデス
						ノムシタケ科	35	*Beauveria bassiana*	ビュウベリア・バッシアナ

スタキボトリス・チャータルム
Stachybotrys chartarum

真菌界 Fungi/**二核菌類亜界** Dikarya/**子嚢菌門** Ascomycota/**チャワンタケ亜門** Pezizomycotina/
フンタマカビ綱 Sordariomycetes/**ボタンタケ目** Hypocreales/**スタキボトリス科** Stachybotryaceae

- 環境中にありふれた腐生菌
- 感染性はない
- 浸水家屋において本菌と関連が疑われる乳児死亡が海外で報告されており，toxic black mold とも呼ばれる

学名：*Stachybotrys chartarum*（Ehrenb.）S. Hughes（1958）

学名語源：G：stachys［穂］＋botrys［房］，charta（紙：ラテン語）→紙を食べる *Stachybotrys* 属の菌種

異名：*Stachybotrys atra*，*S. alternans*

安全性：BSL-1

病原性：
- ・毒素（サトラトキシン satratoxins 等）

抗真菌薬感受性：充分な情報がない

微生物学的検査・補助診断法：検体の直接顕微鏡検査，培養・同定（スライドカルチャーおよび遺伝子検査による）

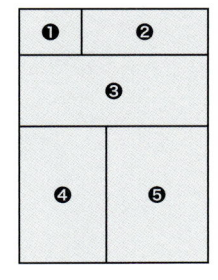

❶ ポテトデキストロース寒天培地上巨大集落表面マクロ像(9)
❷ デジタル顕微鏡 20 倍像
❸ デジタル顕微鏡 100 倍像
❹ デジタル顕微鏡 500 倍像
❺ デジタル顕微鏡 1000 倍像

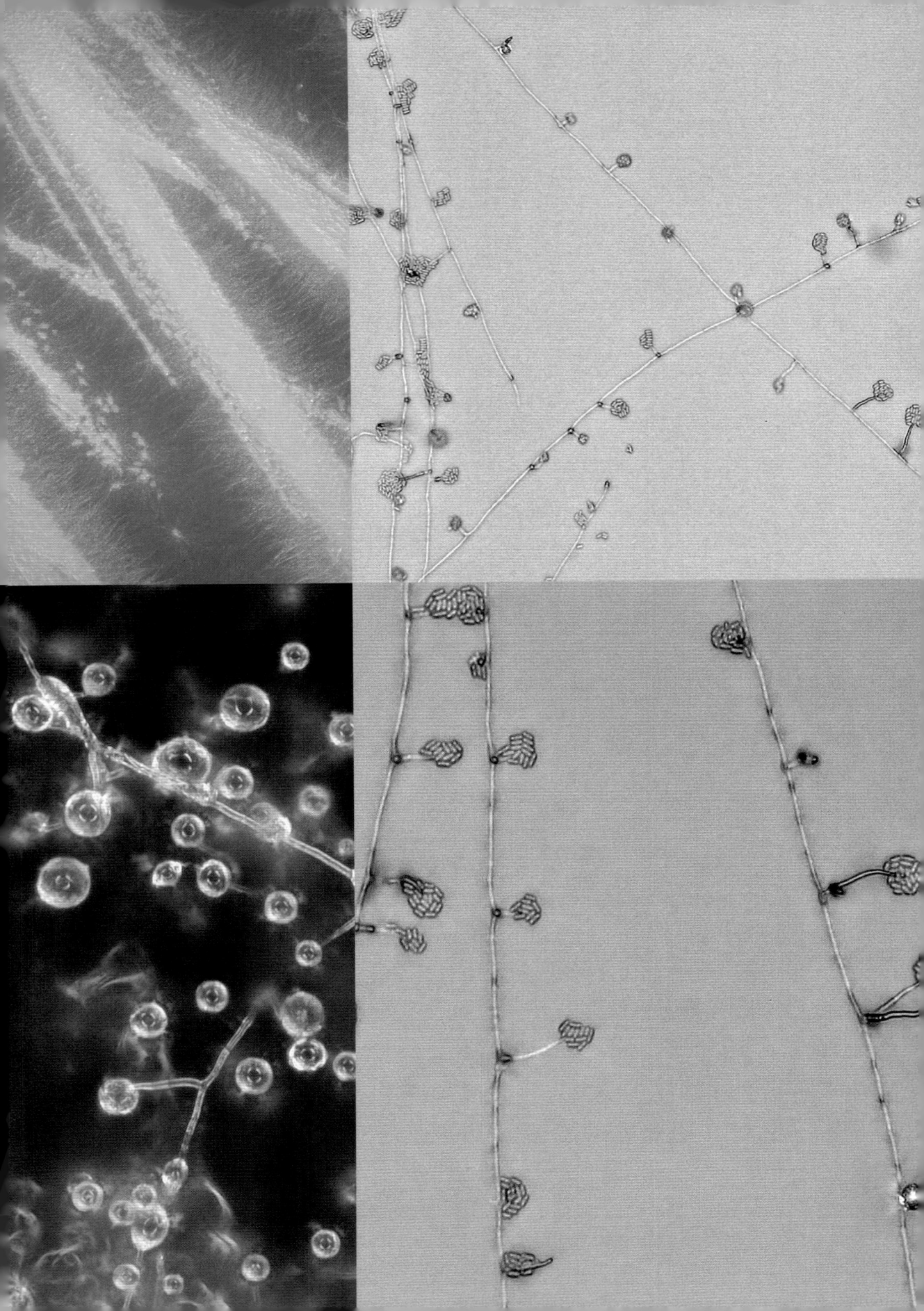

サロクラジウム・ストリクツム
Sarocladium strictum

真菌界 Fungi/**二核菌類亜界** Dikarya/**子嚢菌門** Ascomycota/**チャワンタケ亜門** Pezizomycotina/
フンタマカビ綱 Sordariomycetes/**ボタンタケ目** Hypocreales

●通常無害な環境菌

学名：*Sarocladium strictum*（W. Gams）Summerb. 2011
学名語源：G：sarx［肉］＋klados［枝］＋-ium［〜に似たもの］, strictus（硬い：ラテン語）
　　→フィアライドが硬くまとまっている *Sarocladium* 属の菌種
異名：*Acremonium strictum*
安全性：BSL-1
病原性：
・日和見感染（全身感染）
・局所感染（皮膚等）
抗真菌薬感受性：充分な情報はないが，アムホテリシン B に感受性を示すことがある
微生物学的検査・補助診断法：臨床検体の直接顕微鏡検査，培養・同定（スライドカル
　　チャーおよび遺伝子検査による）

---

❶ デジタル顕微鏡 20 倍像
❷ デジタル顕微鏡 500 倍像
❸ デジタル顕微鏡 500 倍像
❹ デジタル顕微鏡 1000 倍像

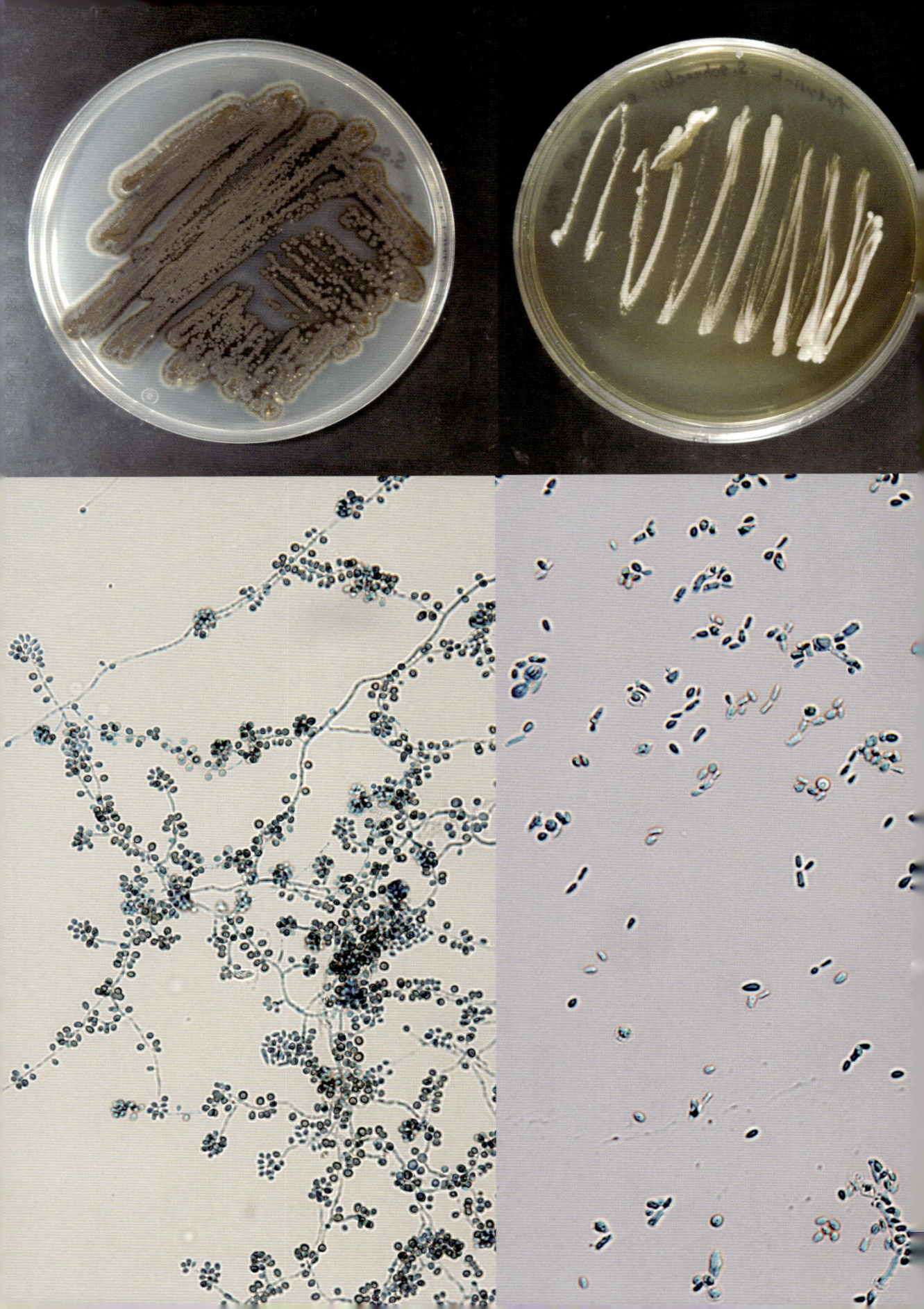

スポロトリックス・シェンキイ
Sporothrix schenckii

真菌界 Fungi/二核菌類亜界 Dikarya/子嚢菌門 Ascomycota/チャワンタケ亜門 Pezizomycotina/フンタマカビ綱 Sordariomycetes/オフィオストマ目 Ophiostomatales/オフィオストマ科 Ophiostomataceae

● 屋外の植物上に生息し偶発的刺入により感染し，深部皮膚真菌症の原因となる
● 温度依存性二形性真菌（自然環境条件では糸状菌，組織中に相当する 37℃では酵母形となる

学名：*Sporothrix schenckii* Hektoen & C. F. Perkins（1900）
学名語源：G：spora［胞子］＋thrix［糸］，Schenck（人名）
異名：なし
安全性：BSL-2
病原性：
・スポロトリクス症
　・局所感染（深部皮膚真菌症）
　・全身感染（まれ）
抗真菌薬感受性：イトラコナゾールまたはテルブナフィンに感受性を示す場合がある。抗真菌作用はないが，ヨウ化カリウムにより治療される
微生物学的検査・補助診断法：臨床検体の直接顕微鏡検査，培養・同定（スライドカルチャーおよび遺伝子検査による）

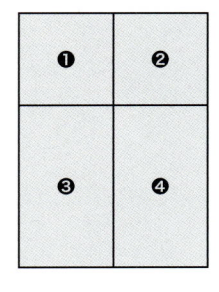

❶ ポテトデキストロース寒天培地（27℃）上巨大集落表面マクロ像〔糸状菌集落（9）〕
❷ ポテトデキストロース寒天培地（37℃）上巨大集落表面マクロ像〔酵母形集落（5）〕
❸ スライドカルチャー（ラクトフェノールコットンブルー染色）400 倍像（9）
❹ スライドカルチャー（ラクトフェノールコットンブルー染色）400 倍像（5）

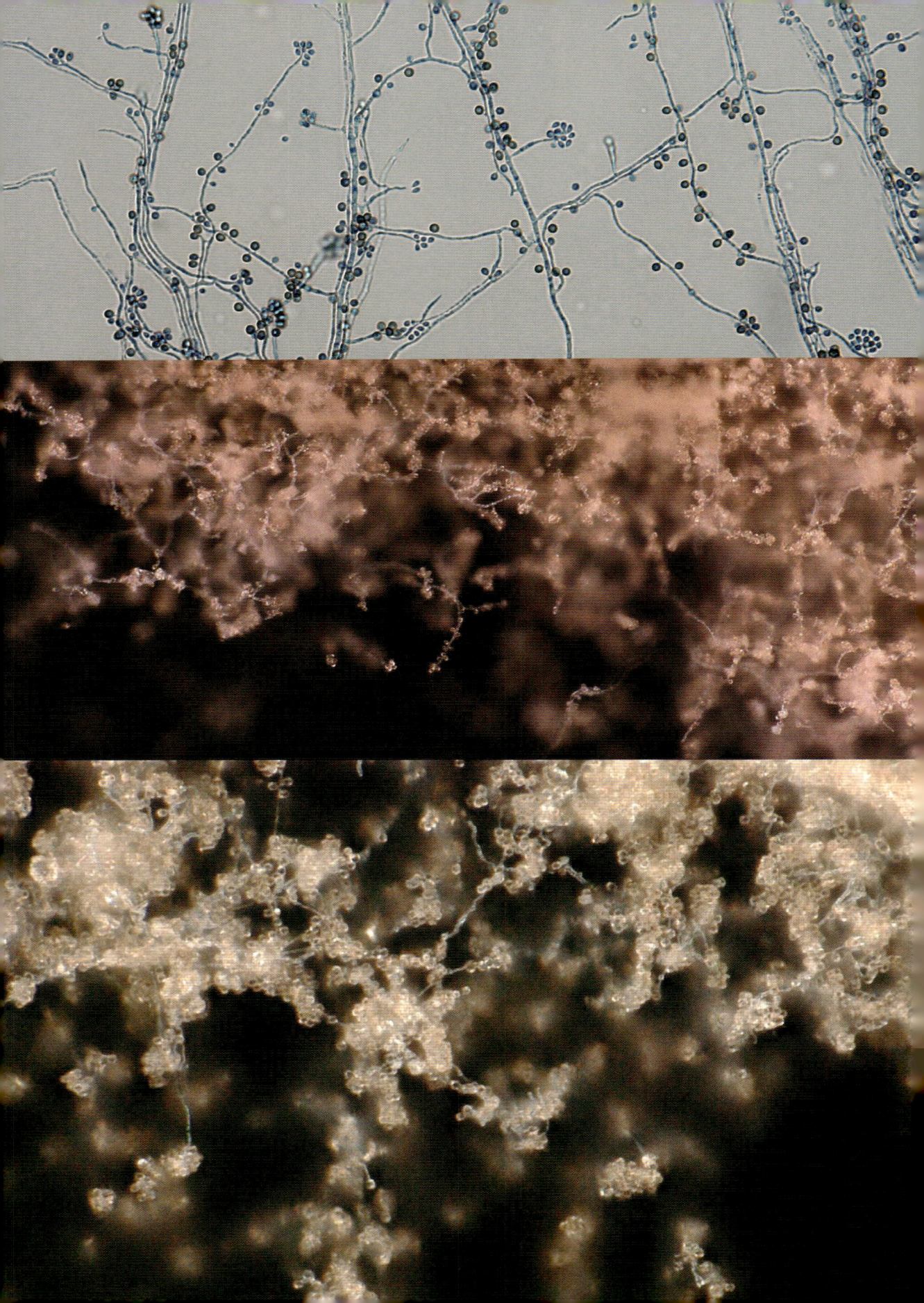

スポロトリックス・グロボーサ
Sporothrix globosa

真菌界 Fungi/二核菌類亜界 Dikarya/子嚢菌門 Ascomycota/チャワンタケ亜門 Pezizomycotina/
フンタマカビ綱 Sordariomycetes/オフィオストマ目 Ophiostomatales/オフィオストマ科 Ophiostomataceae

- 我が国のスポロトリクス症原因菌は基本的に本菌
- 37℃発育能は低い

学名：*Sporothrix globosa* Marimon, Cano, Gené, Sutton, Kawasaki & Guarro
（2007）

学名語源：G：spora［胞子］＋thrix［糸］, globosa（球形：ラテン語）

異名：なし

安全性：BSL-1

病原性：

・スポロトリクス症

　・局所感染（深部皮膚真菌症）

抗真菌薬感受性：テルブナフィンに感受性を示す場合がある。抗真菌作用はないが, ヨウ
化カリウムにより治療される。温熱療法も行われる

微生物学的検査・補助診断法：臨床検体の直接顕微鏡検査, 培養・同定（スライドカル
チャーおよび遺伝子検査による）

---

❶ スライドカルチャー（ラクトフェノールコットンブルー染色）
400 倍像（1）

❷ デジタル顕微鏡 500 倍像

❸ デジタル顕微鏡 1000 倍像

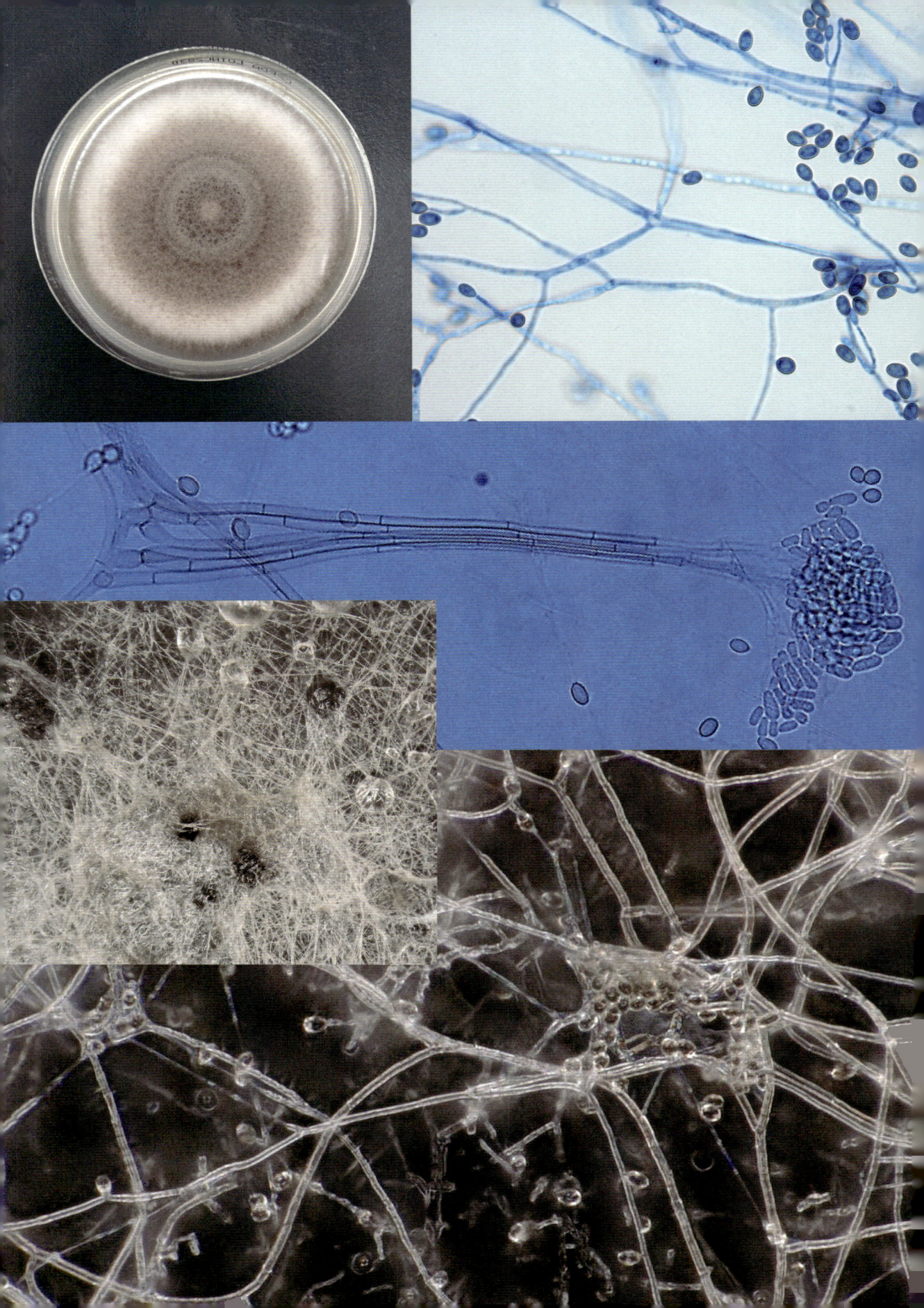

セドスポリウム・アピオスペルマム
Scedosporium apiospermum

真菌界 Fungi/**二核菌類亜界** Dikarya/**子囊菌門** Ascomycota/**チャワンタケ亜門** Pezizomycotina/**フンタマカビ綱** Sordariomycetes/**ミクロアスクス目** Microascales/**ミクロアスクス科** Microascaceae

- ●土壌等の環境菌
- ●深部皮膚真菌症の他，呼吸器真菌症の原因となる
- ●抗真菌薬耐性傾向

学名：*Scedosporium apiospermum* Sacc. ex Castell. & Chalm.（1919）

学名語源：G：Sced［ばらまく］＋spora［胞子］，apio（しばる：ラテン語）＋sperma（精子：ラテン語）。原記載に詳細なし。分子柄束の意か？

異名：*Pseudallescheria apiosperma*

安全性：BSL-1

病原性：

- ・日和見真菌症
  - ・全身感染（肺感染，溺水後肺炎，津波肺）
  - ・局所感染（副鼻腔，深部皮膚真菌症，菌腫）

抗真菌薬感受性：おおむねすべての抗真菌薬に低感受性，ボリコナゾールに感受性を示すことがある

微生物学的検査・補助診断法：臨床検体の直接顕微鏡検査，培養・同定（スライドカルチャーおよび遺伝子検査による）

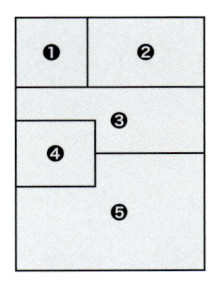

❶ ポテトデキストロース寒天培地上巨大集落表面マクロ像（1）

❷ スライドカルチャー（ラクトフェノールコットンブルー染色）
分生子像，400 倍（1）

❸ スライドカルチャー（ラクトフェノールコットンブルー染色）
分生子柄束像，400 倍（5）

❹ デジタル顕微鏡 200 倍閉子囊殻像

❺ デジタル顕微鏡 1000 倍像

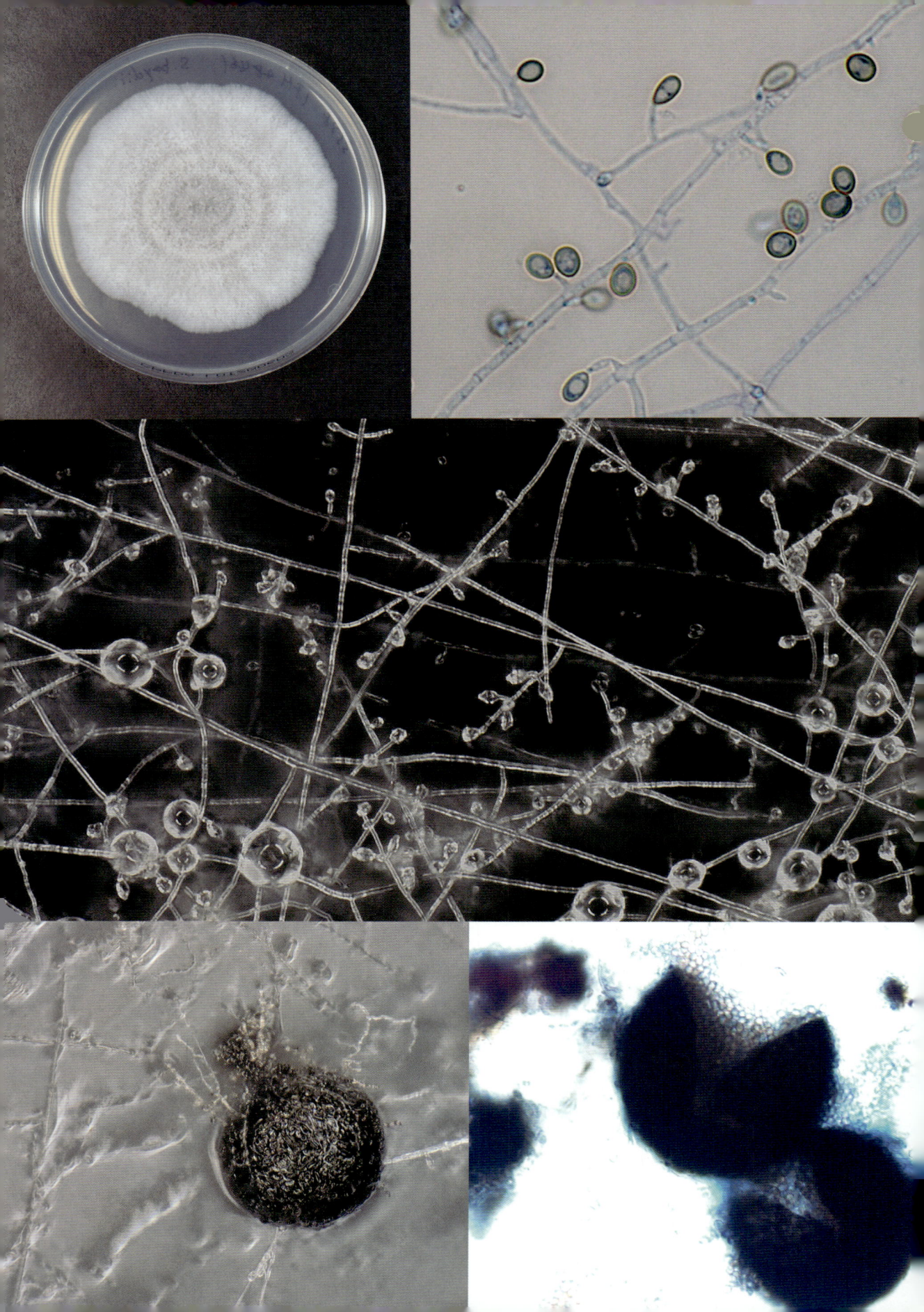

セドスポリウム・ボイディイ
Scedosporium boydii

- 土壌等の環境菌
- 深部皮膚真菌症の他，呼吸器真菌症の原因となる
- 抗真菌薬耐性傾向

学名：*Scedosporium boydii*（Shear）Gilgado，Gené，Cano & Guarro（2008）

学名語源：G：Sced［ばらまく］＋spora［胞子］，Boyd（人名）

異名：*Pseudallescheria boydii*，*Cephalosporium boydii*

安全性：BSL-1

病原性：

・日和見真菌症

　・全身感染（肺感染，溺水後肺炎，津波肺）

　・局所感染（副鼻腔，深部皮膚真菌症，菌腫）

抗真菌薬感受性：おおむねすべての抗真菌薬に低感受性，ボリコナゾールに感受性を示す
ことがある

微生物学的検査・補助診断法：臨床検体の直接顕微鏡検査，培養・同定（スライドカル
チャーおよび遺伝子検査による）

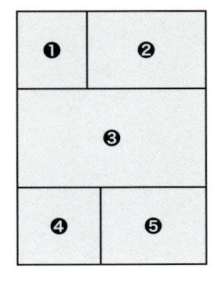

❶ ポテトデキストロース寒天培地上巨大集落表面マクロ像（5）

❷ スライドカルチャー（ラクトフェノールコットンブルー染色）
分生子像，400 倍（1）

❸ デジタル顕微鏡 500 倍像

❹ デジタル顕微鏡 1000 倍，閉子嚢殻像

❺ 閉子嚢殻押しつぶし標本（ラクトフェノールコットンブルー
染色）像（1）

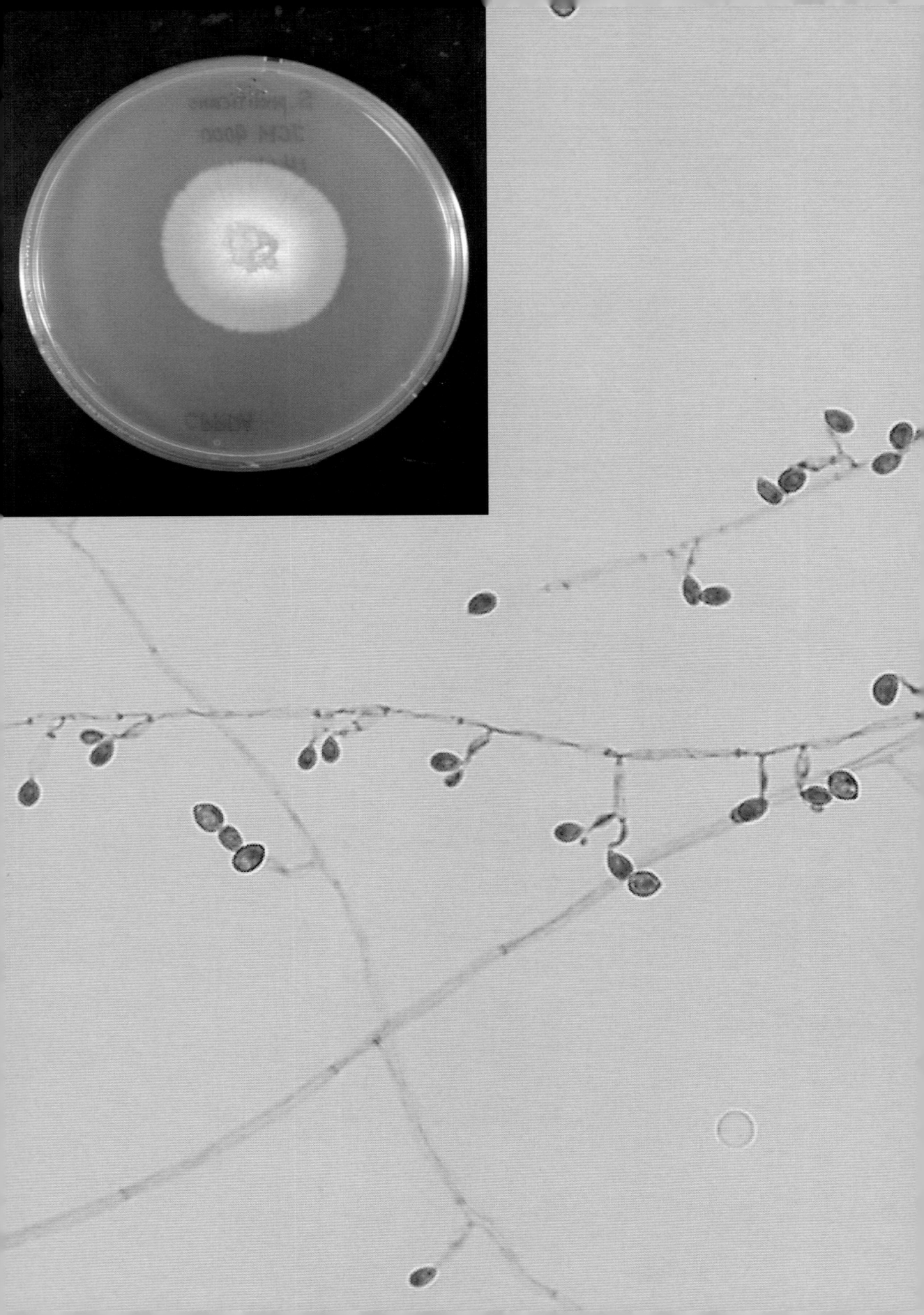

ロメントスポラ・プロリフィカンス
Lomentospora prolificans

真菌界 Fungi/二核菌類亜界 Dikarya/子嚢菌門 Ascomycota/チャワンタケ亜門 Pezizomycotina/
フンタマカビ綱 Sordariomycetes/ミクロアスクス目 Microascales/ミクロアスクス科 Microascaceae

- 土壌等の環境菌
- 深部皮膚真菌症の他，呼吸器真菌症の原因となる
- 抗真菌薬耐性

学名：*Lomentospora prolificans* Hennebert & B. G. Desai（1974）

学名語源：lomentum（ラテン語）：豆の粗粉＋spora［胞子］→豆の粗粉のような分生子形成細胞を作る，proliferantes（増殖：ラテン語）→分生子が頂点で連続して増殖する

異名：*Scedosporium prolificans*（セドスポリウム・プロリフィカンス），*Scedosporium inflatum*

安全性：BSL-1

病原性：

- 日和見真菌症
  - 全身感染（肺感染，溺水後肺炎，津波肺）
  - 局所感染（深部皮膚真菌症）

抗真菌薬感受性：おおむねすべての抗真菌薬に耐性

微生物学的検査・補助診断法：臨床検体の直接顕微鏡検査，培養・同定（スライドカルチャーおよび遺伝子検査による）

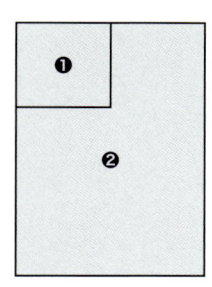

❶ ポテトデキストロース寒天培地上巨大集落表面マクロ像(9)

❷ スライドカルチャー（ラクトフェノールコットンブルー染色）
20 倍像(1)

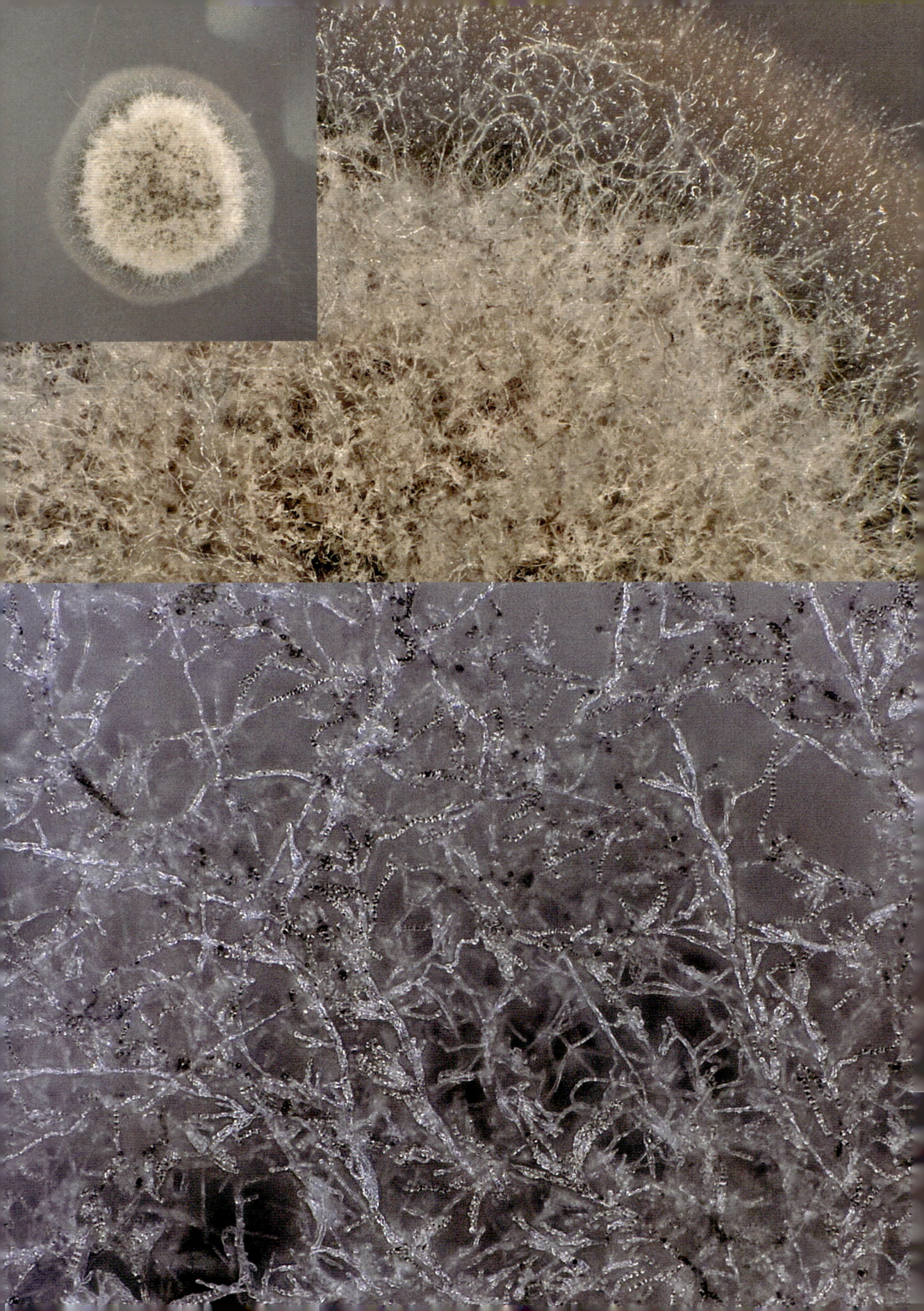

ミクロアスカス・シロサス
Microascus cirrosus

真菌界 Fungi/**二核菌類亜界** Dikarya/**子嚢菌門** Ascomycota/**チャワンタケ亜門** Pezizomycotina/
フンタマカビ綱 Sordariomycetes/**ミクロアスクス目** Microascales/**ミクロアスクス科** Microascaceae

● 通常無害な環境菌

学名：*Microascus cirrosus* Curzi（1930）

学名語源：G：mikros[小]＋askos[子嚢]，cirrus（巻き毛：ラテン語）＋-ous（～に似た：ラテン語），コロニー外周に巻き毛のような菌糸を伸ばすため

異名：*Phaeoscopulariopsis paisii*，*Scopulariopsis paisii*

安全性：BSL-1

病原性：

・きわめてまれ

　・局所感染（爪）

抗真菌薬感受性：おおむねすべての抗真菌薬に低感受性，ミカファンギンに感受性を示す株が知られている

微生物学的検査・補助診断法：臨床検体の直接顕微鏡検査，培養・同定（スライドカルチャーおよび遺伝子検査による）

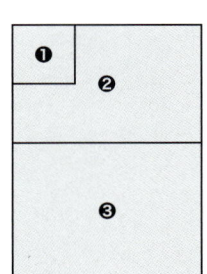

❶ デジタル顕微鏡 20 倍像
❷ デジタル顕微鏡 100 倍像
❸ デジタル顕微鏡 500 倍像

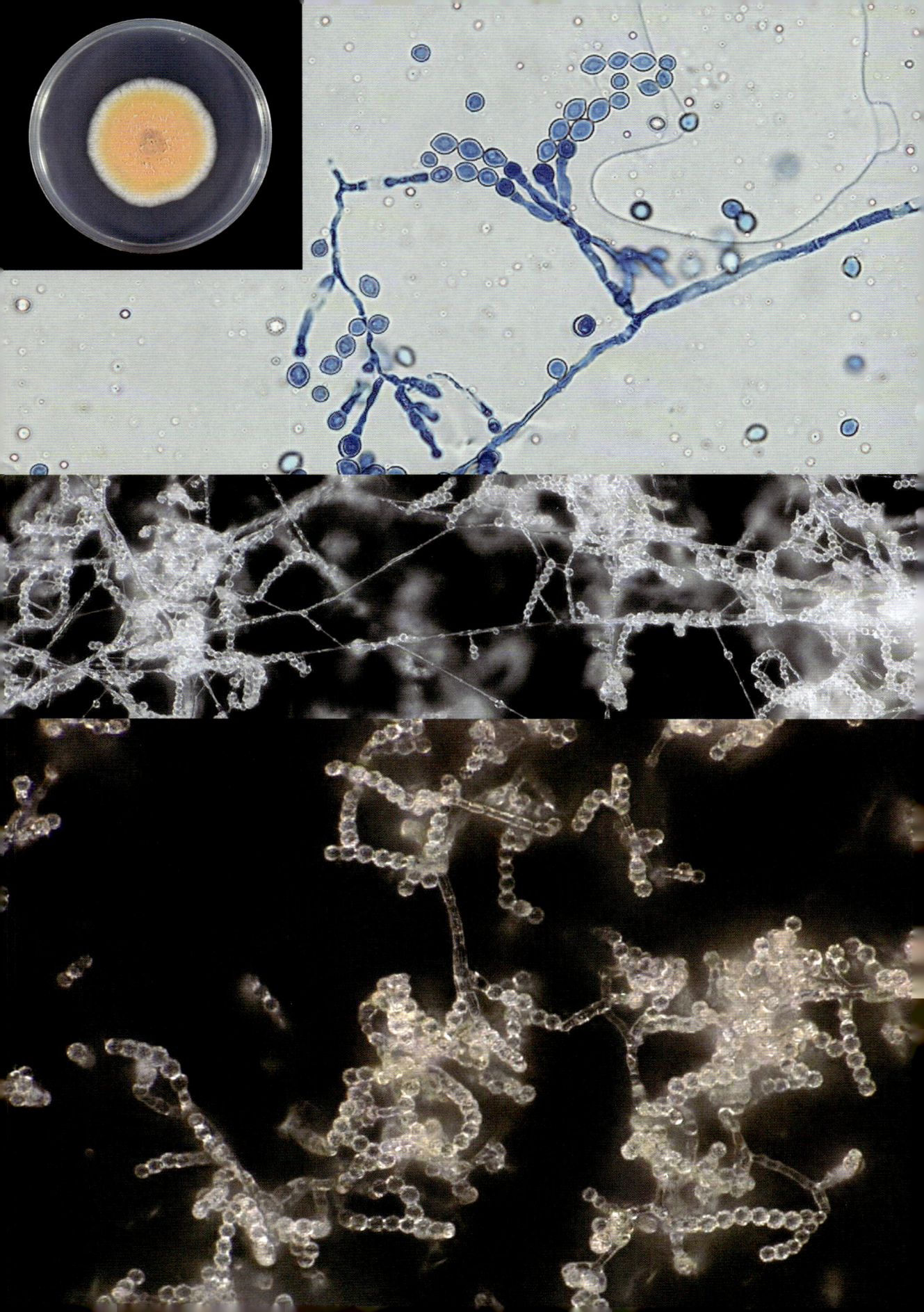

スコプラリオプシス・ブレビカウリス
Scopulariopsis brevicaulis

真菌界 Fungi／二核菌類亜界 Dikarya／子嚢菌門 Ascomycota／チャワンタケ亜門 Pezizomycotina／
フンタマカビ綱 Sordariomycetes／ミクロアスクス目 Microascales／ミクロアスクス科 Microascaceae

● 爪真菌症の原因菌

学名：*Scopulariopsis brevicaulis* Bainier（1907）
学名語源：Scopularia［L：scopae（pl. 箒）＋-ula＋-ria］＋opsis, brevis（短い：ラテン語）＋caulis［茎，カリフラワー］，短い分生子頭を形成する
異名：*Microascus brevicaulis*
安全性：BSL-1
病原性：
・局所感染(爪，角膜)
・きわめてまれに日和見全身感染
抗真菌薬感受性：多くの抗真菌薬に耐性
微生物学的検査・補助診断法：臨床検体の直接顕微鏡検査，培養・同定(スライドカルチャーおよび遺伝子検査による)

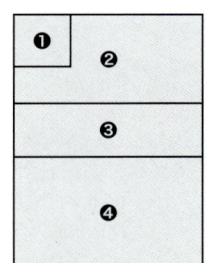

❶ ポテトデキストロース寒天培地上巨大集落表面マクロ像(1)
❷ スライドカルチャー(ラクトフェノールコットンブルー染色)
　400 倍像(1)
❸ デジタル顕微鏡 500 倍像
❹ デジタル顕微鏡 1000 倍像

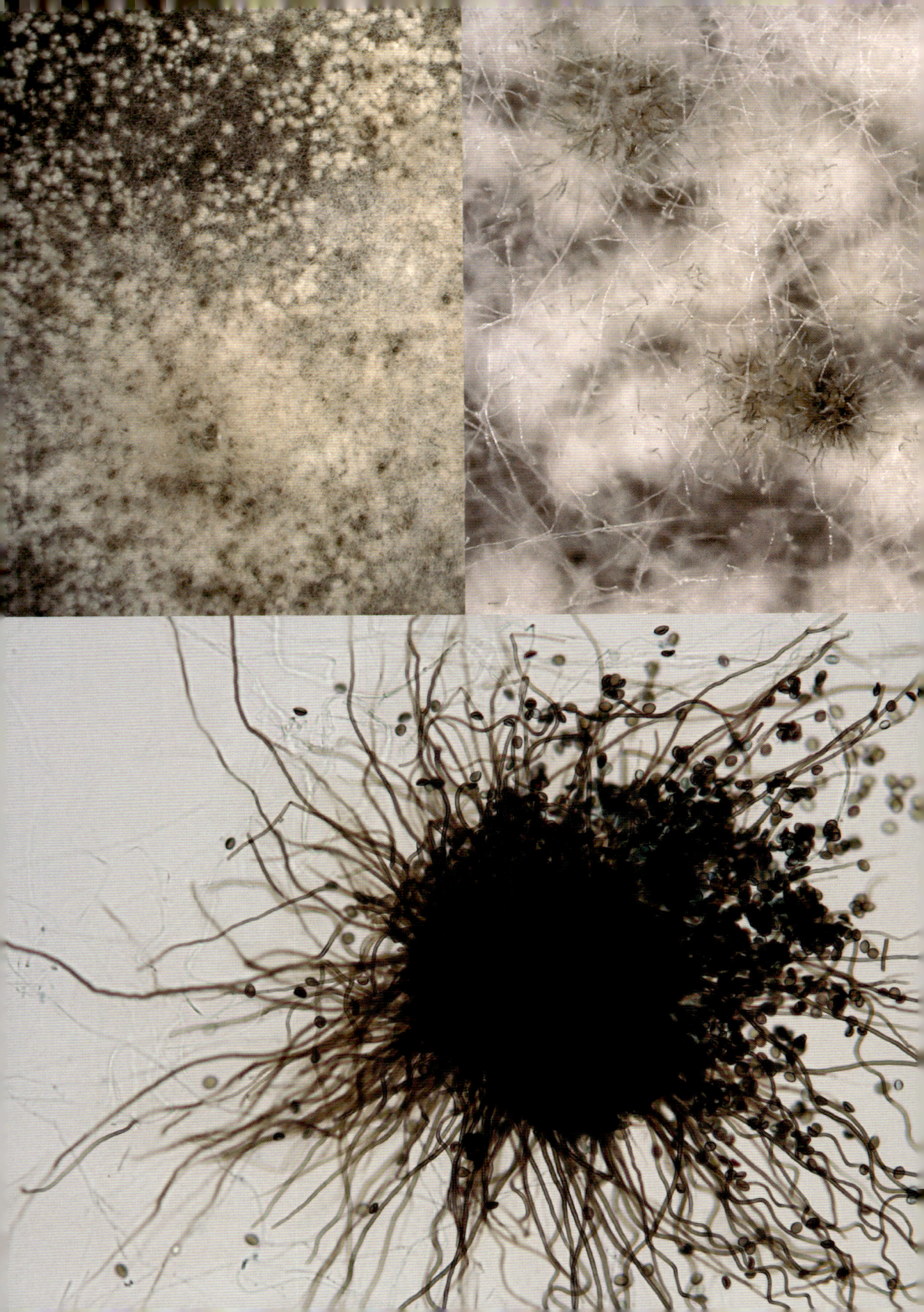

ケトミウム・グロボースム
Chaetomium globosum

真菌界 Fungi/二核菌類亜界 Dikarya/子嚢菌門 Ascomycota/チャワンタケ亜門 Pezizomycotina/
フンタマカビ綱 Sordariomycetes/フンタマカビ目 Sordariales/ケトミウム科 Chaetomiaceae

● 爪真菌症の原因菌

学名：*Chaetomium globosum* Kunze（1817）

学名語源：G：chaite［毛］＋omos［肩］＋-ium［〜に似たもの］，globosum（球：ラテン
語），子実体が球状

異名：*Chaetomium cochliodes*，*Chaetomium olivaceum*

安全性：BSL-1，毒素産生菌は BSL-2

病原性：

・局所感染（爪）

・きわめてまれに全身感染

抗真菌薬感受性：ボリコナゾールに感受性を示すことがある

微生物学的検査・補助診断法：臨床検体の直接顕微鏡検査，培養・同定（スライドカル
チャーおよび遺伝子検査による）

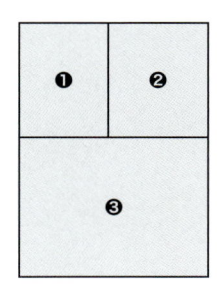

❶ デジタル顕微鏡 20 倍像

❷ デジタル顕微鏡 100 倍像

❸ ラクトフェノール無染色像(1)

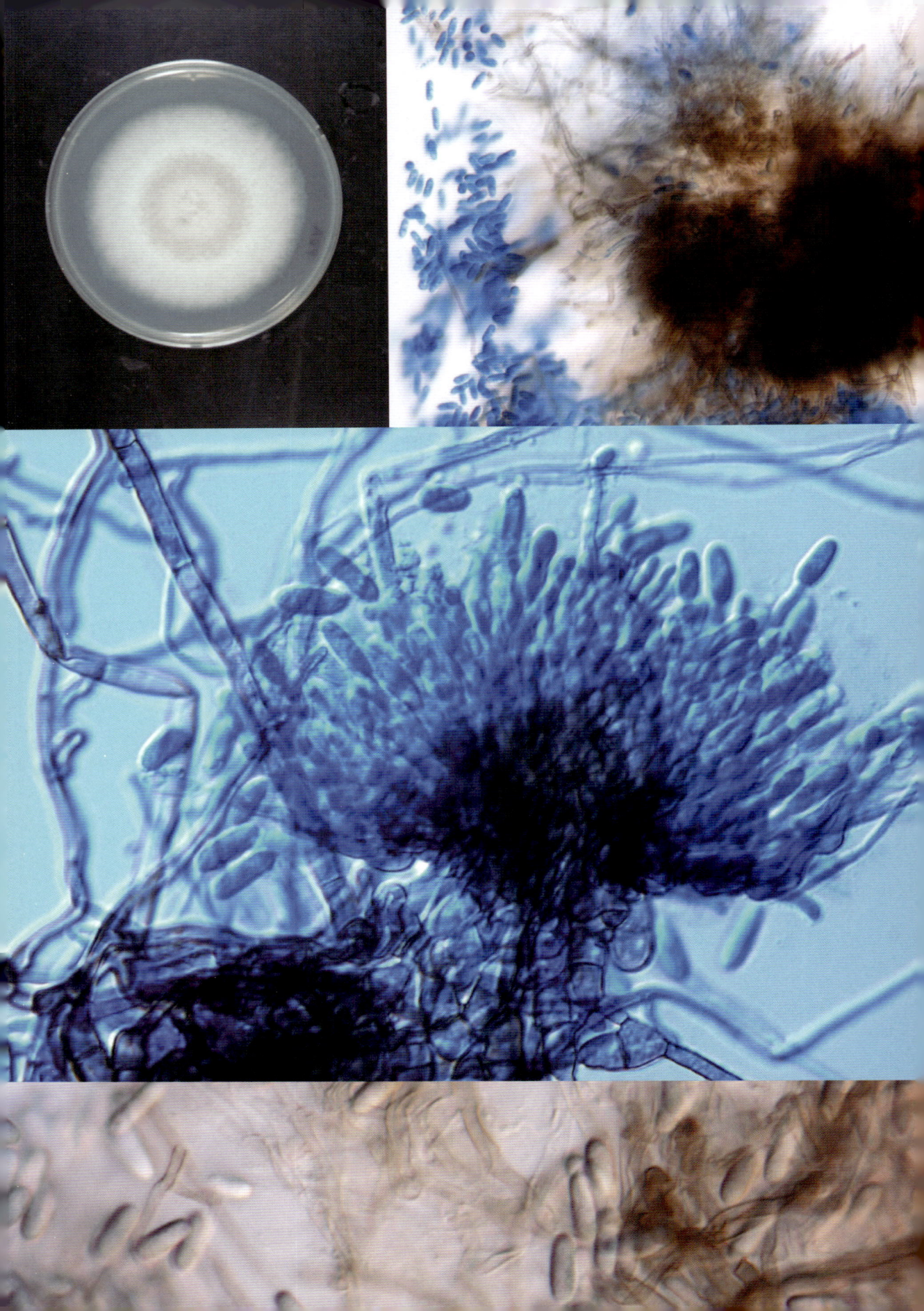

コレトトリクム・グロエオスポリオイデス
Colletotrichum gloeosporioides

真菌界 Fungi/二核菌類亜界 Dikarya/子嚢菌門 Ascomycota/チャワンタケ亜門 Pezizomycotina/
フンタマカビ綱 Sordariomycetes/フンタマカビ目 Sordariales/グロメレラ科 Glomerellaceae

●角膜真菌症(突き目)の原因菌

学名：*Colletotrichum gloeosporioides* (Penz.) Penz. & Sacc. (1884)
学名語源：G：kolletos[膠着した]＋thrix[糸]，G：gloios[粘質物]＋spora[胞子]＋-
　　oides[～に似たもの]
異名：*Vermicularia gloeosporioides*，（植物）炭疽菌
安全性：BSL-1
病原性：局所感染(角膜)
抗真菌薬感受性：アゾール系(ボリコナゾールおよびイトラコナゾール感受性，フルコナ
　　ゾール耐性)，ポリエン系(アムホテリシン B 感受性)
微生物学的検査・補助診断法：臨床検体の直接顕微鏡検査，培養・同定(スライドカル
　　チャーおよび遺伝子検査による)

❶ ポテトデキストロース寒天培地上巨大集落表面マクロ像(1)
❷ スライドカルチャー(ラクトフェノールコットンブルー染色)
　200 倍像(1)
❸ スライドカルチャー(ラクトフェノールコットンブルー染色)
　400 倍像(1)
❹ スライドカルチャー(ラクトフェノール無染色)400 倍像(1)

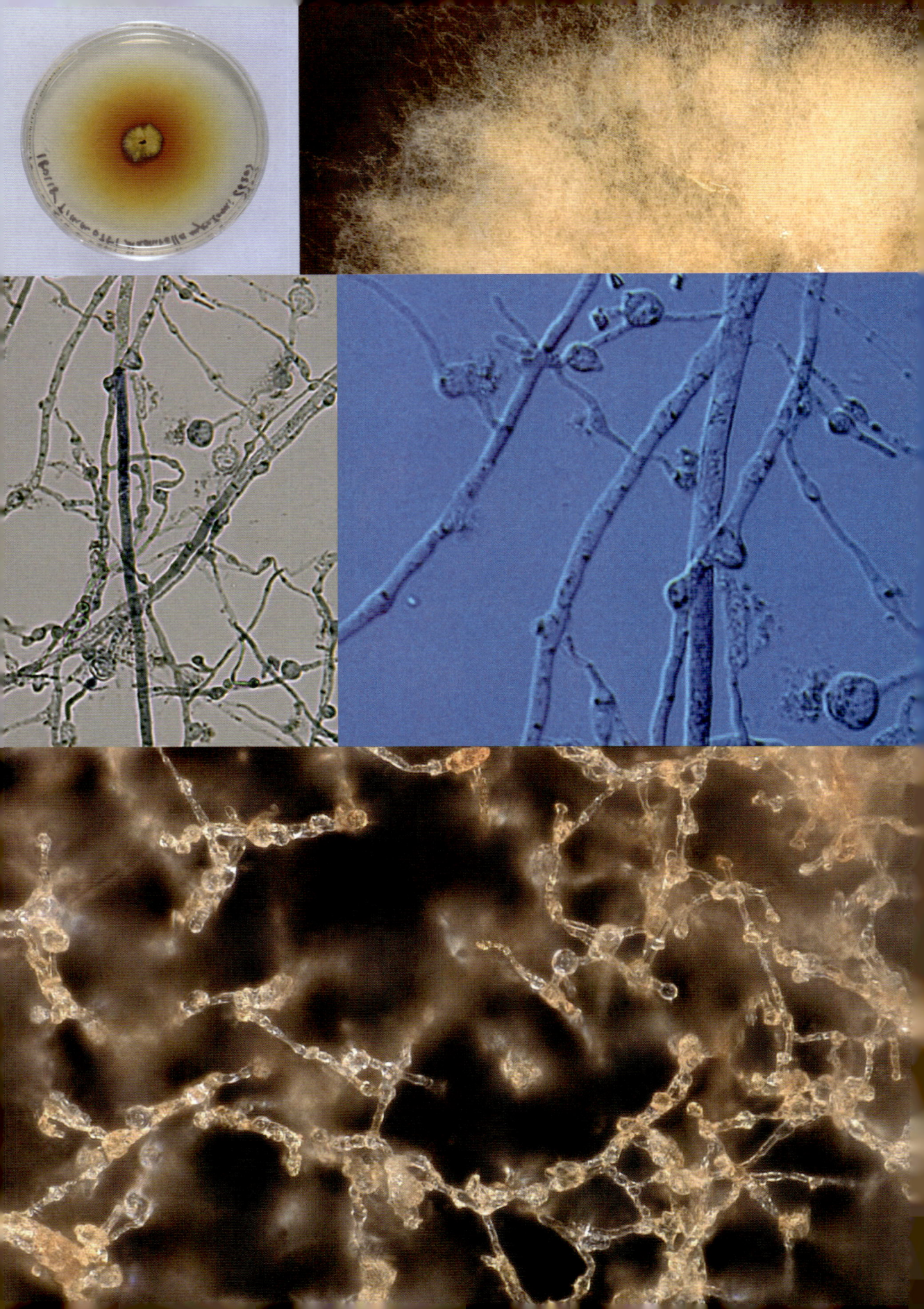

マズレラ・マイセトマチス
Madurella mycetomatis

真菌界 Fungi/二核菌類亜界 Dikarya/子嚢菌門 Ascomycota/チャワンタケ亜門 Pezizomycotina/
フンタマカビ綱 Sordariomycetes/フンタマカビ目 Sordariales

● 四肢の深部皮膚真菌症（菌腫）の原因菌

学名：*Madurella mycetomatis*（Laveran）Brumpt（1905）
学名語源：L：madura［マズラ足菌腫］＋-ella，mycetorma（菌種：ラテン語）
異名：なし
安全性：BSL-1
病原性：
・局所感染（深部皮膚真菌症，菌腫）
抗真菌薬感受性：アゾール系（ボリコナゾールおよびイトラコナゾール感受性，フルコナ
　ゾール耐性），ポリエン系（アムホテリシン B 感受性），アリルアミン系（テルブナフィ
　ン感受性）
微生物学的検査・補助診断法：臨床検体の直接顕微鏡検査，培養・同定（スライドカル
　チャーおよび遺伝子検査による）

❶	❷
❸	❹
❺	

❶ ポテトデキストロース寒天培地上巨大集落表面マクロ像（1）
❷ デジタル顕微鏡 20 倍像
❸ スライドカルチャー（ラクトフェノールコットンブルー染色）
　200 倍像（1）
❹ スライドカルチャー（ラクトフェノールコットンブルー染色）
　400 倍像（1）
❺ デジタル顕微鏡 1000 倍像

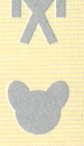

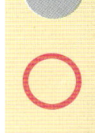

1
2
3

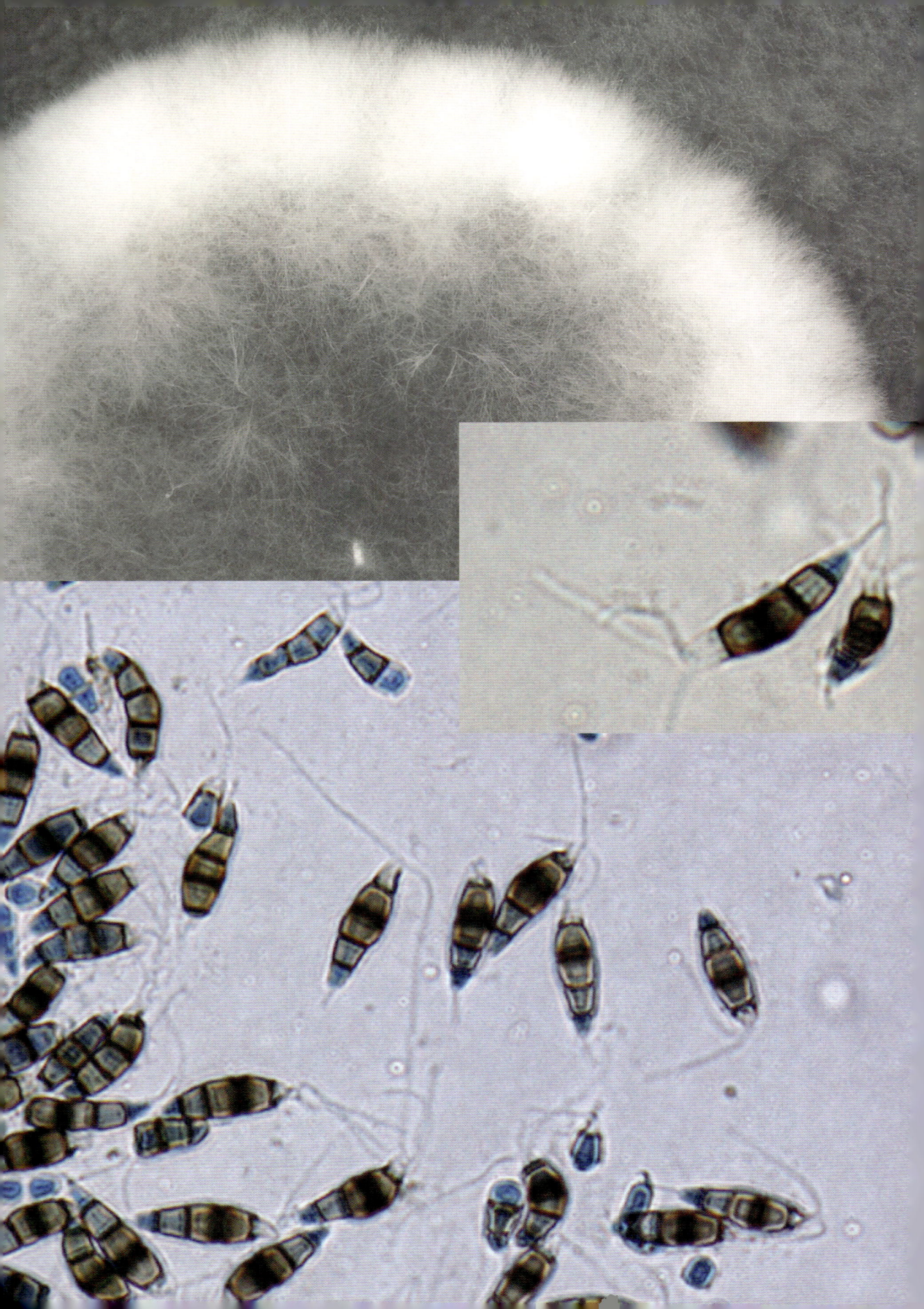

ネオペスタロチオプシス・クラビスポラ
Neopestalotiopsis clavispora

真菌界 Fungi/二核菌類亜界 Dikarya/子嚢菌門 Ascomycota/チャワンタケ亜門 Pezizomycotina/
フンタマカビ綱 Sordariomycetes/クロサイワイタケ目 Xylariales/アムフィスファエリア科 Amphisphaeriaceae

●通常無害な植物病原菌

学名：*Neopestalotiopsis clavispora*（G. F. Atk.）Maharachch., K. D. Hyde & Crous
（2014）

学名語源：G：neo［新］＋Pestalotia［属名］＋opsis［のようなもの］，Pestaloti（人名），
clavis（ブドウの蔓の巻髭：ラテン語）＋spora（胞子）

異名：*Pestalotiopsis clavispora*

安全性：BSL-1

病原性：

・局所感染（まれに角膜感染）

抗真菌薬感受性：充分な情報がない

微生物学的検査・補助診断法：臨床検体の直接顕微鏡検査，培養・同定（スライドカル
チャーおよび遺伝子検査による）

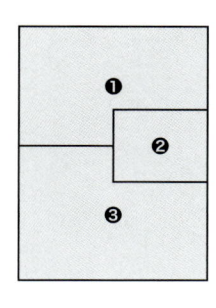

❶ デジタル顕微鏡 20 倍像
❷ ラクトフェノールコットンブルー染色像，400 倍
❸ ラクトフェノールコットンブルー染色像，400 倍

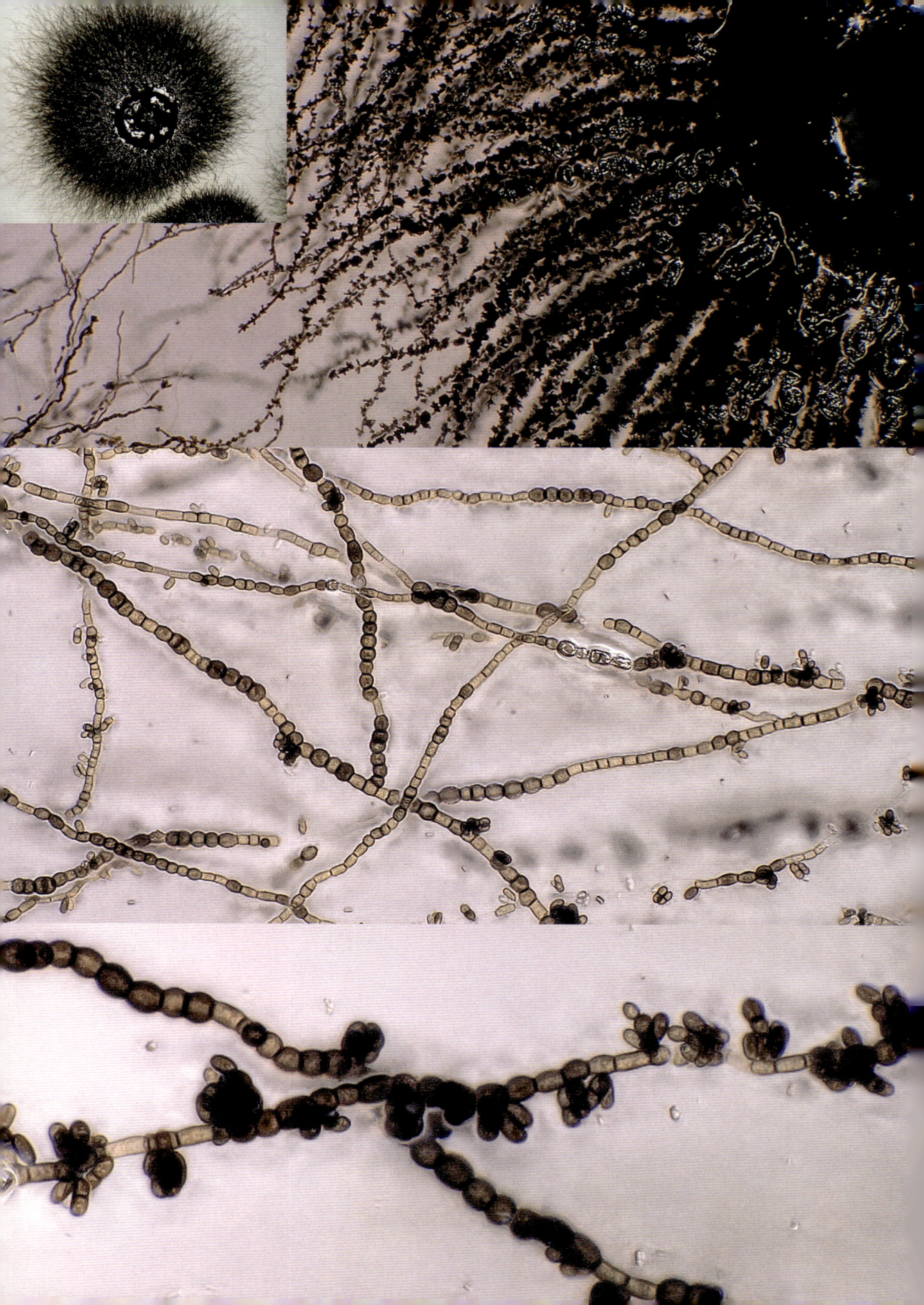

アウレオバシジウム・プルランス
Aureobasidium pullulans

- 家屋内の湿潤部に普通にみられる汚染菌
- 刺入などにより偶発的感染がみられる

学名：*Aureobasidium pullulans*（de Bary & Löwenthal）G. Arnaud（1918）

学名語源：L：aureus［金色］＋basidium［担子器］，pullulatus（黒ずんだ：ラテン語）

異名：*Aureobasidium pullulans* var. *aubasidani*

安全性：BSL-1

病原性：

- ・局所感染（爪，皮膚，角膜）

- ・きわめてまれに日和見全身感染

抗真菌薬感受性：アゾール系（ボリコナゾールおよびイトラコナゾール感受性），ポリエン系（アムホテリシン B 感受性）

微生物学的検査・補助診断法：臨床検体の直接顕微鏡検査，培養・同定（スライドカルチャーおよび遺伝子検査による）

❶ デジタル顕微鏡 20 倍像
❷ デジタル顕微鏡 100 倍像
❸ デジタル顕微鏡 500 倍像
❹ デジタル顕微鏡 1000 倍像

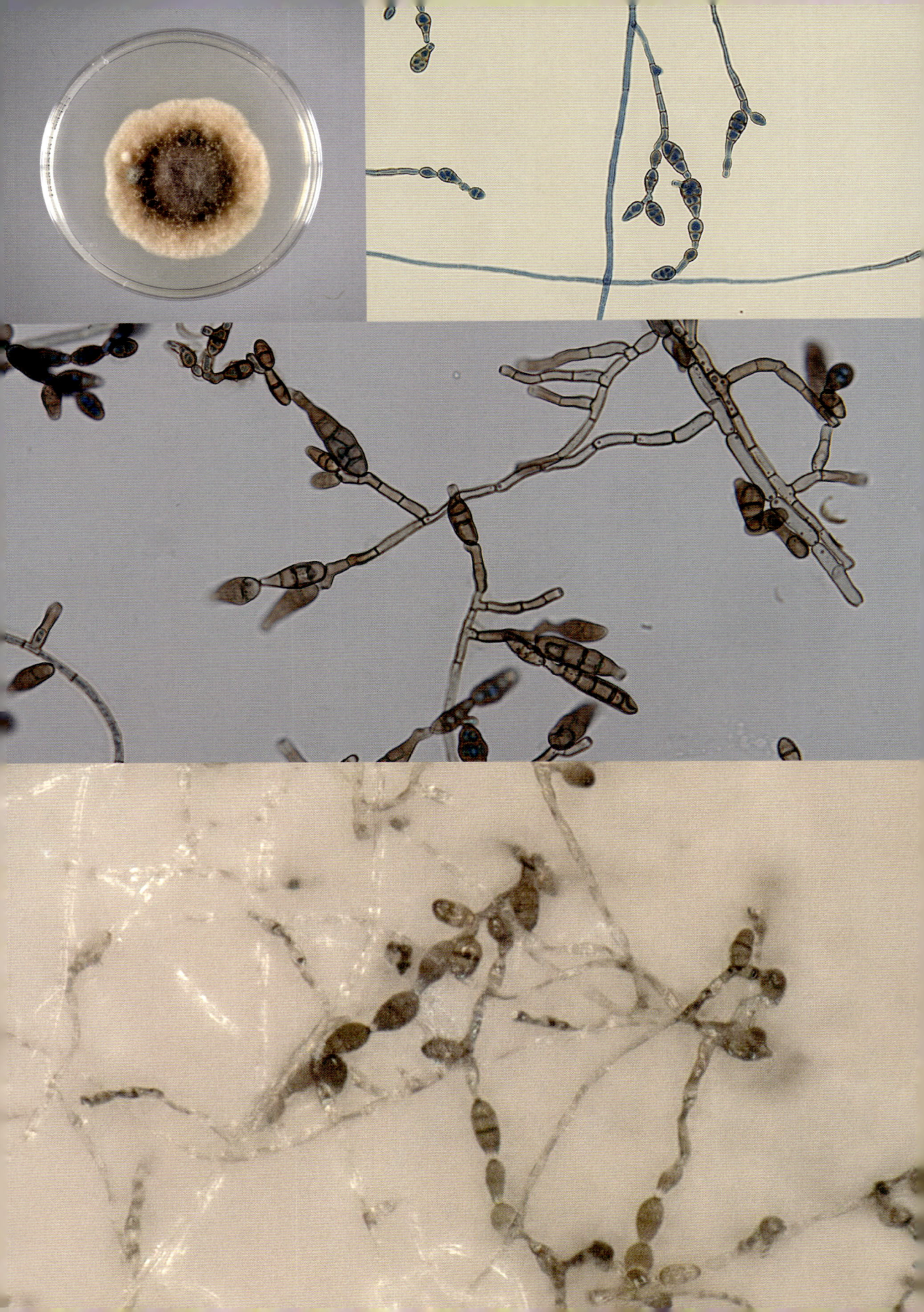

アルテルナリア・アルテルナータ
Alternaria alternata

真菌界 Fungi/二核菌類亜界 Dikarya/子嚢菌門 Ascomycota/チャワンタケ亜門 Pezizomycotina/
クロイボタケ綱 Dothideomycetes/プレオスポラ目 Pleosporales/プレオスポラ科 Pleosporaceae

- 土壌等の腐生菌
- 偶然の刺入によって皮膚角膜に感染
- 気管支喘息の悪化因子

学名：*Alternaria alternata*（Fr.）Keissl.（1912）
学名語源：L：alternus［互生の］＋-aria, alternatus（相互の：ラテン語）。原記載に詳細なし
異名：なし
安全性：BSL-1
病原性：
・局所感染（皮膚，角膜）
・アレルギー〔気管支喘息（雷雨後喘息）〕
抗真菌薬感受性：ポリエン系（アムホテリシン B 感受性）
微生物学的検査・補助診断法：臨床検体の直接顕微鏡検査，培養・同定（スライドカルチャーおよび遺伝子検査による）

❶ ポテトデキストロース寒天培地上巨大集落表面マクロ像（1）
❷ スライドカルチャー（ラクトフェノールコットンブルー染色）200 倍像（1）
❸ スライドカルチャー（ラクトフェノール無染色）400 倍像（5）
❹ デジタル顕微鏡 1000 倍像

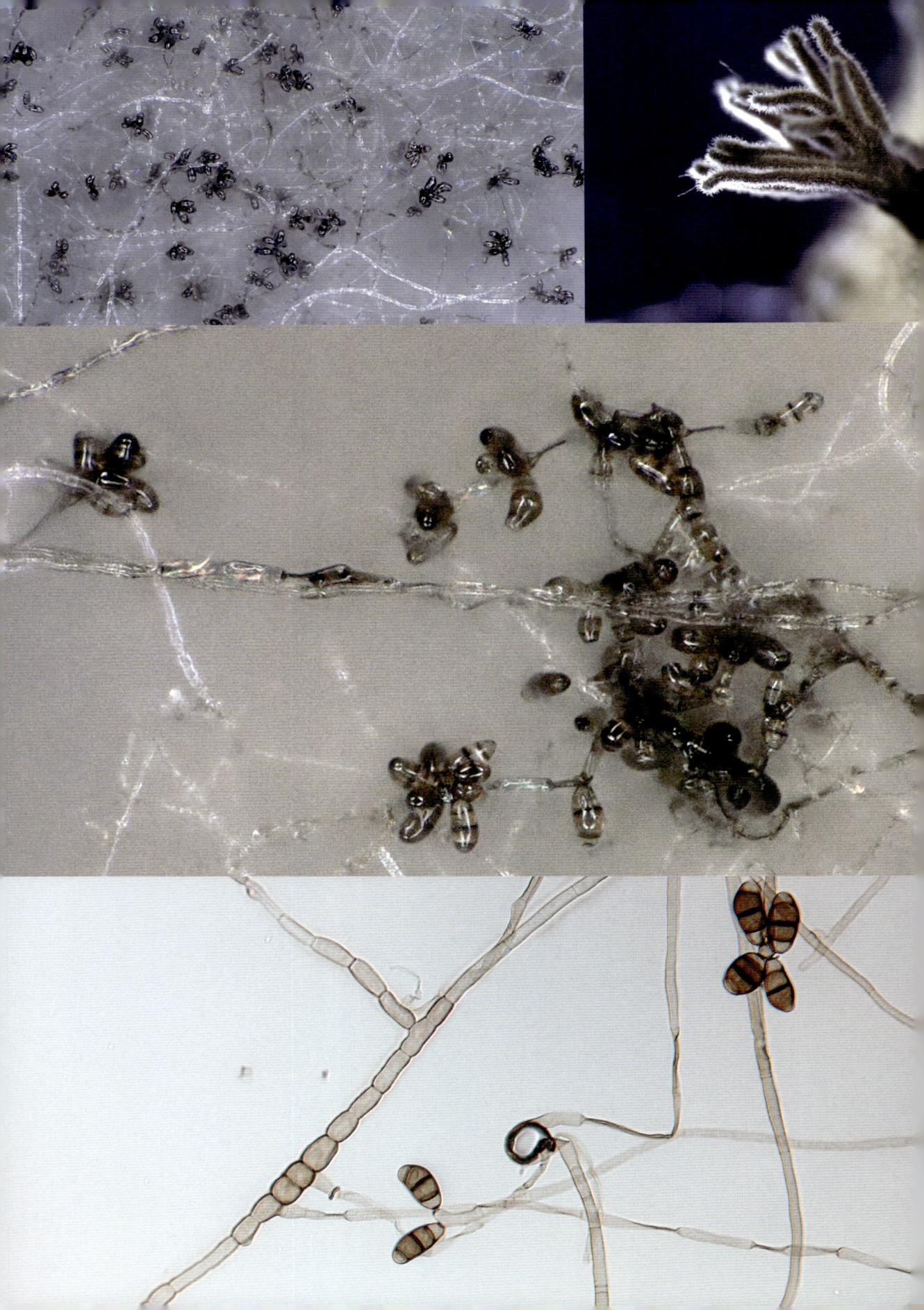

クルブラリア・ルナータ
Curvularia lunata

- 室内を含む環境真菌
- まれに感染の原因となる

学名：*Curvularia lunata*（Wakker）Boedijn（1933）

学名語源：L：curvulus［やや曲がる］＋-aria［所属，所有，関連を意味する接尾辞］，
　　　lunata：三日月型，子嚢が弯曲しているため

異名：なし

安全性：BSL-1

病原性：

・局所感染（副鼻腔，皮膚，爪）

・きわめてまれに日和見全身感染

抗真菌薬感受性：アゾール系（ボリコナゾールおよびイトラコナゾール感受性，フルコナ
　　　ゾール耐性），ポリエン系（アムホテリシン B 感受性）

微生物学的検査・補助診断法：臨床検体の直接顕微鏡検査，培養・同定（スライドカル
　　　チャーおよび遺伝子検査による）

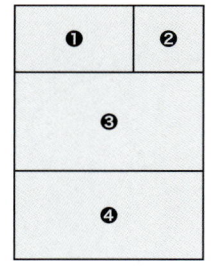

❶ デジタル顕微鏡 100 倍像
❷ 実体顕微鏡像（5）
❸ デジタル顕微鏡 500 倍像
❹ スライドカルチャー（ラクトフェノール無染色）400 倍像（5）

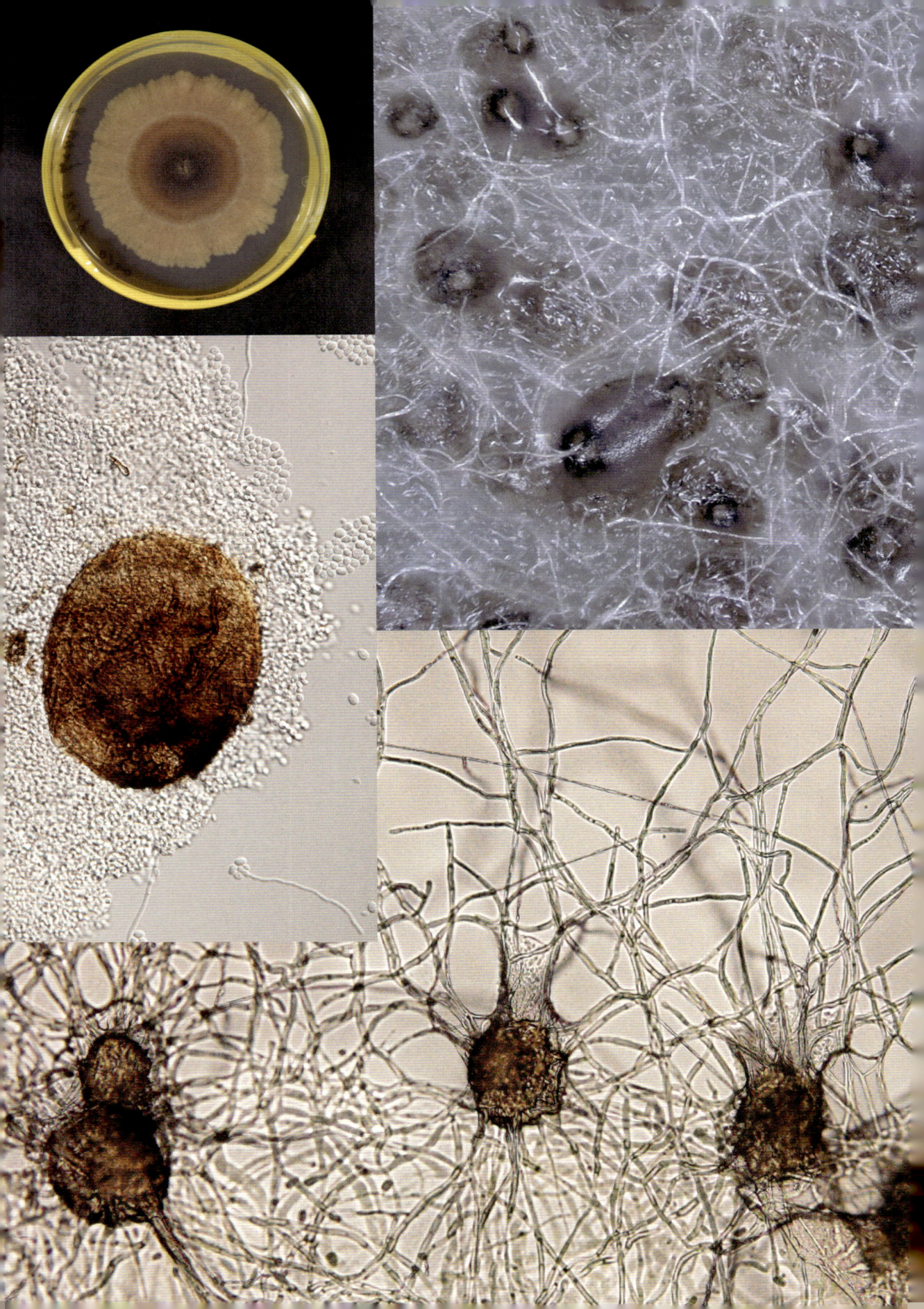

フォーマ・ハーバルム
Phoma herbarum

真菌界 Fungi/二核菌類亜界 Dikarya/子嚢菌門 Ascomycota/チャワンタケ亜門 Pezizomycotina/クロイボタケ綱 Dothideomycetes/プレオスポラ目 Pleosporales

- ●土壌，木材に通常みられる環境菌
- ●きわめてまれに感染の原因となる

学名：*Phoma herbarum* Westend.（1852）
学名語源：G：phyma［腫物］（?），herba（植物：ラテン語），*Melampyrum* 属等の植物遺体から分離
異名：*Phoma herbarum* var. *lactaria*
安全性：BSL-1
病原性：
・きわめて稀
　・局所感染（皮膚）
抗真菌薬感受性：充分な情報がない
微生物学的検査・補助診断法：臨床検体の直接顕微鏡検査，培養・同定（スライドカルチャーおよび遺伝子検査による）

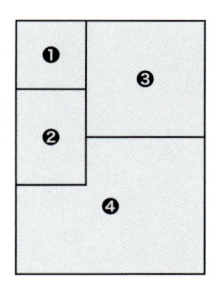

❶ ポテトデキストロース寒天培地上巨大集落表面マクロ像(1)

❷ 分生子殻ラクトフェノール無染色像(1)

❸ デジタル顕微鏡 100 倍分生子殻像

❹ スライドカルチャー（ラクトフェノール無染色）分生子殻像(1)

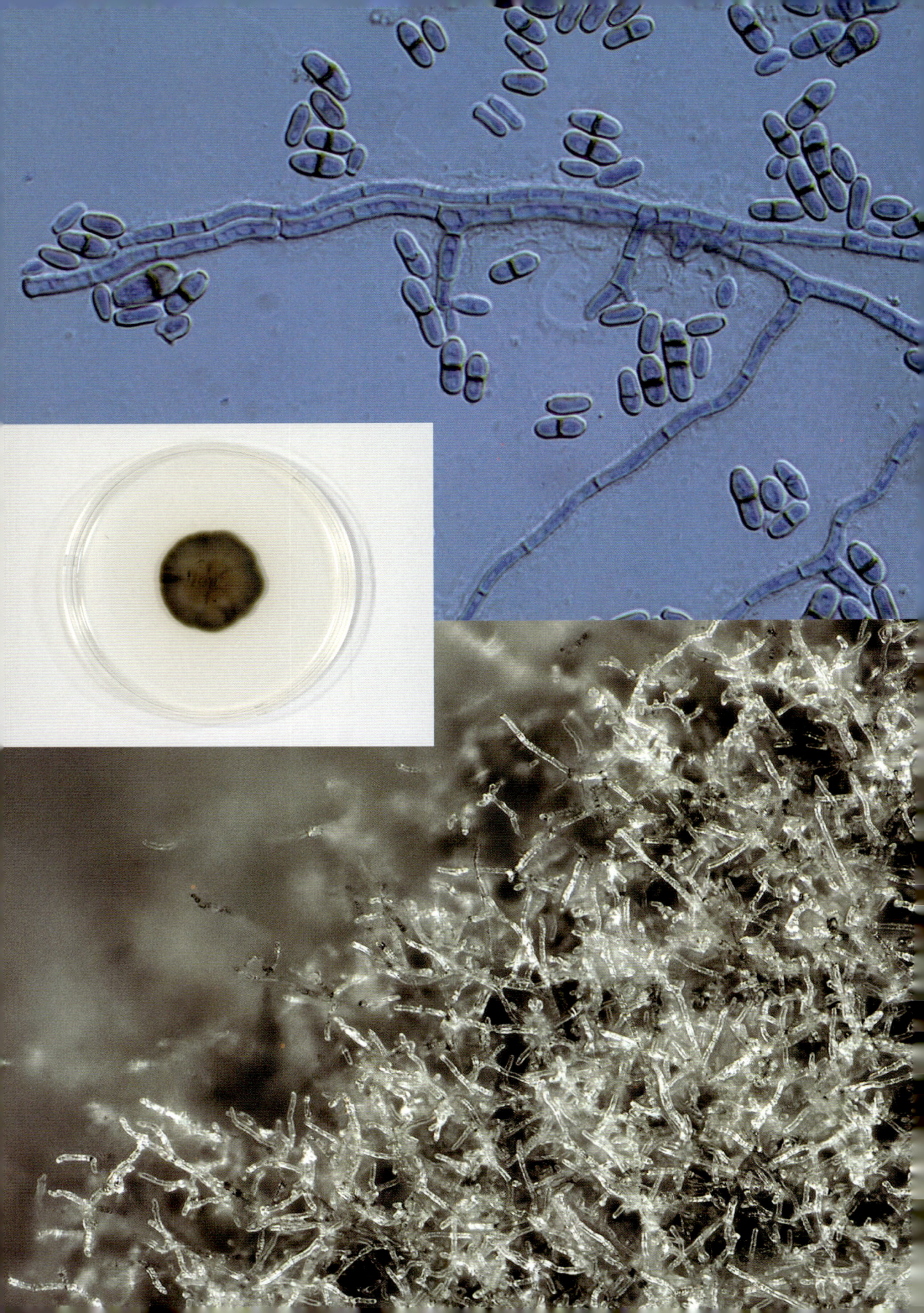

ホルタエア・ウエルネキイ
Hortaea werneckii

真菌界 Fungi/二核菌類亜界 Dikarya/子嚢菌門 Ascomycota/チャワンタケ亜門 Pezizomycotina/
クロイボタケ綱 Dothideomycetes/カプノディウム目 Capnodiales/テラトスファエリア科 Teratosphaeriaceae

● 熱帯から亜熱帯でみられる黒癬の原因菌
● 国内では関東以西でみられる

学名：*Hortaea werneckii*(Horta)Nishim. & Miyaji(1984)
学名語源：Horta（人名），Wernecki（人名）
異名：*Cladosporium werneckii*，*Exophiala werneckii*
安全性：BSL-1
病原性：
・局所感染(手掌：黒癬)
抗真菌薬感受性：アゾール系(ボリコナゾールおよびイトラコナゾール感受性，フルコナ
　　ゾール耐性)，ポリエン系(アムホテリシン B 感受性)，アリルアミン系(テルブナフィ
　　ン感受性)
微生物学的検査・補助診断法：臨床検体の直接顕微鏡検査，培養・同定(スライドカル
　　チャーおよび遺伝子検査による)

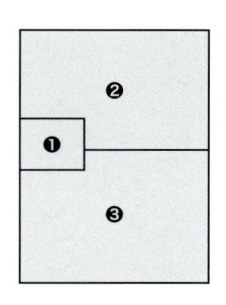

❶ ラクトフェノールコットンブルー染色像，400 倍(1)
❷ ポテトデキストロース寒天培地上巨大集落表面マクロ像
❸ デジタル顕微鏡 500 倍像

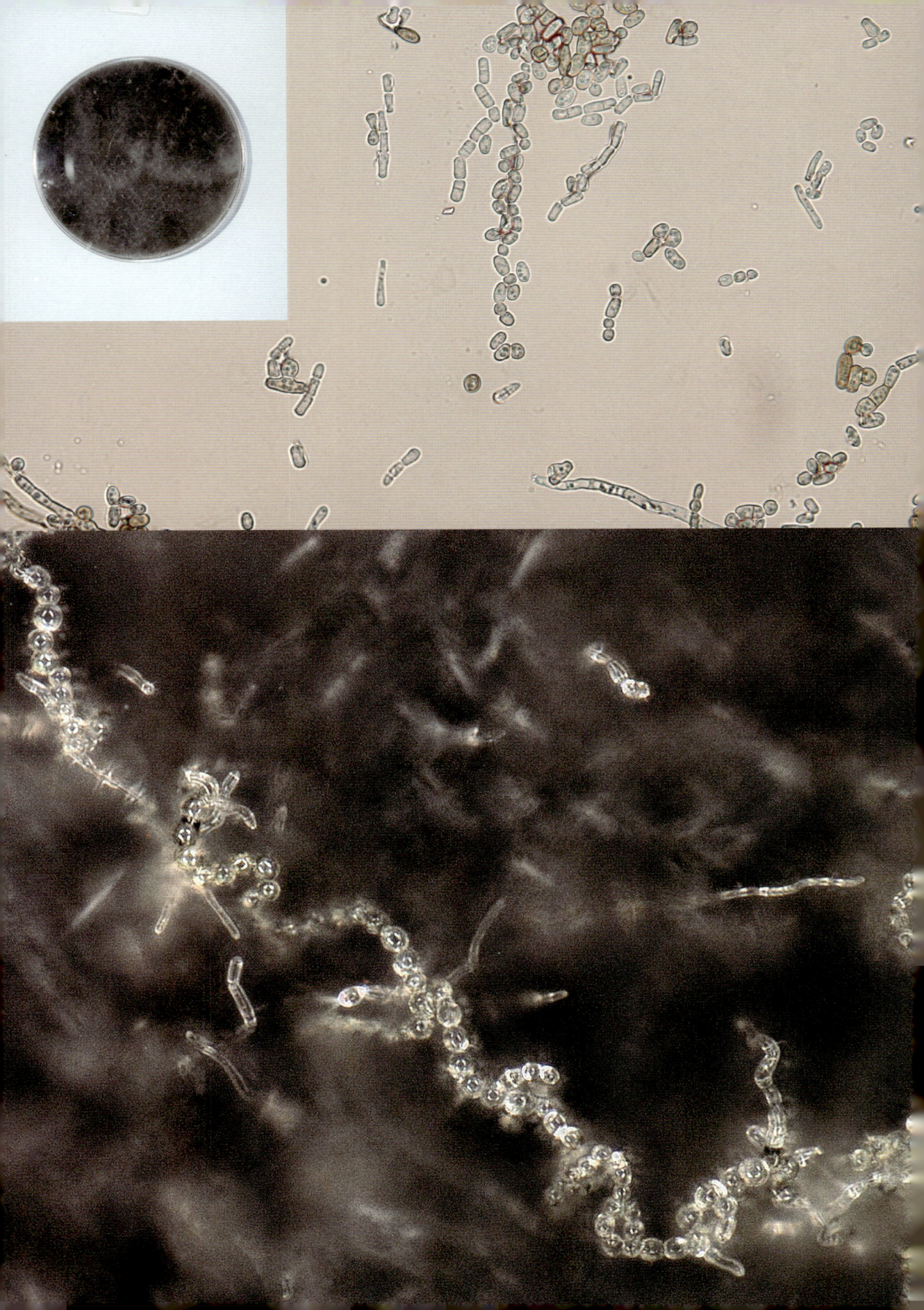

ネオスキタリジウム・ジミジアツム
Neoscytalidium dimidiatum

真菌界 Fungi/二核菌類亜界 Dikarya/子嚢菌門 Ascomycota/チャワンタケ亜門 Pezizomycotina/クロイボタケ綱 Dothideomycetes/ボトリオスフェリア目 Botryosphaeriales/ボトリオスフェリア科 Botryosphaeriaceae

● 広範囲の熱帯地域で頻繁に爪・皮膚感染症の原因となる

学名：*Neoscytalidium dimidiatum*（Penz.）Crous & Slippers（2006）

学名語源：G：neo［新］＋L：scytala［飛脚棒］＋-idium, dimidiatus（半分：ラテン語），胞子に隔壁があり，2分割されている

異名：*Scytalidium dimidiatum*，*Neoscytalidium hyalinum*，*Neoscytalidium dimidiatum* var. *hyalinum*

安全性：BSL-1

病原性：

・局所感染（爪，皮膚）

・まれに日和見全身感染

抗真菌薬感受性：アゾール系（ボリコナゾール感受性），ポリエン系（アムホテリシンB感受性），キャンディン（カスポファンギン感受性），アリルアミン系（テルブナフィン感受性）

微生物学的検査・補助診断法：臨床検体の直接顕微鏡検査，培養・同定（スライドカルチャーおよび遺伝子検査による）

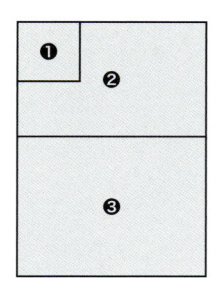

❶ ポテトデキストロース寒天培地上巨大集落表面マクロ像

❷ スライドカルチャー（ラクトフェノール無染色）400倍像（5）

❸ デジタル顕微鏡1000倍像

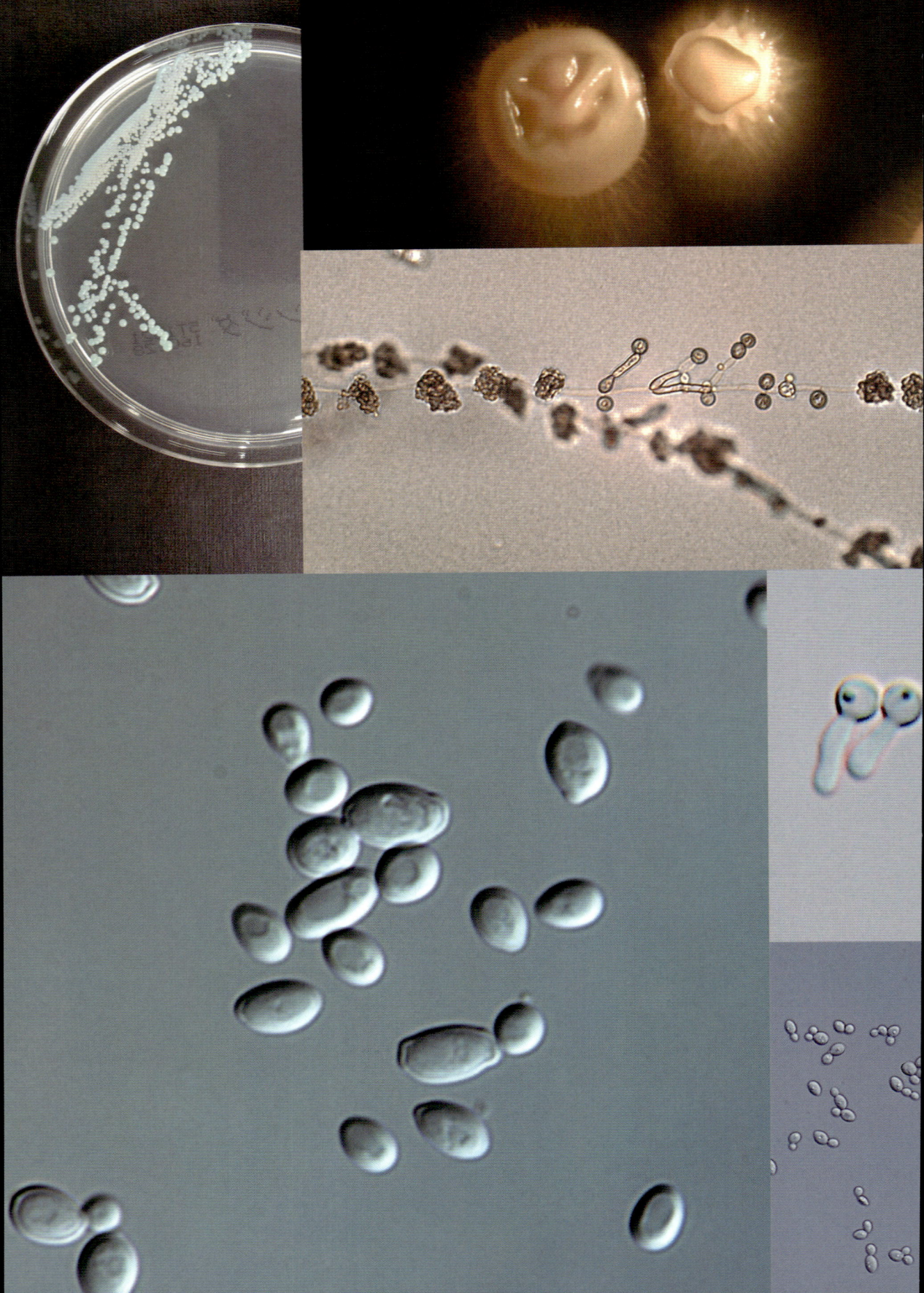

カンジダ・アルビカンス
Candida albicans

真菌界 Fungi/二核菌類亜界 Dikarya/子嚢菌門 Ascomycota/サッカロマイセス亜門 Saccharomycotina/
サッカロマイセス綱 Saccharomycetes/サッカロマイセス目 Saccharomycetales/
デバリオマイセス科 Debaryomycetaceae

● カンジダ属の中で最も病原性が高く，感染症例が多い
● 深在性真菌症の原因菌としてはおそらく最も多い

学名：*Candida albicans*（C. P. Robin）Berkhout（1923）
学名語源：L：candidum［白色］，L：albus［白］
異名：*Candida nouvelii*
安全性：BSL-2
病原性：
・日和見感染
  ・全身感染（消化器，血液，播種）
  ・局所感染（皮膚，爪，粘膜）
・毒素（カンジダトキシン candidatoxin）
抗真菌薬感受性：アゾール系（フルコナゾール，ボリコナゾールおよびイトラコナゾール感受性），ポリエン系（アムホテリシン B 感受性），キャンディン（ミカファンギンおよびカスポファンギン感受性）
微生物学的検査・補助診断法：臨床検体の直接顕微鏡検査，培養・同定（生化学的性状，MAIDI-TOF MS，および遺伝子検査による），血清診断（全身感染では，真菌症スクリーニング検査としての β-グルカン検出系，およびカンジダ特異検査としてのマンナン検出系）

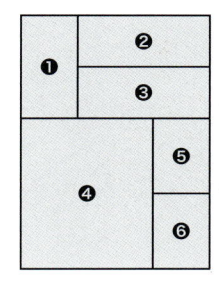

❶ CHROMagar™ Candida 培地上の呈色集落マクロ像
❷ サブローデキストロース寒天培地上集落表面実体顕微鏡像*1
❸ 仮性菌糸および厚膜分生子。カビ用顕微鏡 400 倍像*1, *2
❹ 酵母細胞の生物顕微鏡（ノマルスキー微分干渉）1000 倍像
❺ 発芽管の生物顕微鏡 400 倍像（12）*2
❻ 酵母細胞の生物顕微鏡 400 倍像（13）

---

*1 舘田一博，槇村浩一 他編著：新 微生物学, *Candida albicans*　A：コロニー，B：仮性菌糸と厚膜分正子(p147)，日本医事新報社，2016 年より許可を得て転載
*2 槇村浩一：真菌学各論. 標準微生物学 第 13 版，p308，図 25-17bc，医学書院，2018 より許可を得て転載

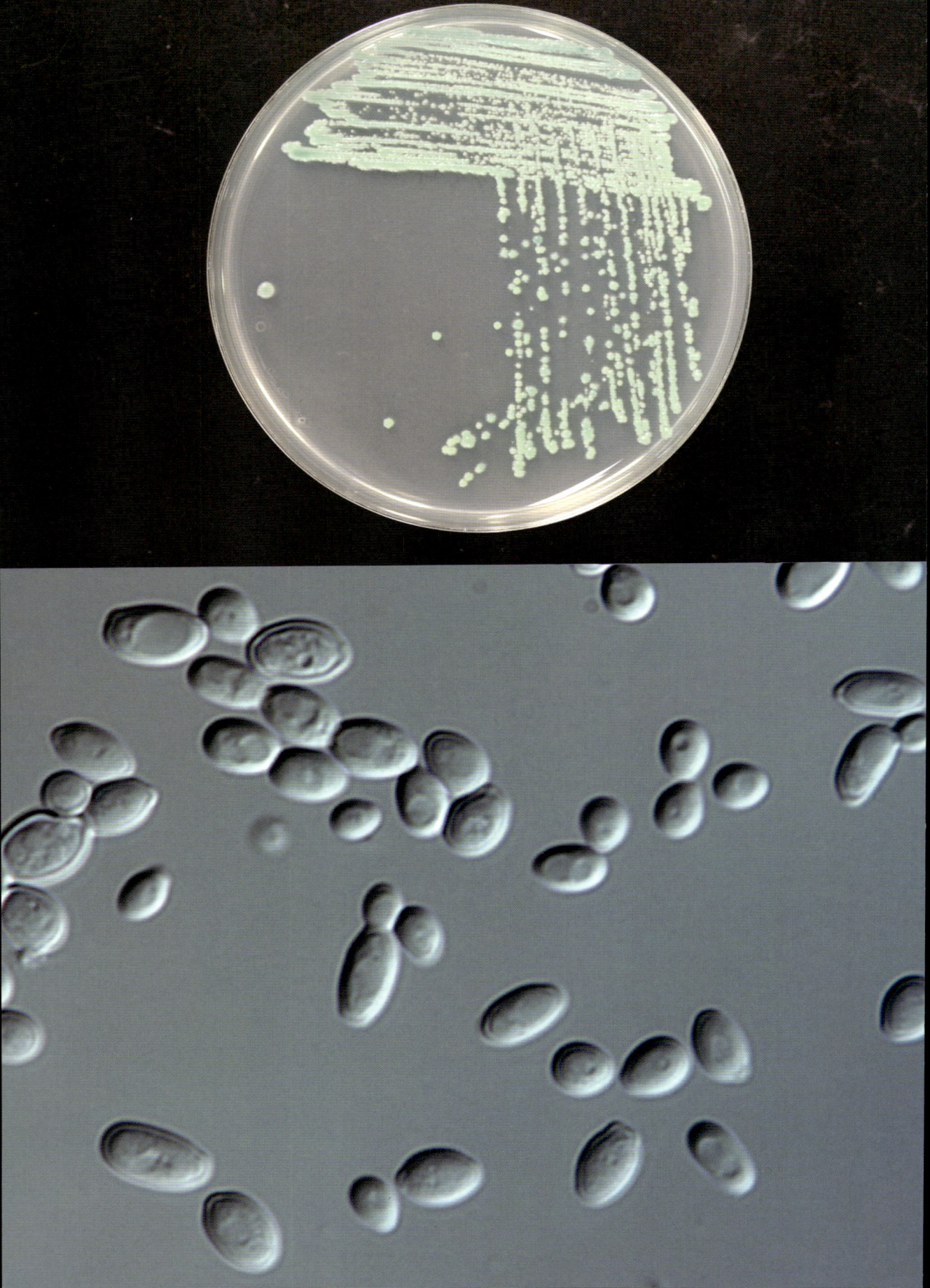

カンジダ・ドゥブリニエンシス
Candida dubliniensis

真菌界 Fungi／二核菌類亜界 Dikarya／子嚢菌門 Ascomycota／サッカロマイセス亜門 Saccharomycotina／サッカロマイセス綱 Saccharomycetes／サッカロマイセス目 Saccharomycetales／デバリオマイセス科 Debaryomycetaceae

- カンジダ・アルビカンスの隠蔽種（表現形質上識別が困難であったため同一視されていた）
- カンジダ・アルビカンスと比較して抗真菌薬感受性は低い傾向

学名：*Candida dubliniensis* D. J. Sullivan, Western., K. A. Haynes, Dés. E. Benn. & D. C. Coleman（1995）

学名語源：L：candidum［白色］，Dublin（地名：アイルランド）

異名：*Candida albicans*（カンジダ・アルビカンス）

安全性：BSL-1

病原性：

・日和見感染

　・全身感染（消化器，血液，播種）

　・局所感染（皮膚，爪，粘膜）

抗真菌薬感受性：アゾール系（ボリコナゾールおよびイトラコナゾール感受性，フルコナゾール低感受性），ポリエン系（アムホテリシン B 感受性），キャンディン（ミカファンギンおよびカスポファンギン感受性）

微生物学的検査・補助診断法：臨床検体の直接顕微鏡検査，培養・同定（生化学的性状，MAIDI-TOF MS，および遺伝子検査による），血清診断（全身感染では，真菌症スクリーニング検査としての β-グルカン検出系，およびカンジダ特異検査としてのマンナン検出系）

❶ CHROMagar™ Candida 培地上の呈色集落マクロ像
❷ 酵母細胞の生物顕微鏡（ノマルスキー微分干渉）1000 倍像

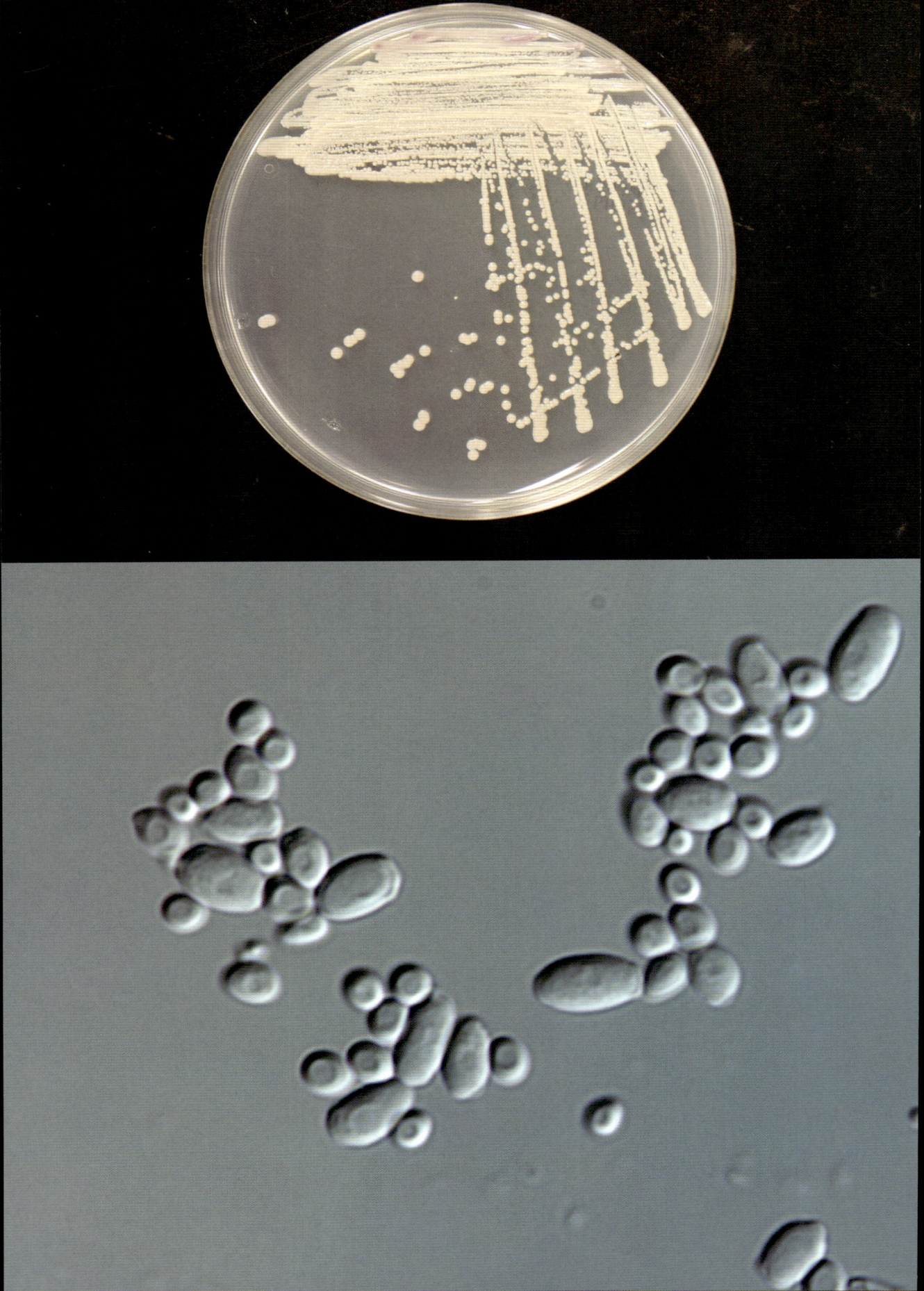

カンジダ・パラプシローシス
Candida parapsilosis

真菌界 Fungi/二核菌類亜界 Dikarya/子嚢菌門 Ascomycota/サッカロマイセス亜門 Saccharomycotina/サッカロマイセス綱 Saccharomycetes/サッカロマイセス目 Saccharomycetales/デバリオマイセス科 Debaryomycetaceae

●カンジダ・アルビカンスに次ぐカンジダ症の原因菌。分離頻度は上昇している

学名：*Candida parapsilosis*（Ashford）Langeron & Talice（1932）

学名語源：L：candidum［白色］, para-（〜のそばに：ギリシャ語）→*Monilia psilosis*の近縁種。記載時は *Monilia* 属

異名：*Candida osornensis*

安全性：BSL-1

病原性：

・日和見感染

　・全身感染（消化器，血液，播種）

　・局所感染（皮膚，爪，粘膜）

抗真菌薬感受性：アゾール系（フルコナゾール，ボリコナゾールおよびイトラコナゾール感受性），ポリエン系（アムホテリシン B 感受性），キャンディン（ミカファンギンおよびカスポファンギンに低感受性傾向）

微生物学的検査・補助診断法：臨床検体の直接顕微鏡検査，培養・同定（生化学的性状，MAIDI-TOF MS，および遺伝子検査による），血清診断（全身感染では，真菌症スクリーニング検査としての β-グルカン検出系，およびカンジダ特異検査としてのマンナン検出系）

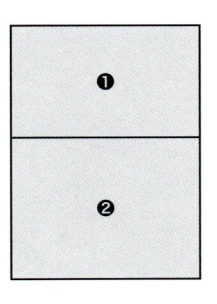

❶ CHROMagar™ Candida 培地上の呈色集落マクロ像

❷ 酵母細胞の生物顕微鏡（ノマルスキー微分干渉）1000 倍像

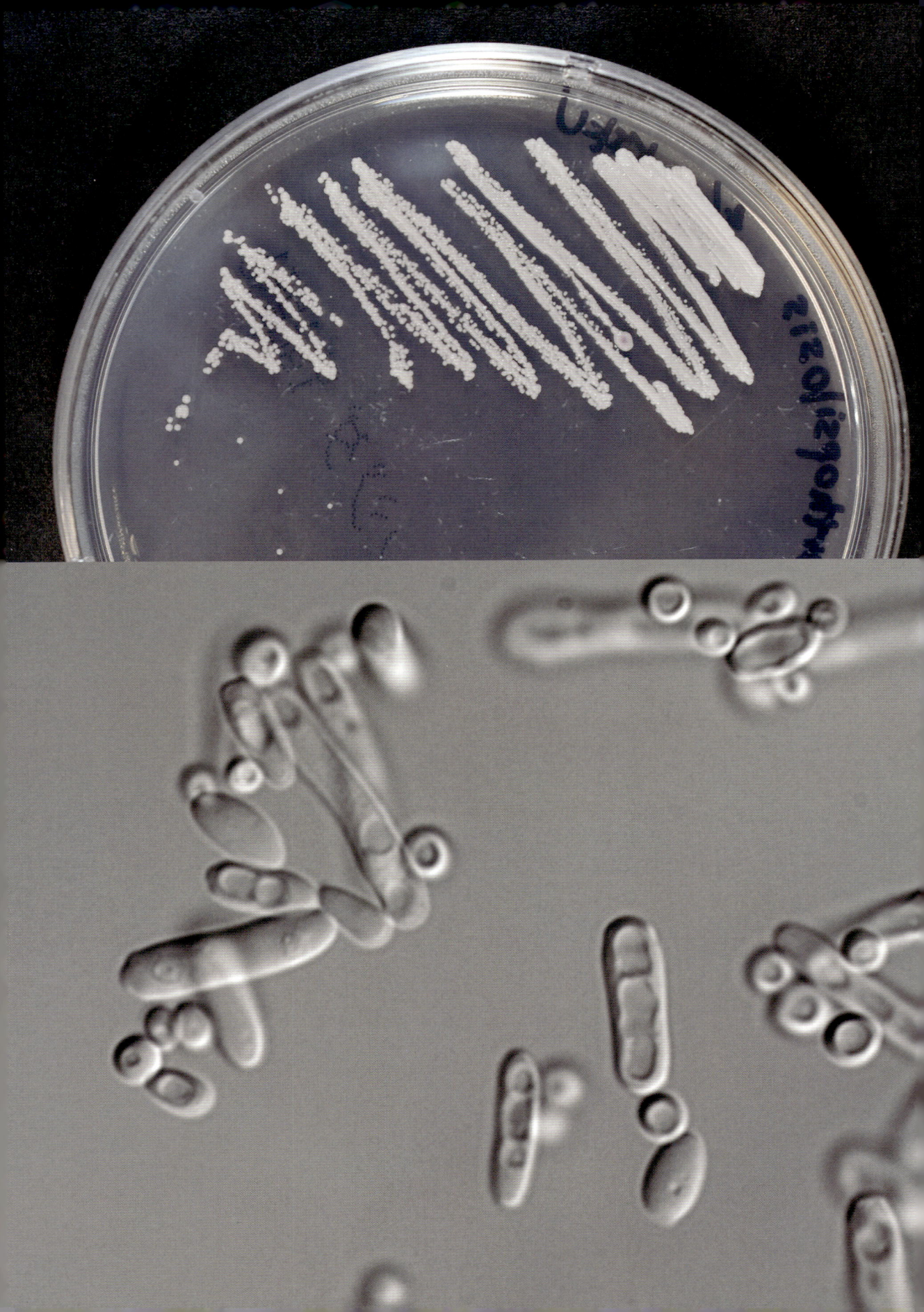

カンジダ・オルソプシローシス
Candida orthopsilosis

真菌界 Fungi/二核菌類亜界 Dikarya/子嚢菌門 Ascomycota/サッカロマイセス亜門 Saccharomycotina/サッカロマイセス綱 Saccharomycetes/サッカロマイセス目 Saccharomycetales/デバリオマイセス科 Debaryomycetaceae

●カンジダ・パラプシローシスの隠蔽種（表現形質上識別が困難であったため同一視されていた）

学名：*Candida orthopsilosis* Tavanti, A. Davidson, Gow, M. Maiden & Odds（2005）

学名語源：L：candidum［白色］, *orthopsilosis*（*C. parapsilosis* と *C. metapsilosis* に近縁。ラテン語化言語）

異名：*Candida parapsilosis*（カンジダ・パラプシローシス）

安全性：BSL-1

病原性：

・日和見感染

　・全身感染（消化器, 血液, 播種）

　・局所感染（皮膚, 爪, 粘膜）

抗真菌薬感受性：アゾール系（フルコナゾール, ボリコナゾールおよびイトラコナゾール感受性）, ポリエン系（アムホテリシン B 感受性）, キャンディン（ミカファンギンおよびカスポファンギン感受性）

微生物学的検査・補助診断法：臨床検体の直接顕微鏡検査, 培養・同定（生化学的性状, MAIDI-TOF MS, および遺伝子検査による）, 血清診断（全身感染では, 真菌症スクリーニング検査としての β-グルカン検出系, およびカンジダ特異検査としてのマンナン検出系）

❶ CHROMagar™ Candida 培地上の呈色集落マクロ像
❷ 酵母細胞の生物顕微鏡（ノマルスキー微分干渉）1000 倍像

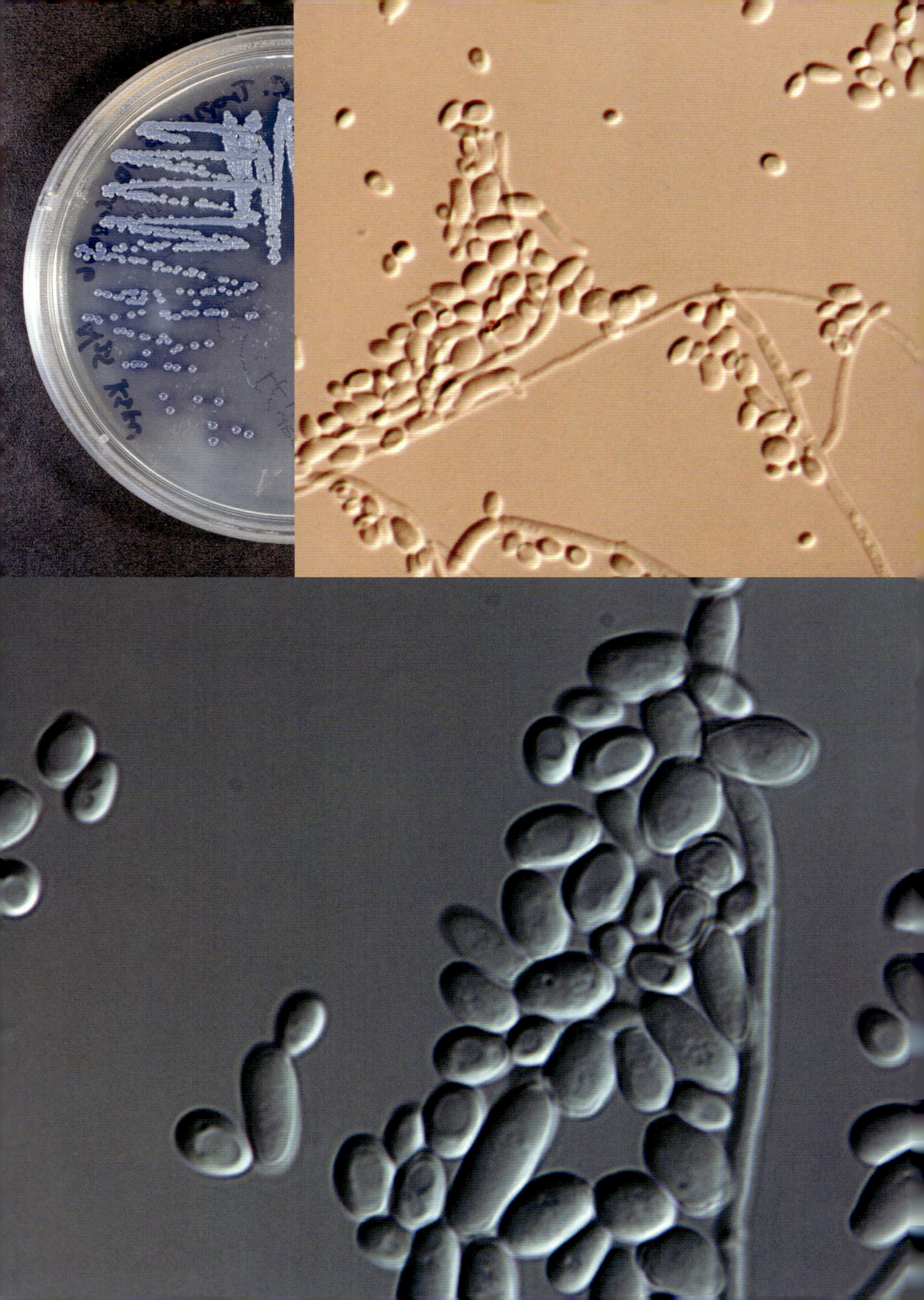

カンジダ・トロピカリス
Candida tropicalis

真菌界 Fungi/二核菌類亜界 Dikarya/子嚢菌門 Ascomycota/サッカロマイセス亜門 Saccharomycotina/
サッカロマイセス綱 Saccharomycetes/サッカロマイセス目 Saccharomycetales/
デバリオマイセス科 Debaryomycetaceae

●カンジダ・アルビカンスに次ぐカンジダ症の原因菌，分離頻度は上昇している

学名：*Candida tropicalis*（Castell.）Berkhout（1923）
学名語源：L：candidum［白色］，tropical（熱帯の：ラテン語），スリランカ Mahara 刑
　　務所の囚人から分離
異名：*Oidium tropicale*
安全性：BSL-1
病原性：
・日和見感染
　　・全身感染（消化器，血液，播種）
　　・局所感染（皮膚，爪，粘膜）
抗真菌薬感受性：アゾール系（ボリコナゾールおよびイトラコナゾール感受性，フルコナ
　　ゾール低感受性），ポリエン系（アムホテリシン B 感受性），キャンディン（ミカファン
　　ギンおよびカスポファンギン感受性）
微生物学的検査・補助診断法：臨床検体の直接顕微鏡検査，培養・同定（生化学的性状，
　　MAIDI-TOF MS，および遺伝子検査による），血清診断（全身感染では，真菌症スク
　　リーニング検査としての β-グルカン検出系，およびカンジダ特異検査としてのマンナ
　　ン検出系）

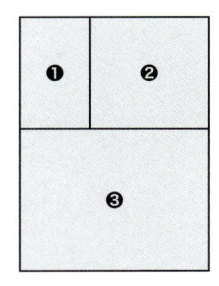

❶ CHROMagar™ Candida 培地上の呈色集落マクロ像
❷ 酵母細胞の生物顕微鏡（ノマルスキー微分干渉）400 倍像
❸ 酵母細胞の生物顕微鏡（ノマルスキー微分干渉）1000 倍像

1
2
3

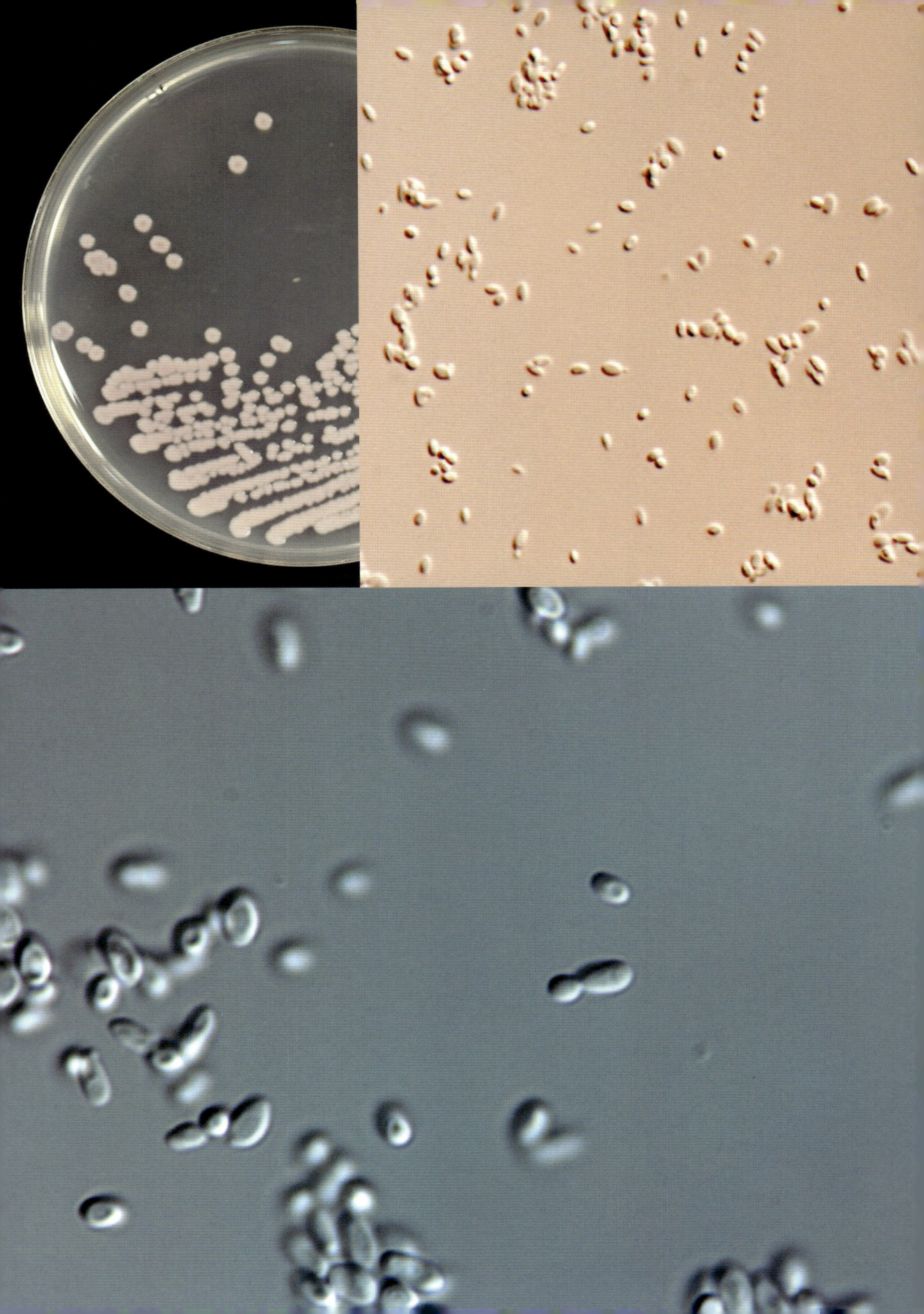

メイエロチィーマ・ギリエルモンディイ
Meyerozyma guilliermondii

真菌界 Fungi/二核菌類亜界 Dikarya/子嚢菌門 Ascomycota/サッカロマイセス亜門 Saccharomycotina/
サッカロマイセス綱 Saccharomycetes/サッカロマイセス目 Saccharomycetales/
デバリオマイセス科 Debaryomycetaceae

- 臨床的にカンジダ・ギリエルモンディイと呼ばれている
- 頻度は高くないが一定の割合で感染の原因となり，抗真菌薬感受性は比較的低い

学名：*Meyerozyma guilliermondii*（Wick.）Kurtzman & M. Suzuki（2010）

学名語源：Meyer（人名）＋zyma［酵母］，元々は「発酵」だったが，非発酵菌にも使われるようになり「酵母」になった。Guilliermond（人名）

異名：*Candida guilliermondii*（カンジダ・ギリエルモンディイ）

安全性：BSL-1

病原性：

- 日和見感染
  - 全身感染（消化器，血液，播種）
  - 局所感染（皮膚，爪，粘膜）

抗真菌薬感受性：アゾール系（ボリコナゾールおよびイトラコナゾール感受性，フルコナゾール低感受性），ポリエン系（アムホテリシン B 感受性），キャンディン（ミカファンギンおよびカスポファンギン感受性）

微生物学的検査・補助診断法：臨床検体の直接顕微鏡検査，培養・同定（生化学的性状，MAIDI-TOF MS，および遺伝子検査による），血清診断（全身感染では，真菌症スクリーニング検査としての β-グルカン検出系）

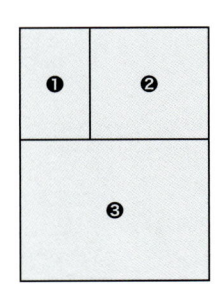

❶ CHROMagar™ Candida 培地上の呈色集落マクロ像
❷ 酵母細胞の生物顕微鏡（ノマルスキー微分干渉）400 倍像
❸ 酵母細胞の生物顕微鏡（ノマルスキー微分干渉）1000 倍像

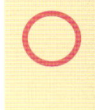

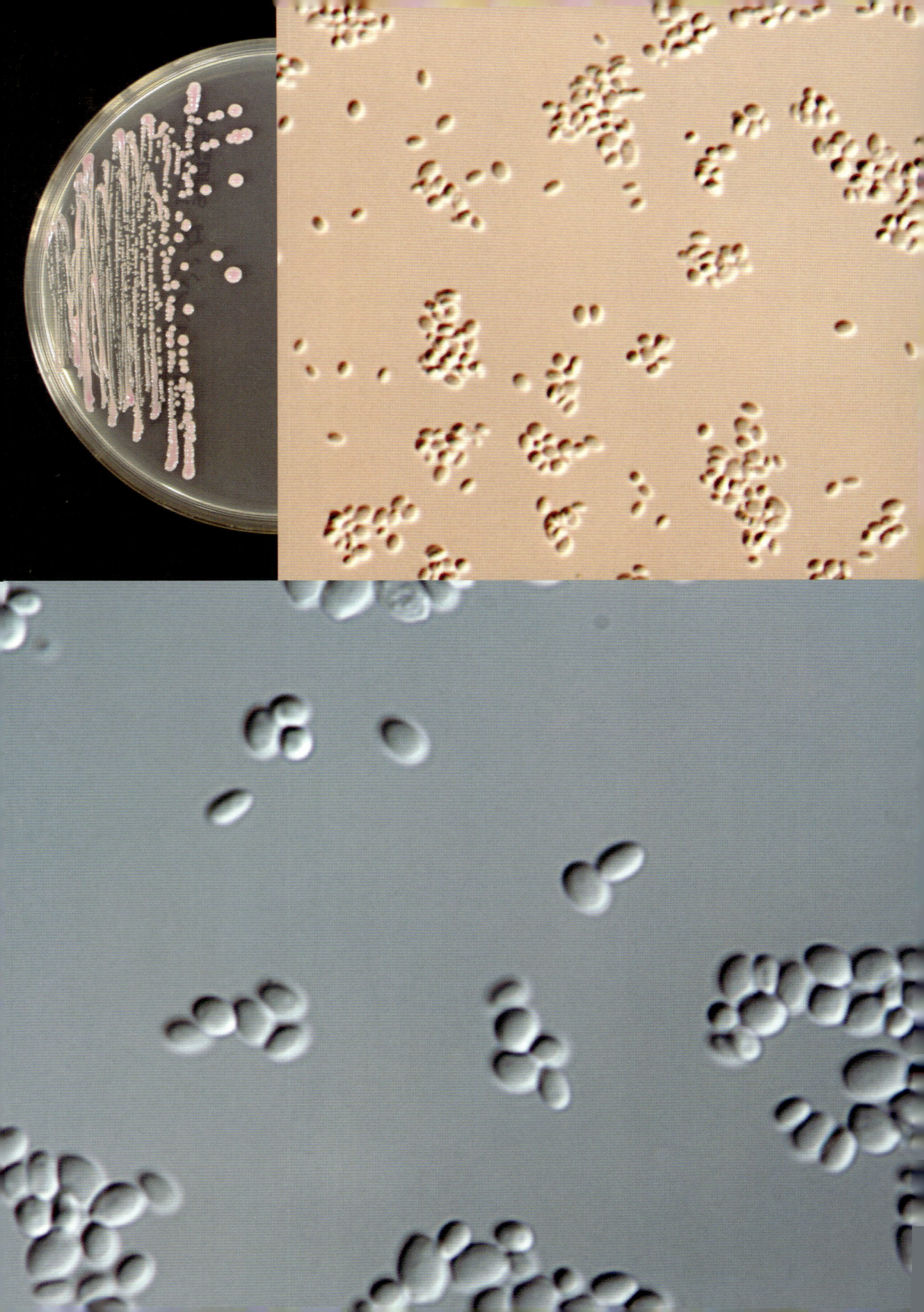

カンジダ・グラブラータ
Candida glabrata

真菌界 Fungi/二核菌類亜界 Dikarya/子嚢菌門 Ascomycota/サッカロマイセス亜門 Saccharomycotina/
サッカロマイセス綱 Saccharomycetes/サッカロマイセス目 Saccharomycetales/
サッカロマイセス科 Saccharomycetaceae

- カンジダ・アルビカンスに次ぐカンジダ症の原因菌，分離頻度は上昇している
- 仮性菌糸を形成しない

学名：*Candida glabrata*（H. W. Anderson）S. A. Mey. & Yarrow（1978）
学名語源：L：candidum［白色］，glabra（毛がない：ラテン語）→仮性菌糸や鞭毛がない
異名：*Torulopsis glabrata*
安全性：BSL-1
病原性：
- ・日和見感染
  - ・全身感染（消化器，血液，播種）
  - ・局所感染（皮膚，爪，粘膜）

抗真菌薬感受性：アゾール系（ボリコナゾール感受性，イトラコナゾール低感受性，フルコナゾール耐性），ポリエン系（アムホテリシン B 感受性），キャンディン（ミカファンギンおよびカスポファンギン感受性）

微生物学的検査・補助診断法：臨床検体の直接顕微鏡検査，培養・同定（生化学的性状，MAIDI-TOF MS，および遺伝子検査による），血清診断（全身感染では，真菌症スクリーニング検査としての *β*-グルカン検出系）

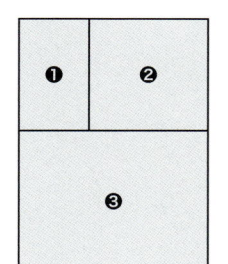

❶ CHROMagar™ Candida 培地上の呈色集落マクロ像
❷ 酵母細胞の生物顕微鏡（ノマルスキー微分干渉）400 倍像
❸ 酵母細胞の生物顕微鏡（ノマルスキー微分干渉）1000 倍像

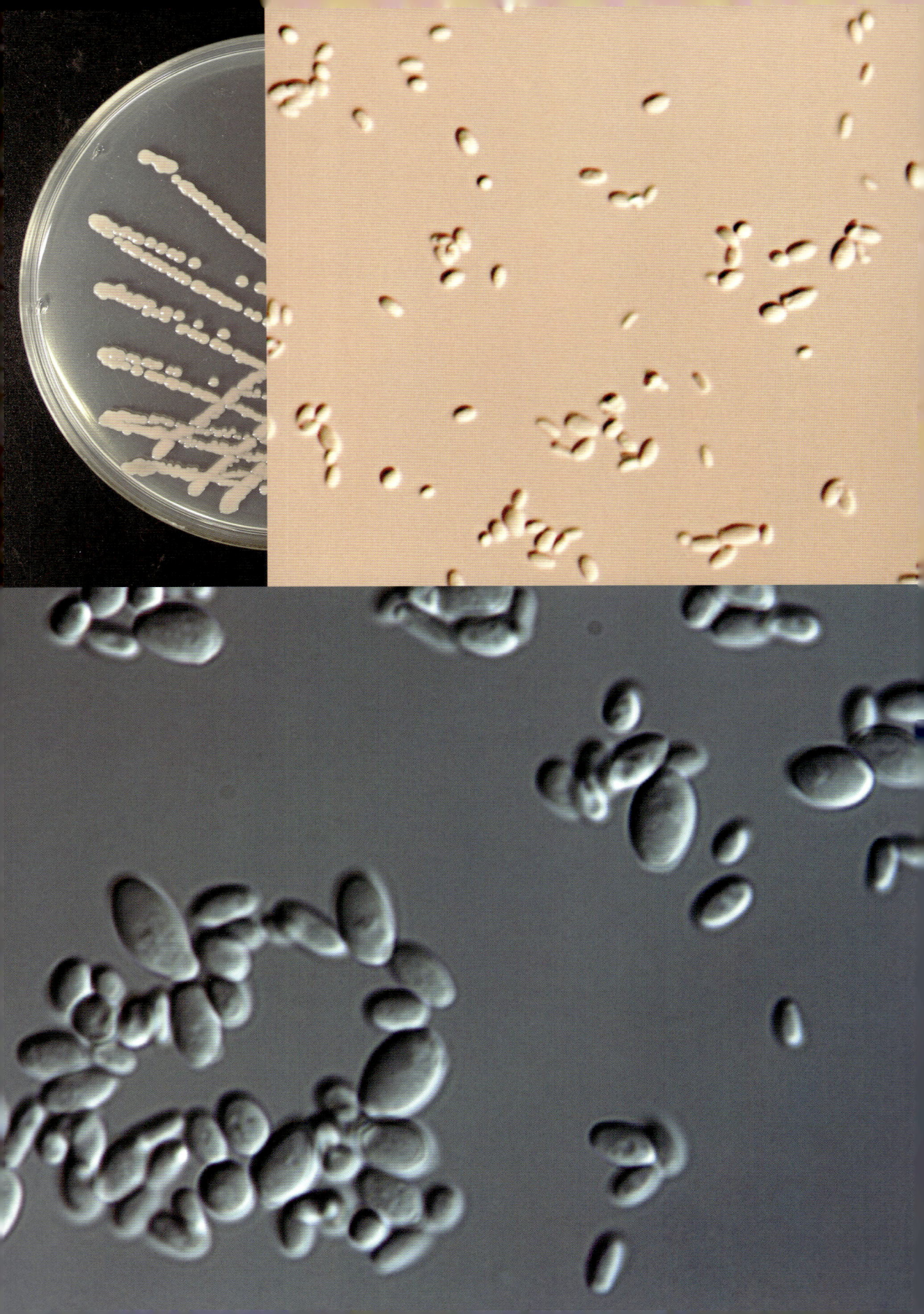

クルイベロマイセス・マルキシアヌス
Kluyveromyces marxianus

真菌界 Fungi/**二核菌類亜界** Dikarya/**子嚢菌門** Ascomycota/**サッカロマイセス亜門** Saccharomycotina/
サッカロマイセス綱 Saccharomycetes/**サッカロマイセス目** Saccharomycetales/
サッカロマイセス科 Saccharomycetaceae

- 臨床的にカンジダ・ケフィルと呼ばれている
- かつては一定の頻度でみられたが，最近はまれ。理由はわからない

学名：*Kluyveromyces marxianus*（E. C. Hansen）Van der Walt（1965）

学名語源：Kluyver（人名）＋mykes［菌］，Louis Marx（人名）

異名：*Candida kefyr*（カンジダ・ケフィル）

安全性：BSL-1

病原性：

- 日和見感染
  - 全身感染（消化器，血液，播種）
  - 局所感染（皮膚，爪，粘膜）

抗真菌薬感受性：アゾール系（フルコナゾール，ボリコナゾールおよびイトラコナゾール感受性），ポリエン系（アムホテリシン B 感受性），キャンディン（ミカファンギンおよびカスポファンギン感受性）

微生物学的検査・補助診断法：臨床検体の直接顕微鏡検査，培養・同定（生化学的性状，MAIDI-TOF MS，および遺伝子検査による），血清診断（全身感染では，真菌症スクリーニング検査としての β-グルカン検出系）

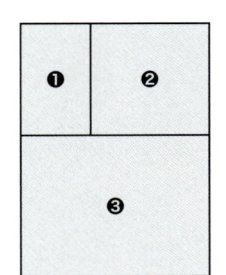

❶ CHROMagar™ Candida 培地上の呈色集落マクロ像
❷ 酵母細胞の生物顕微鏡（ノマルスキー微分干渉）400 倍像
❸ 酵母細胞の生物顕微鏡（ノマルスキー微分干渉）1000 倍像

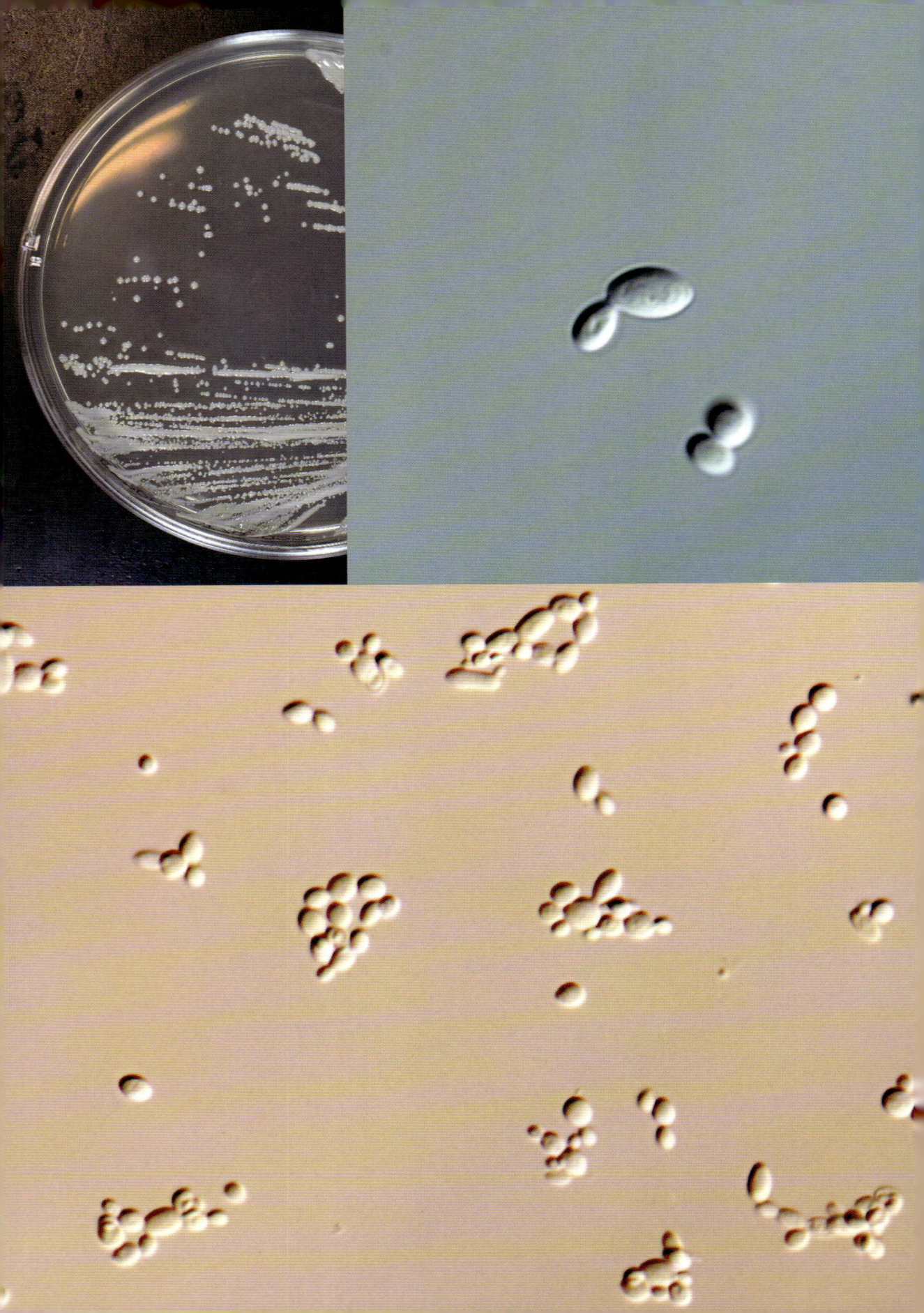

サッカロマイセス・セレビシエ
Saccharomyces cerevisiae

真菌界 Fungi/**二核菌類亜界** Dikarya/**子嚢菌門** Ascomycota/**サッカロマイセス亜門** Saccharomycotina/
サッカロマイセス綱 Saccharomycetes/**サッカロマイセス目** Saccharomycetales/
サッカロマイセス科 Saccharomycetaceae

- いわずとしれたパン酵母，ワイン酵母，ビール酵母，清酒酵母であり，米国 FDA は安全食品認定をしている
- 免疫抑制患者に対しては，日和見真菌症として表在性および深在性感染を生じる。健常人では問題にならない

学名：*Saccharomyces cerevisiae*(Desm.)Meyen(1838)

学名語源：G：sakcharon[砂糖]＋mykes[菌]，cerevisia(ビール：ラテン語)

異名：なし

安全性：BSL-1

病原性：

・日和見感染

　・全身感染(消化器，血液，播種)

　・局所感染(皮膚，爪，粘膜)

抗真菌薬感受性：アゾール系(ボリコナゾールおよびイトラコナゾール感受性，フルコナゾール低感受性)，ポリエン系(アムホテリシン B 感受性)，キャンディン(ミカファンギンおよびカスポファンギン感受性)

微生物学的検査・補助診断法：臨床検体の直接顕微鏡検査，培養・同定(生化学的性状，MAIDI-TOF MS，および遺伝子検査による)，血清診断(全身感染では，真菌症スクリーニング検査としての β-グルカン検出系)

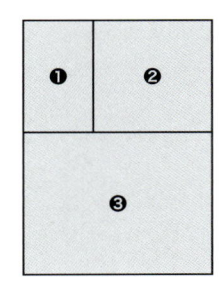

❶ CHROMagar™ Candida 培地上の呈色集落マクロ像

❷ 酵母細胞の生物顕微鏡(ノマルスキー微分干渉)1000 倍像

❸ 酵母細胞の生物顕微鏡(ノマルスキー微分干渉)400 倍像

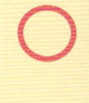

1
2
3

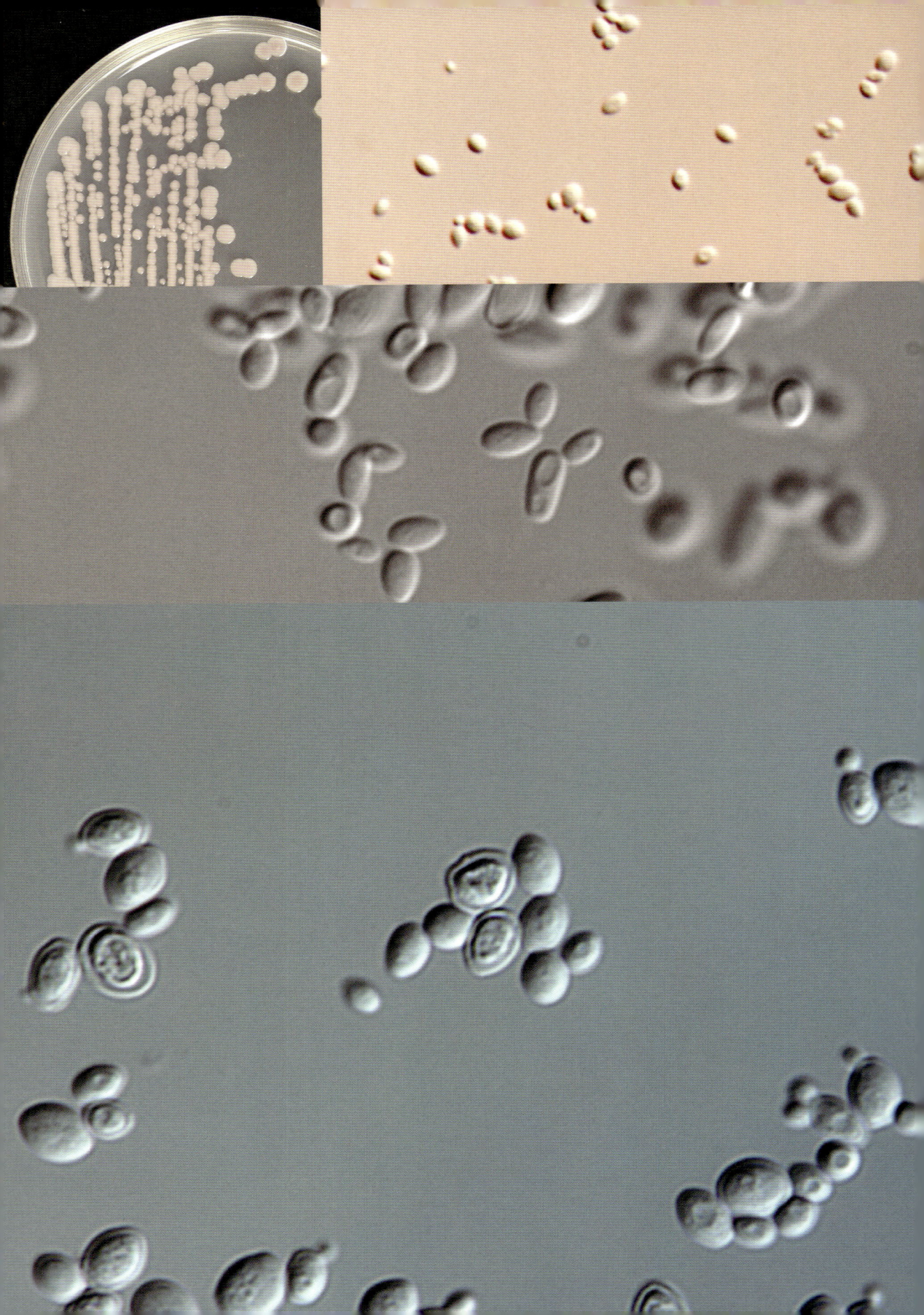

クラビスポラ・ルシタニエ
Clavispora lusitaniae

真菌界 Fungi/二核菌類亜界 Dikarya/子嚢菌門 Ascomycota/サッカロマイセス亜門 Saccharomycotina/サッカロマイセス綱 Saccharomycetes/サッカロマイセス目 Saccharomycetales/メチニコビア科 Metschnikowiaceae

● 臨床的にカンジダ・ルシタニエと呼ばれている
● 頻度は高くないが一定の割合で感染の原因となり，抗真菌薬感受性は比較的低い

学名：*Clavispora lusitaniae* Rodr. Mir.（1979）

学名語源：L：clava［棍棒］＋spora［胞子］，Lusitania（地名：ポルトガルのラテン語名）

異名：*Candida lusitaniae*（カンジダ・ルシタニエ）

安全性：BSL-1

病原性：

・日和見感染

　・全身感染（消化器，血液，播種）

　・局所感染（皮膚，爪，粘膜）

抗真菌薬感受性：アゾール系（ボリコナゾールおよびイトラコナゾール感受性，フルコナゾール低感受性），ポリエン系（アムホテリシン B 感受性，まれに低感受性），キャンディン（ミカファンギンおよびカスポファンギン感受性），アリルアミン系（テルブナフィン感受性）

微生物学的検査・補助診断法：臨床検体の直接顕微鏡検査，培養・同定（生化学的性状，MAIDI-TOF MS，および遺伝子検査による），血清診断（全身感染では，真菌症スクリーニング検査としての *β*-グルカン検出系）

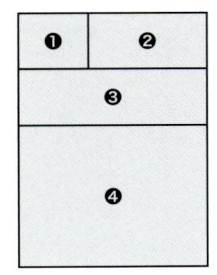

❶ CHROMagar™ Candida 培地上の呈色集落マクロ像
❷ 酵母細胞の生物顕微鏡（ノマルスキー微分干渉）400 倍像
❸ 酵母細胞の生物顕微鏡（ノマルスキー微分干渉）1000 倍像
❹ 酵母細胞の生物顕微鏡（ノマルスキー微分干渉）1000 倍像

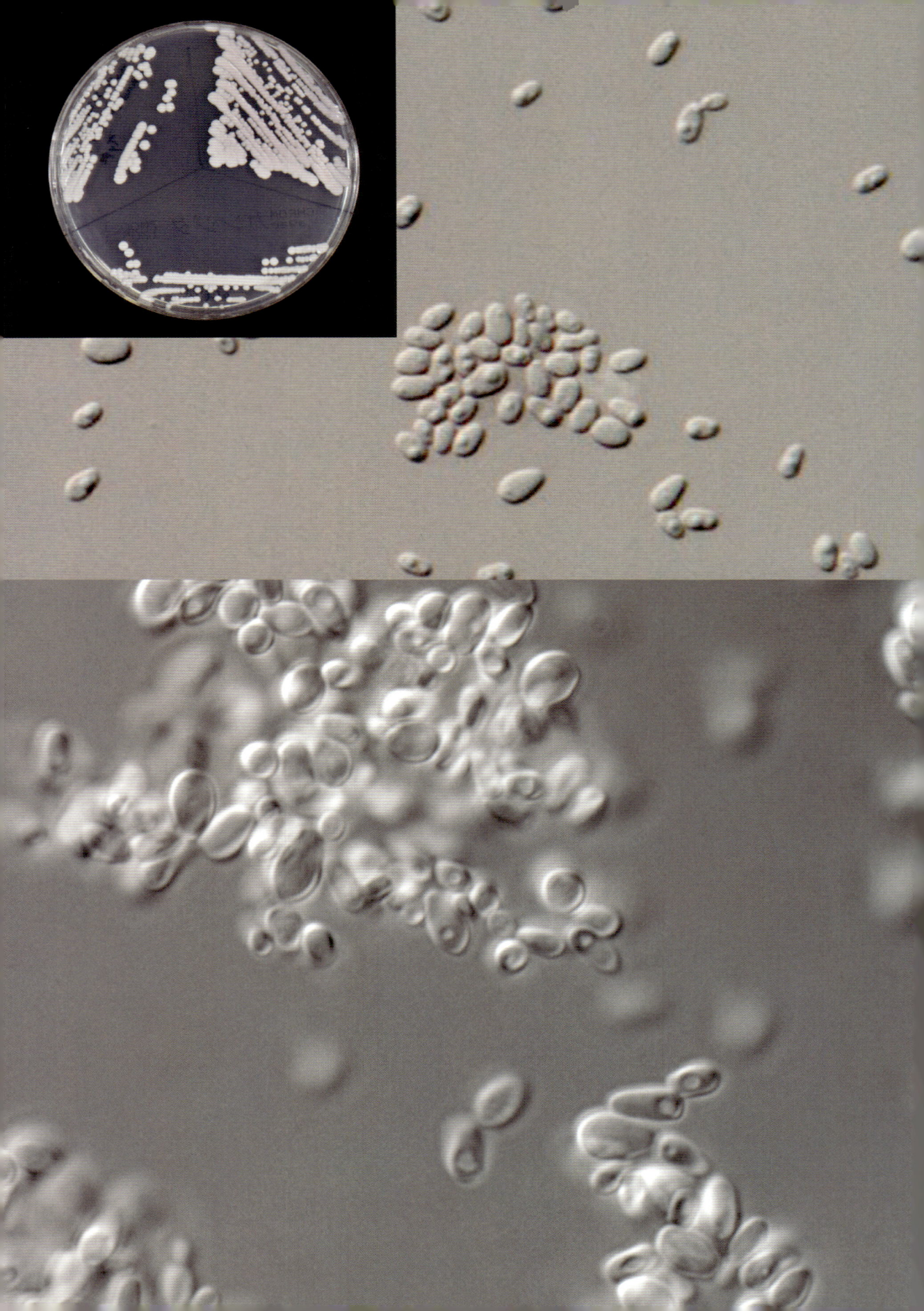

カンジダ・アウリス
Candida auris

真菌界 Fungi/**二核菌類亜界** Dikarya/**子嚢菌門** Ascomycota/**サッカロマイセス亜門** Saccharomycotina/
サッカロマイセス綱 Saccharomycetes/**サッカロマイセス目** Saccharomycetales/
メチニコビア科 Metschnikowiaceae

● 我が国で発見された世界初のパンデミック真菌
● 致命率が高く多剤耐性

学名：*Candida auris* Satoh & Makimura（2009）
学名語源：L：candidum［白色］，auris（耳：ラテン語），外耳道から分離されたため
異名：なし
安全性：BSL-1
病原性：
・日和見感染
　・全身感染（消化器，血液，播種）
　・局所感染（皮膚，爪，粘膜）
抗真菌薬感受性：90％の株はフルコナゾール耐性，50％以上は多剤耐性，4％はいかなる
　抗真菌薬にも感受性を示さない
微生物学的検査・補助診断法：臨床検体の直接顕微鏡検査，培養・同定（生化学的性状，
　MAIDI-TOF MS，および遺伝子検査による），血清診断（全身感染では，真菌症スク
　リーニング検査としての*β*-グルカン検出系）

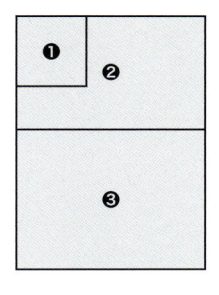

❶ CHROMagar^TM Candida 培地上の呈色集落マクロ像（11）
❷ 酵母細胞の生物顕微鏡（ノマルスキー微分干渉）400 倍像
❸ 酵母細胞の生物顕微鏡（ノマルスキー微分干渉）1000 倍像

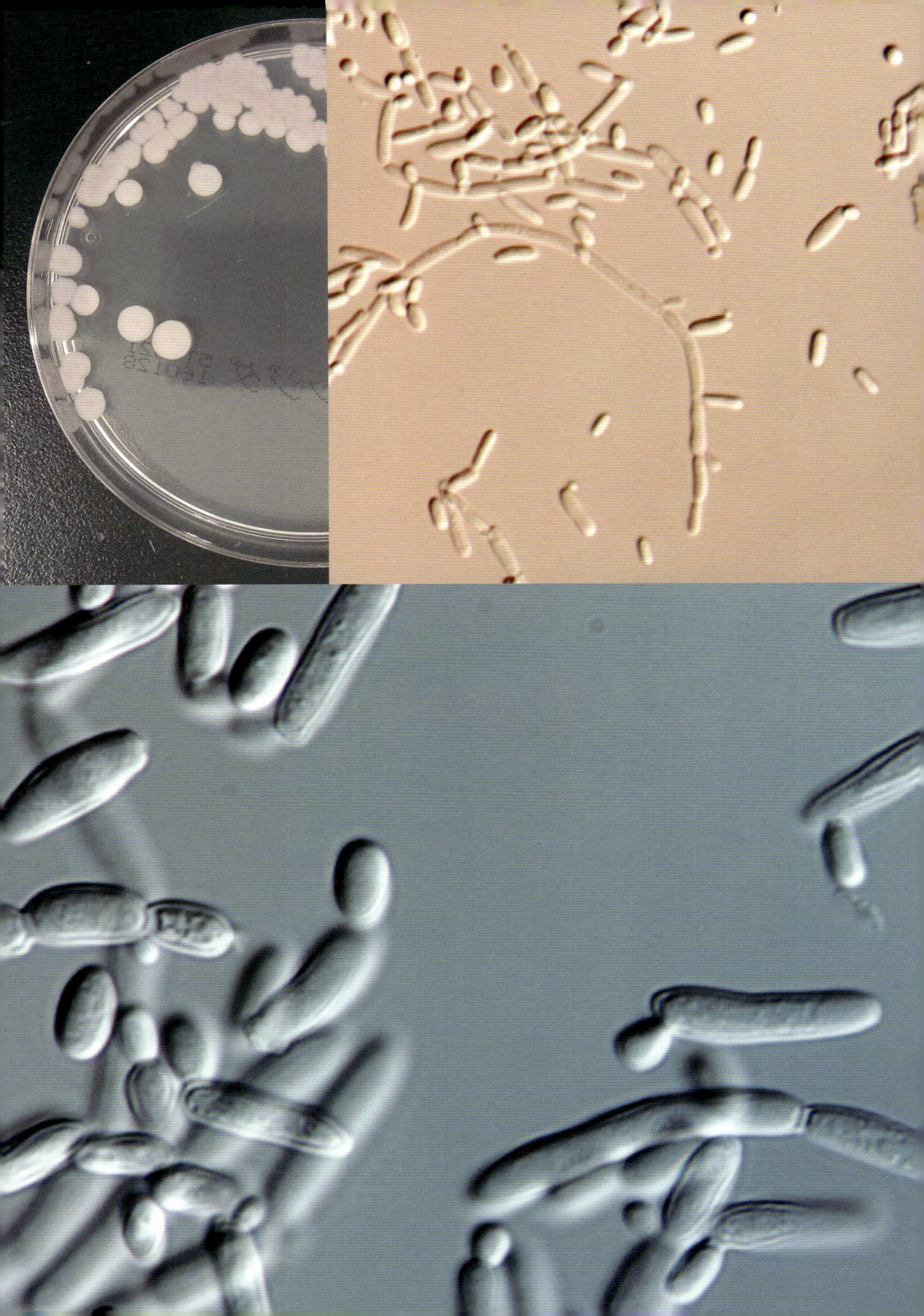

ピキア・クドリアブゼビイ
Pichia kudriavzevii

真菌界 Fungi/二核菌類亜界 Dikarya/子囊菌門 Ascomycota/サッカロマイセス亜門 Saccharomycotina/
サッカロマイセス綱 Saccharomycetes/サッカロマイセス目 Saccharomycetales/ピキア科 Pichiaceae

- ●臨床的にカンジダ・クルーセイと呼ばれる
- ●頻度は高くないが一定の割合で感染の原因となり，抗真菌薬感受性は比較的低い

学名：*Pichia kudriavzevii* Boidin，Pignal & Besson（1966）
学名語源：Pichi（人名），Kudriavzev（人名）
異名：*Issatchenkia orientalis*，*Candida krusei*（カンジダ・クルーセイ）
安全性：BSL-1
病原性：
・日和見感染
　・全身感染（消化器，血液，播種）
　・局所感染（皮膚，爪，粘膜）
抗真菌薬感受性：アゾール系（ボリコナゾール感受性，イトラコナゾール低感受性，フルコ
　　ナゾール耐性），ポリエン系（アムホテリシン B やや低感受性），キャンディン（カスポ
　　ファンギン感受性）
微生物学的検査・補助診断法：臨床検体の直接顕微鏡検査，培養・同定（生化学的性状，
　　MAIDI-TOF MS，および遺伝子検査による），血清診断（全身感染では，真菌症スク
　　リーニング検査としての β-グルカン検出系）

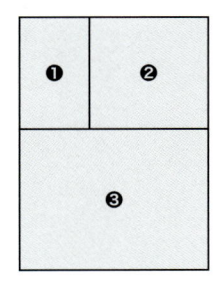

❶ CHROMagar™ Candida 培地上の呈色集落マクロ像（1）
❷ 酵母細胞の生物顕微鏡（ノマルスキー微分干渉）400 倍像
❸ 酵母細胞の生物顕微鏡（ノマルスキー微分干渉）1000 倍像

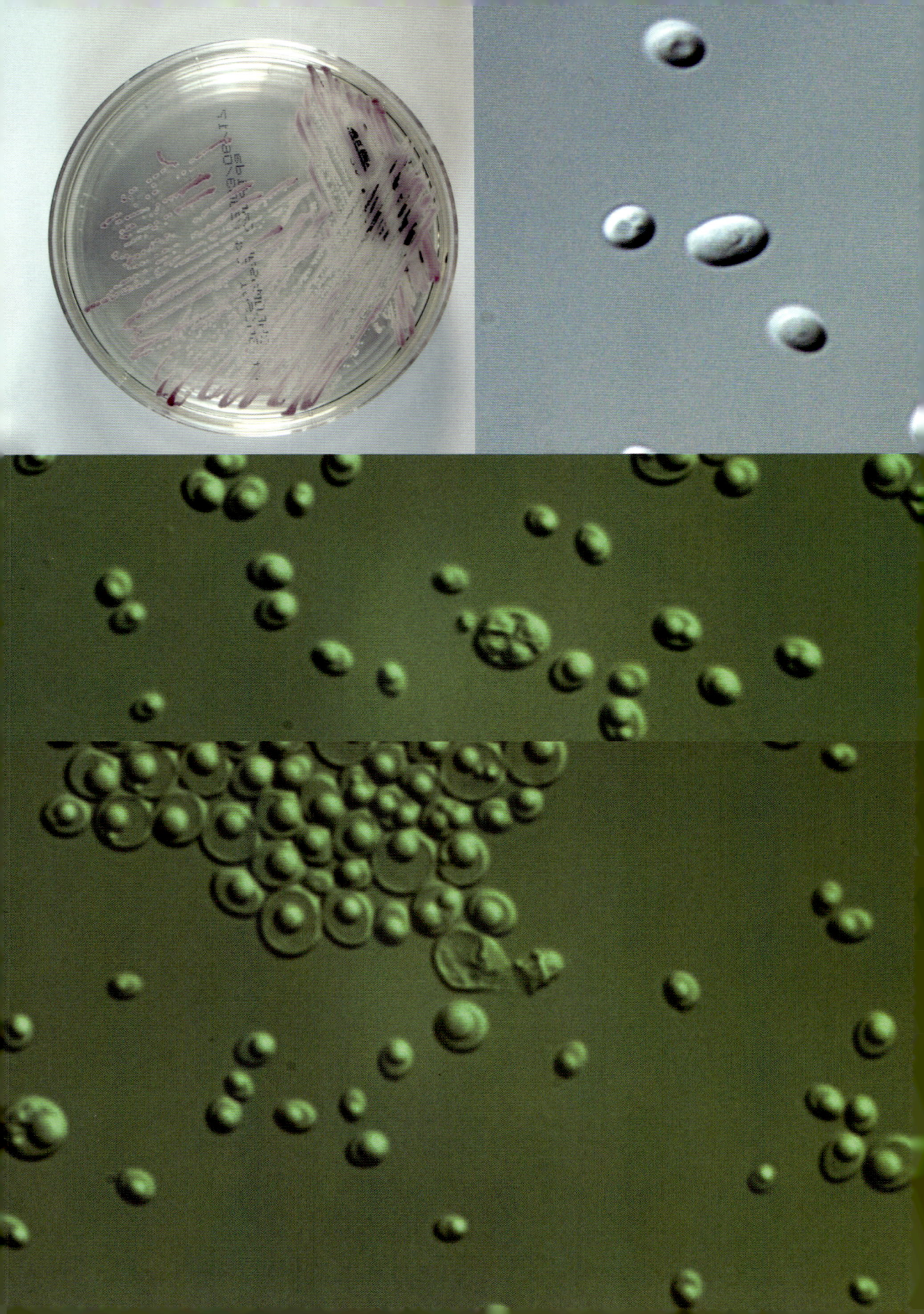

ウィカハモマイセス・アノマルス

Wickerhamomyces anomalus

真菌界 Fungi/**二核菌類亜界** Dikarya/**子嚢菌門** Ascomycota/**サッカロマイセス亜門** Saccharomycotina/
サッカロマイセス綱 Saccharomycetes/**サッカロマイセス目** Saccharomycetales/
ファフォマイセス科 Phaffomycetaceae

- 臨床的にカンジダ・ペリクローサ，ピキア・アノマラなど，さまざまに呼ばれてきた
- カテーテル関連真菌血症の原因菌

学名：*Wickerhamomyces anomalus*（E. C. Hansen）Kurtzman，Robnett & Bas.-Powers（2008）

学名語源：Wickerham（人名）＋mykes［菌］，anomalus（不均一な：ラテン語），菌体の大きさが不均一なため。

異名：*Candida pelliculosa*（カンジダ・ペリクローサ），*Pichia anomala*（ピキア・アノマラ），*Hansenula anomala*

安全性：BSL-1

病原性：

・日和見感染

　・全身感染（血液，播種）

抗真菌薬感受性：アゾール系（ボリコナゾールおよびイトラコナゾール感受性，フルコナゾール低感受性），ポリエン系（アムホテリシン B 感受性），キャンディン（ミカファンギンおよびカスポファンギン感受性）

微生物学的検査・補助診断法：臨床検体の直接顕微鏡検査，培養・同定（生化学的性状，MAIDI-TOF MS，および遺伝子検査による），血清診断（全身感染では，真菌症スクリーニング検査としての β-グルカン検出系）

1
2
3

❶ CHROMagar™ Candida 培地上の呈色集落マクロ像

❷ 酵母細胞の生物顕微鏡（ノマルスキー微分干渉）1000 倍像

❸ 子嚢の生物顕微鏡（ノマルスキー微分干渉）400 倍像

❹ 子嚢胞子の生物顕微鏡（ノマルスキー微分干渉）400 倍像

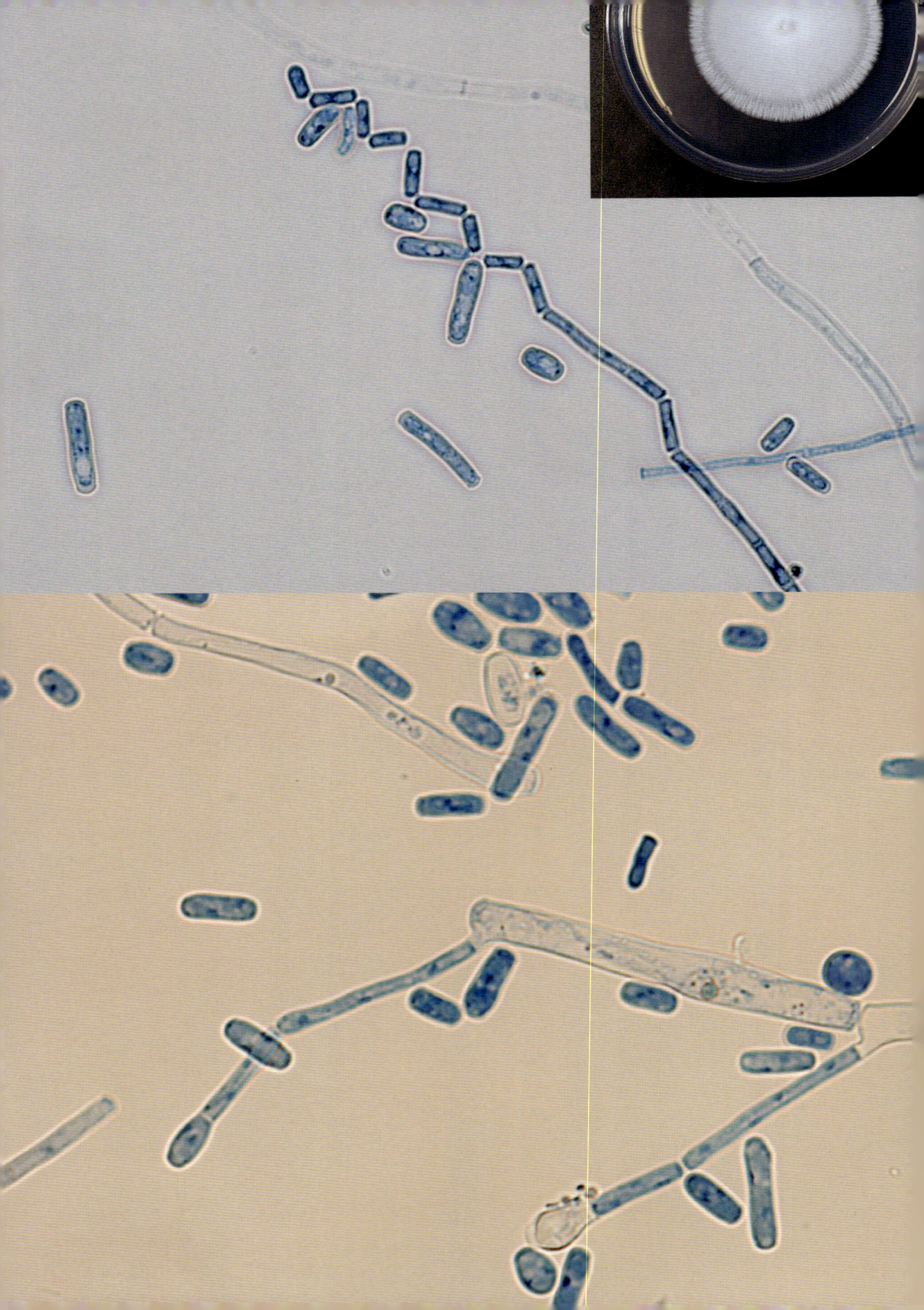

ガラクトマイセス・カンジヅム
Galactomyces candidum

真菌界 Fungi/二核菌類亜界 Dikarya/子嚢菌門 Ascomycota/サッカロマイセス亜門 Saccharomycotina/サッカロマイセス綱 Saccharomycetes/サッカロマイセス目 Saccharomycetales/ディポダスカス科 Dipodascaceae

- 臨床的にゲオトリクム・カンジヅムと呼ばれる
- 湿潤環境を好む腐生菌
- まれに感染の原因菌となる

学名：*Galactomyces candidum* de Hoog & M. T. Sm.(2004)

学名語源：G：galaktos[乳]＋mykes[菌]，L：candidum[白色]

異名：*Geotrichum candidum*（ゲオトリクム・カンジヅム），*Dipodascus geotrichum*

安全性：BSL-1

病原性：

・日和見感染

　・全身感染（消化器，気管，血液）

抗真菌薬感受性：アゾール系（ボリコナゾール感受性）

微生物学的検査・補助診断法：臨床検体の直接顕微鏡検査，培養・同定（生化学的性状，MAIDI-TOF MS，および遺伝子検査による）

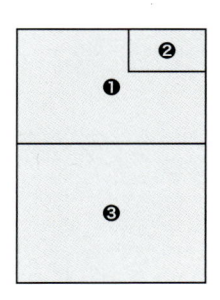

❶ ポテトデキストロース寒天培地上巨大集落表面マクロ像(1)

❷ スライドカルチャー（ラクトフェノールコットンブルー染色）
200 倍像(1)

❸ スライドカルチャー（ラクトフェノールコットンブルー染色）
400 倍像(1)

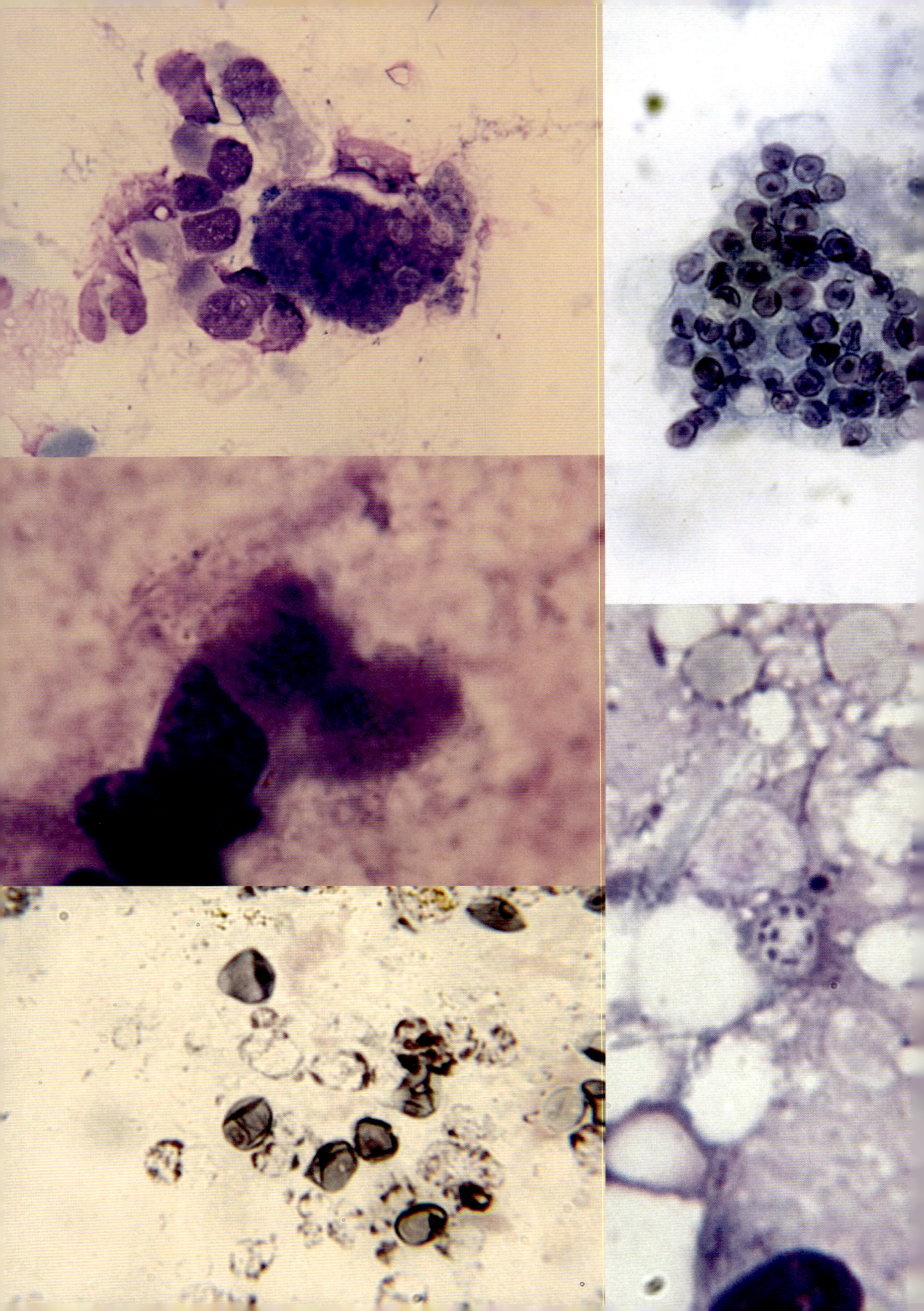

ニューモシスチス・イロベチィ
Pneumocystis jirovecii

真菌界 Fungi/二核菌類亜界 Dikarya/子嚢菌門 Ascomycota/タフリナ亜門 Taphrinomycotina/
ニューモシスチス菌綱 Pneumocystidomycetes/ニューモシスチス目 Pneumocystidales/
ニューモシスチス科 Pneumocystidaceae

- かつてカリニ原虫と呼ばれたヒト絶対寄生菌
- ニューモシスチス肺炎はエイズ指標疾患として頻度1位

学名：*Pneumocystis jirovecii* Frenkel（1976）

学名語源：G：pneumo-［肺］＋kystis［袋］，Jirovec（人名）

異名：*Pneumocystis carinii*，カリニ原虫

安全性：BSL-1

病原性：

・日和見真菌症

　・ニューモシスチス肺炎（播種もあり）

抗真菌薬感受性：いずれにも感受性を示さない（実験的にはキャンディン系抗真菌薬が部分的な抗菌作用を示す）

微生物学的検査・補助診断法：臨床検体の直接顕微鏡検査，培養・同定（遺伝子検査による），血清診断（真菌症スクリーニング検査としての*β*-グルカン検出系にて高値となることが多い）

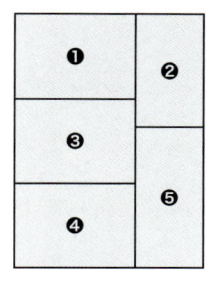

❶ 喀痰中のシスト（diffquick 染色像）（15）

❷ 喀痰中の栄養体（diffquick 染色像）（16）*1

❸ 喀痰中のシスト（Toluidine Blue O 染色像）（16）

❹ シスト（Toluidine Blue O 染色像）（17）

❺ シスト内に形成された8個のシスト内胞子（Giemsa 染色）（17）

---

*1　槇村浩一：ニューモシスチス・イロベチィ．臨床検査58：1423-1426，2014．図2より許可を得て転載

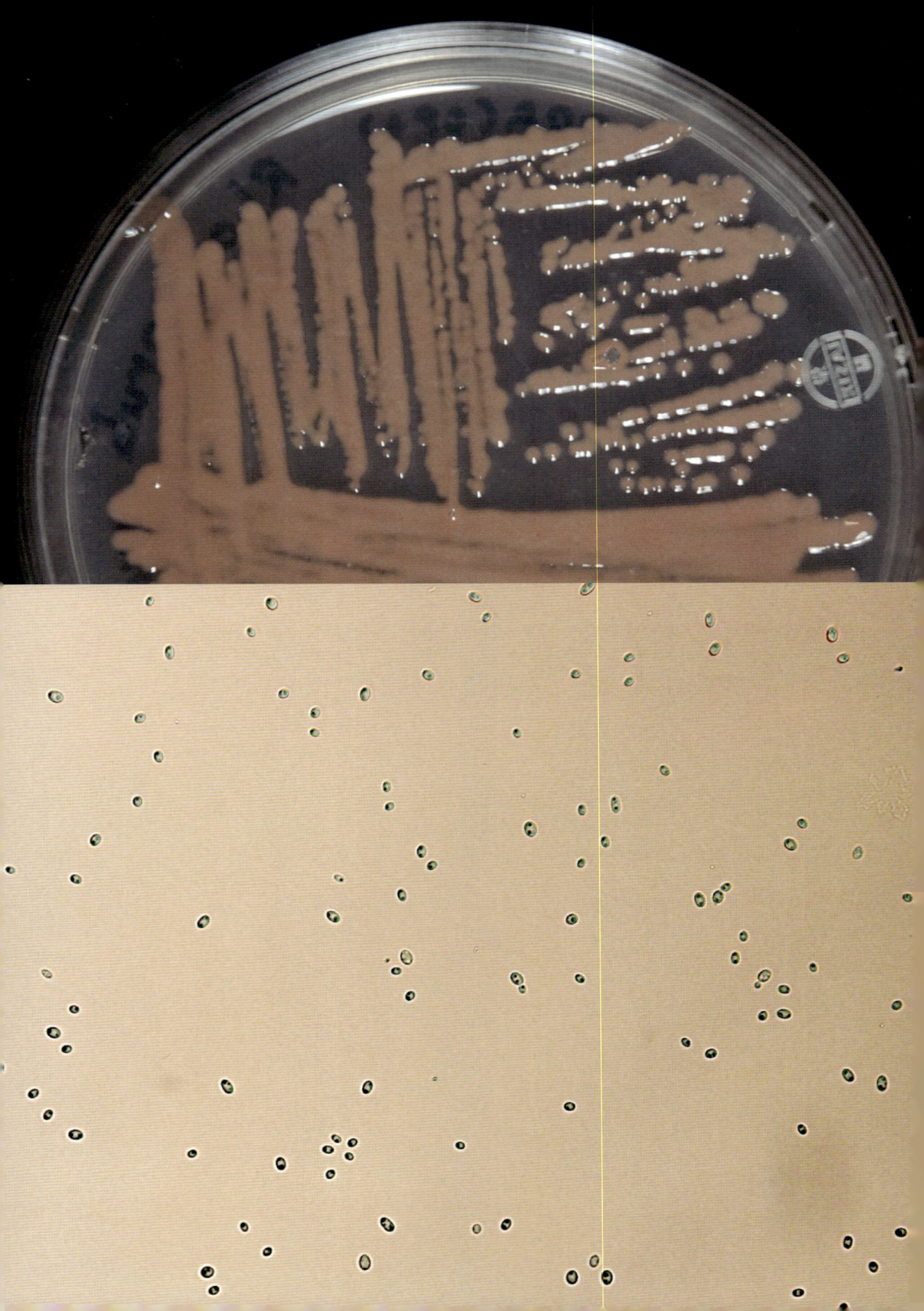

ロドトルラ・ムキラギノーザ
Rhodotorula mucilaginosa

- 湿潤環境を好む紅色酵母
- カテーテル関連真菌血症の原因菌

学名：*Rhodotorula mucilaginosa*（A. J örg.）F. C. Harrison（1928）

学名語源：G：rhodos［赤色］＋Torula（属名），mucilaginosa（粘液質：ラテン語），粘液質のコロニーを形成することから

異名：*Mycotorula cisnerosi*

安全性：BSL-1

病原性：

・日和見感染

　・全身感染（血液，播種）

抗真菌薬感受性：アゾール系（フルコナゾール，ボリコナゾールおよびイトラコナゾール耐性），ポリエン系（アムホテリシン B 感受性），キャンディン（ミカファンギンおよびカスポファンギン耐性）

微生物学的検査・補助診断法：臨床検体の直接顕微鏡検査，培養・同定（生化学的性状，MAIDI-TOF MS，および遺伝子検査による）

❶ ポテトデキストロース寒天培地上集落表面マクロ像
❷ 酵母細胞の生物顕微鏡 400 倍像

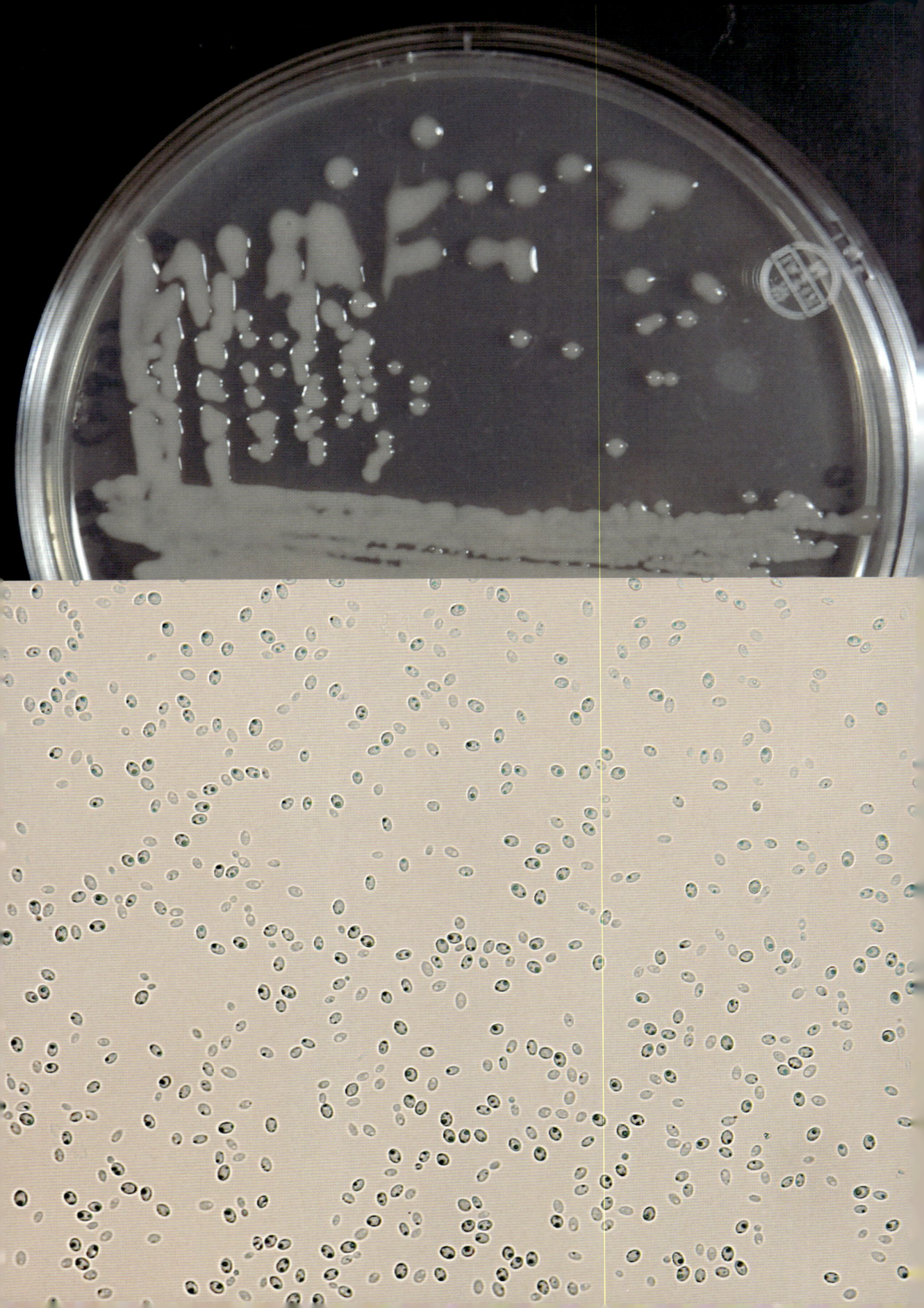

シストバシジウム・ミヌータ
Cystobasidium minuta

真菌界 Fungi/二核菌類亜界 Dikarya/担子菌門 Basidiomycota/プクキニア亜門 Pucciniomycotina/ミクロボトリウム綱 Microbotryomycetes/スポリディオボルス目 Sporidiobolales/スポリディオボルス科 Sporidiobolaceae

- ●臨床的にロドトルラ・ミヌータと呼ばれる
- ●湿潤環境を好む紅色酵母
- ●カテーテル関連真菌血症の原因菌

学名：*Cystobasidium minuta*（Saito）A. M. Yurkov, Kachalkin, H. M. Daniel, M. Groenew., Libkind, V. de Garcia, Zalar, Gouliamova, Boekhout & Begerow（2014）

学名語源：G：kystis［袋］＋basidium［担子器］，minuta（小さい：ラテン語），細胞が小さな卵形であることから

異名：*Rhodotorula minuta*（ロドトルラ・ミヌータ）

安全性：BSL-1

病原性：

・日和見感染

　・全身感染（気道，血液，播種）

抗真菌薬感受性：充分な情報がない

微生物学的検査・補助診断法：臨床検体の直接顕微鏡検査，培養・同定（生化学的性状，MAIDI-TOF MS，および遺伝子検査による）

❶ ポテトデキストロース寒天培地上集落表面マクロ像
❷ 酵母細胞の生物顕微鏡 400 倍像

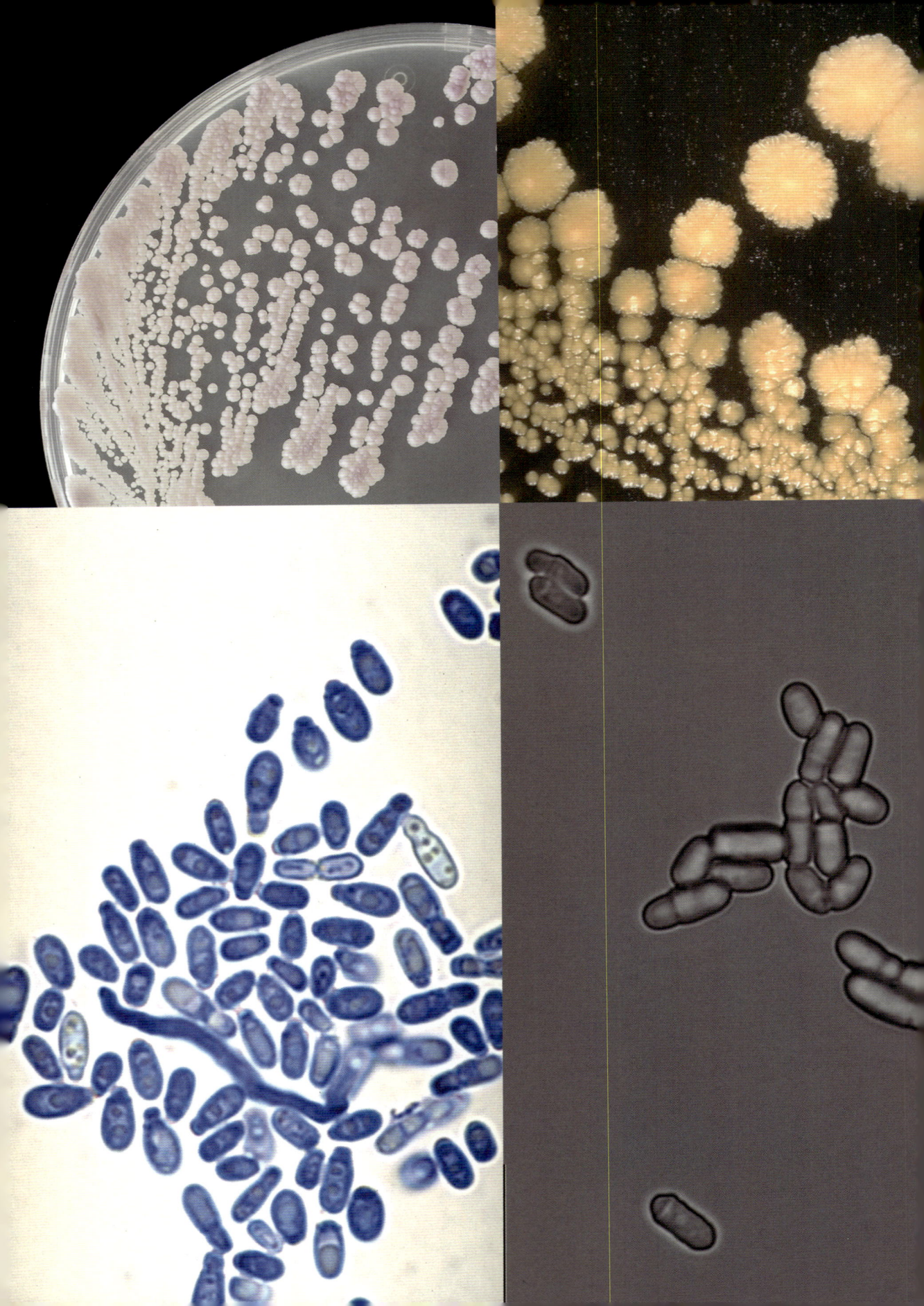

マラセチア・フルフル
Malassezia furfur

真菌界 Fungi/二核菌類亜界 Dikarya/担子菌門 Basidiomycota/クロボキン亜門 Ustilaginomycotina/マラセチア目 Malasseziales/マラセチア科 Malasseziaceae

- 発育に脂質を要求するヒト皮膚常在菌
- カテーテル関連真菌血症の原因菌

学名：*Malassezia furfur*(C. P. Robin) Baill. (1889)
学名語源：Malassez(人名)，furfur(ふけ：ラテン語)
異名：*Pityrosporum furfur*，*Sporotrichum furfur*
安全性：BSL-1
病原性：
・全身感染(カテーテル関連真菌血症)
抗真菌薬感受性：アゾール系(イトラコナゾール感受性，ボリコナゾールおよびフルコナゾール低感受性)，ポリエン系(アムホテリシン B 感受性)，キャンディン(ミカファンギンおよびカスポファンギン耐性)
微生物学的検査・補助診断法：臨床検体の直接顕微鏡検査，培養・同定(脂質利用能，遺伝子検査による)

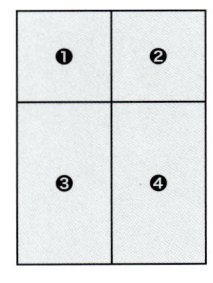

❶ CROMagar™ Candida/Malassezia 上集落表面マクロ像
❷ Dixon 変法寒天培地上集落表面マクロ像(18)
❸ 酵母細胞の生物顕微鏡(ラクトフェノールコットンブルー染色)400 倍像(18)*1
❹ 酵母細胞の生物顕微鏡(ノマルスキー微分干渉)1000 倍像(19)

---

*1　槇村浩一：真菌学各論．標準微生物学 第 13 版，p316，図 25-24，医学書院，2018 より許可を得て転載

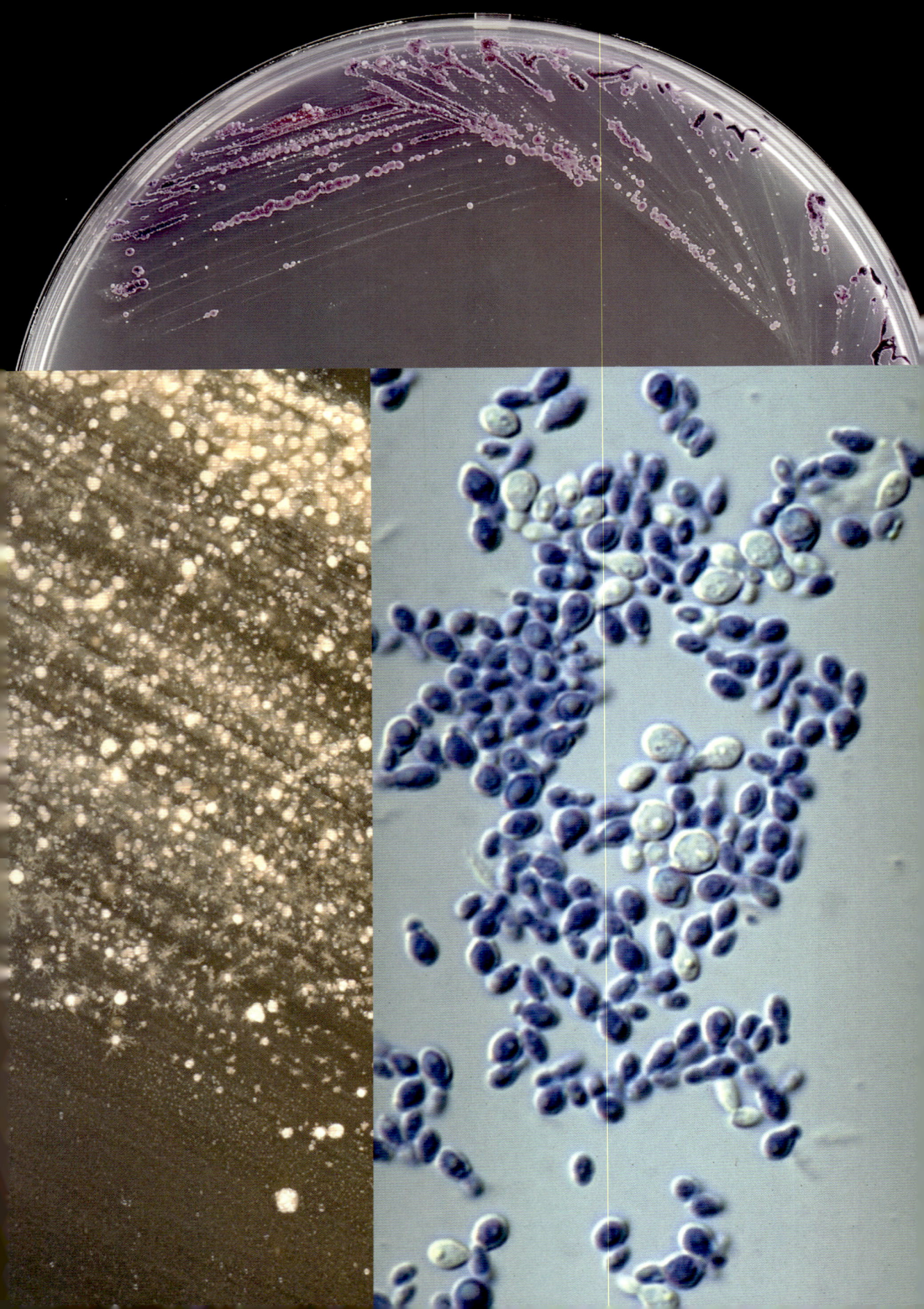

マラセチア・レストリクタ
Malassezia restricta

真菌界 Fungi/二核菌類亜界 Dikarya/担子菌門 Basidiomycota/クロボキン亜門 Ustilaginomycotina/
マラセチア目 Malasseziales/マラセチア科 Malasseziaceae

● 発育に脂質を要求するヒト皮膚常在菌
● 脂漏性皮膚炎の原因菌

学名：*Malassezia restricta* E. Guého，J. Guillot & Midgley（1996）
学名語源：Malassez（人名），restricta（制限：ラテン語）→in vitro での生育が制限されている
異名：*Malassezia furfur*
安全性：BSL-1
病原性：
・局所感染（脂漏性皮膚炎：ふけ症を含む）
・アレルギー（アトピー性皮膚炎）
抗真菌薬感受性：アゾール系（ボリコナゾールおよびイトラコナゾール感受性，フルコナゾール低感受性），ポリエン系（アムホテリシン B 低感受性），キャンディン（ミカファンギンおよびカスポファンギン耐性），アリルアミン系（テルブナフィン低感受性）
微生物学的検査・補助診断法：臨床検体の直接顕微鏡検査，培養・同定（脂質利用能，遺伝子検査による）

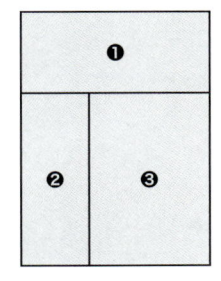

❶ CROMagar™ Candida/Malassezia 上集落表面マクロ像
❷ Dixon 変法寒天培地上集落表面マクロ像（18）
❸ 酵母細胞の生物顕微鏡（ラクトフェノールコットンブルー染色，ノマルスキー微分干渉）400 倍像（18）*1

---

*1 舘田一博，槇村浩一 他編著：新 微生物学，*Malassezia restricta*（p163），日本医事新報社，2016 年より許可を得て転載

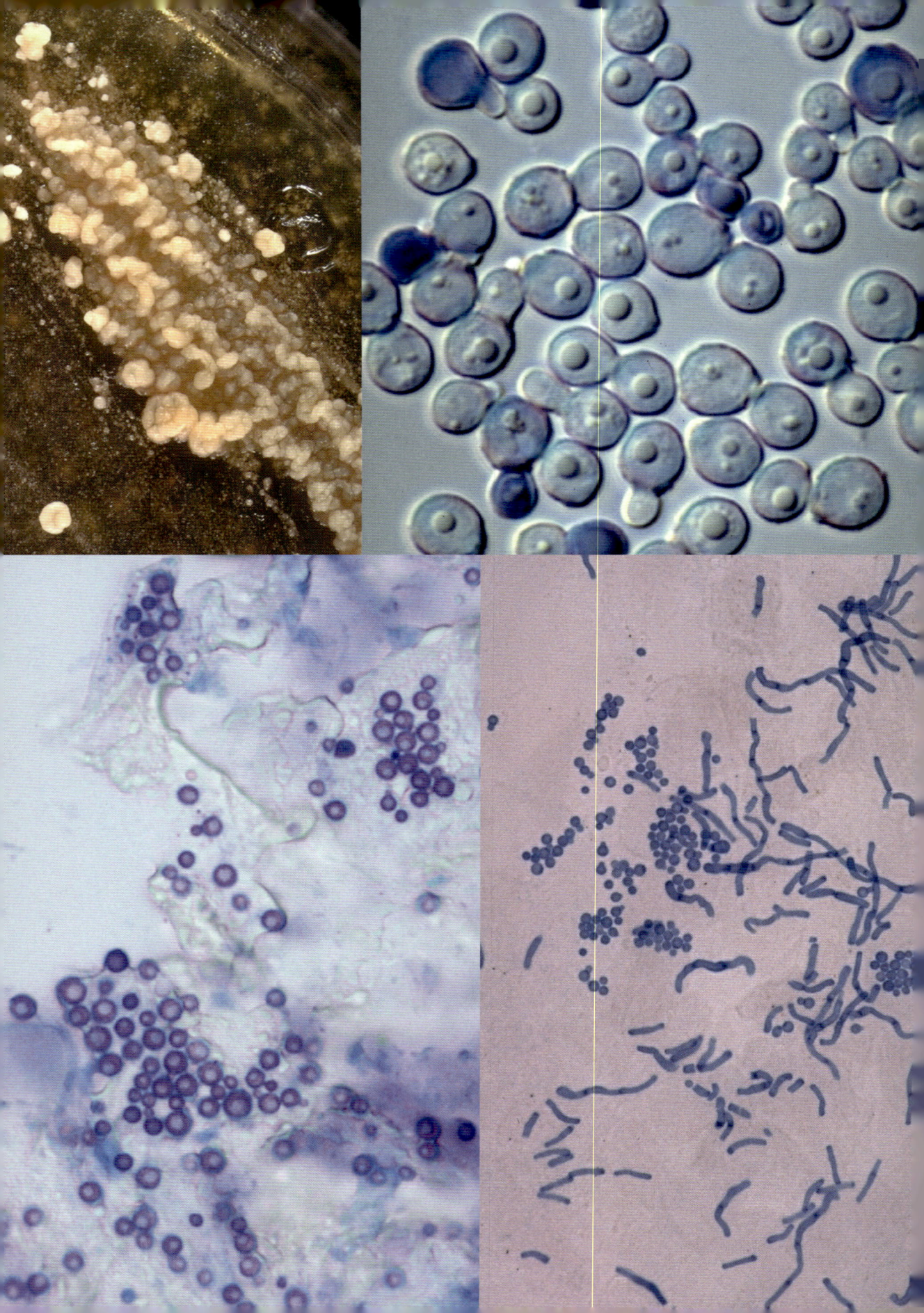

マラセチア・グロボーサ
Malassezia globose

真菌界 Fungi/**二核菌類亜界** Dikarya/**担子菌門** Basidiomycota/**クロボキン亜門** Ustilaginomycotina/
マラセチア目 Malasseziales/**マラセチア科** Malasseziaceae

- 発育に脂質を要求するヒト皮膚常在菌
- 癜風，およびマラセチア毛包炎の原因菌

> **学名**：*Malassezia globosa* Midgley，E. Guého & J. Guillot（1996）
> **学名語源**：Malassez（人名），globosa（球形：ラテン語）
> **異名**：*Malassezia furfur*
> **安全性**：BSL-1
> **病原性**：
> ・局所感染（癜風，マラセチア毛包炎）
> ・アレルギー（アトピー性皮膚炎）
> **抗真菌薬感受性**：アゾール系（ボリコナゾールおよびイトラコナゾール感受性，フルコナ
> 　　ゾール耐性），ポリエン系（アムホテリシン B 感受性），キャンディン（ミカファンギン
> 　　およびカスポファンギン耐性），アリルアミン系（テルブナフィン耐性）
> **微生物学的検査・補助診断法**：臨床検体の直接顕微鏡検査，培養・同定（脂質利用能，遺伝
> 　　子検査による）

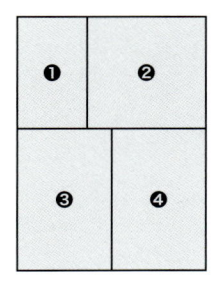

❶ Dixon 変法寒天培地上集落表面マクロ像（18）

❷ 酵母細胞の生物顕微鏡（ラクトフェノールコットンブルー染
　色，ノマルスキー微分干渉）400 倍像（18）

❸ マラセチア毛包炎毛包内菌体（20）

❹ 癜風角質内菌体（21）

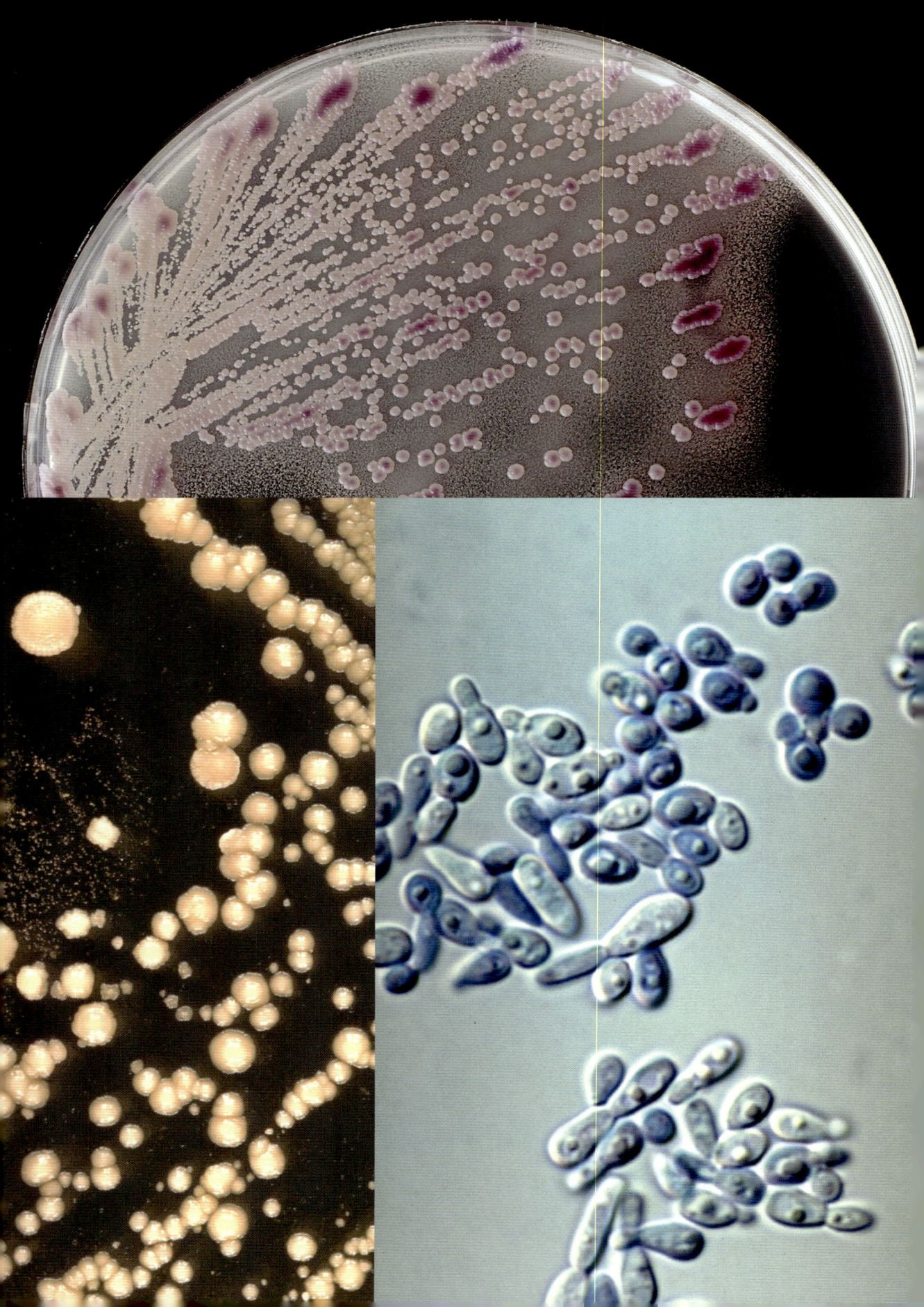

マラセチア・シンポジアーリス
Malassezia sympodialis

真菌界 Fungi/**二核菌類亜界** Dikarya/**担子菌門** Basidiomycota/**クロボキン亜門** Ustilaginomycotina/
マラセチア目 Malasseziales/**マラセチア科** Malasseziaceae

- 発育に脂質を要求するヒト皮膚常在菌
- カテーテル関連真菌血症の原因菌

学名：*Malassezia sympodialis* R. B. Simmons & E. Guého（1990）
学名語源：Malassez（人名），simpodium（互生：ラテン語）→単極出芽がすでに出芽した頂点の背後または片側で起こること
異名：*Malassezia furfur*
安全性：BSL-1
病原性：

- 全身感染（カテーテル関連真菌血症）

抗真菌薬感受性：アゾール系（ボリコナゾールおよびイトラコナゾール感受性，フルコナゾール耐性），ポリエン系（アムホテリシン B 感受性），キャンディン（ミカファンギンおよびカスポファンギン耐性），アリルアミン系（テルブナフィン感受性）

微生物学的検査・補助診断法：臨床検体の直接顕微鏡検査，培養・同定（脂質利用能，遺伝子検査による）

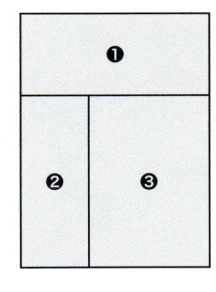

❶ CROMagar™ Candida/Malassezia 上集落表面マクロ像

❷ Dixon 変法寒天培地上集落表面マクロ像（18）

❸ 酵母細胞の生物顕微鏡（ラクトフェノールコットンブルー染色，ノマルスキー微分干渉）400 倍像（18）

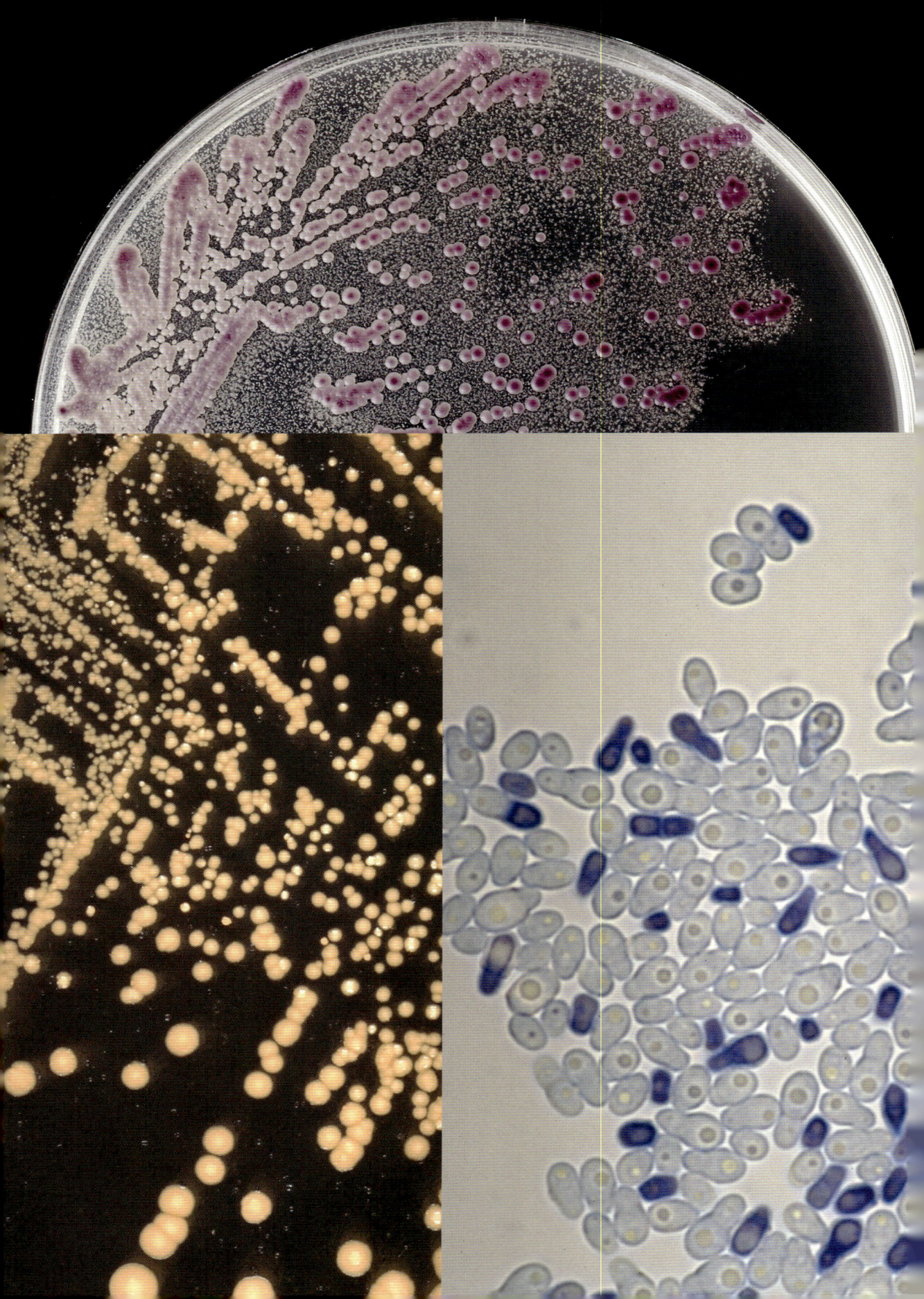

マラセチア・パキデルマチス
Malassezia pachydermatis

真菌界 Fungi/二核菌類亜界 Dikarya/担子菌門 Basidiomycota/クロボキン亜門 Ustilaginomycotina/
マラセチア目 Malasseziales/マラセチア科 Malasseziaceae

- ●マラセチア属の中では例外的に発育に(必ずしも)脂質を要求しない
- ●カテーテル関連真菌血症の原因菌
- ●イヌ・ネコの外耳道炎原因菌

学名：*Malassezia pachydermatis*(Weidman)C. W. Dodge(1935)
学名語源：Malassez(人名)，pachy(厚い：ギリシャ語)＋dermatis(皮膚：ラテン語)→
　　インドサイの落屑した皮膚から分離
異名：*Pityrosporum pachydermatis*，*Torulopsis pachydermatis*
安全性：BSL-1
病原性：局所感染(マラセチア症)，全身感染(カテーテル関連真菌血症)
抗真菌薬感受性：アゾール系(ボリコナゾールおよびイトラコナゾール感受性，フルコナ
　　ゾール耐性)，ポリエン系(アムホテリシン B 感受性)，キャンディン(ミカファンギン
　　およびカスポファンギン耐性)，アリルアミン系(テルブナフィン感受性)
微生物学的検査・補助診断法：臨床検体の直接顕微鏡検査，培養・同定(脂質利用能，遺伝
　　子検査による)

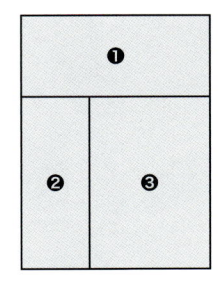

❶ CROMagar™ Candida/Malassezia 上集落表面マクロ像

❷ Dixon 変法寒天培地上集落表面マクロ像(18)

❸ 酵母細胞の生物顕微鏡(ラクトフェノールコットンブルー染
　色)400 倍像(18)

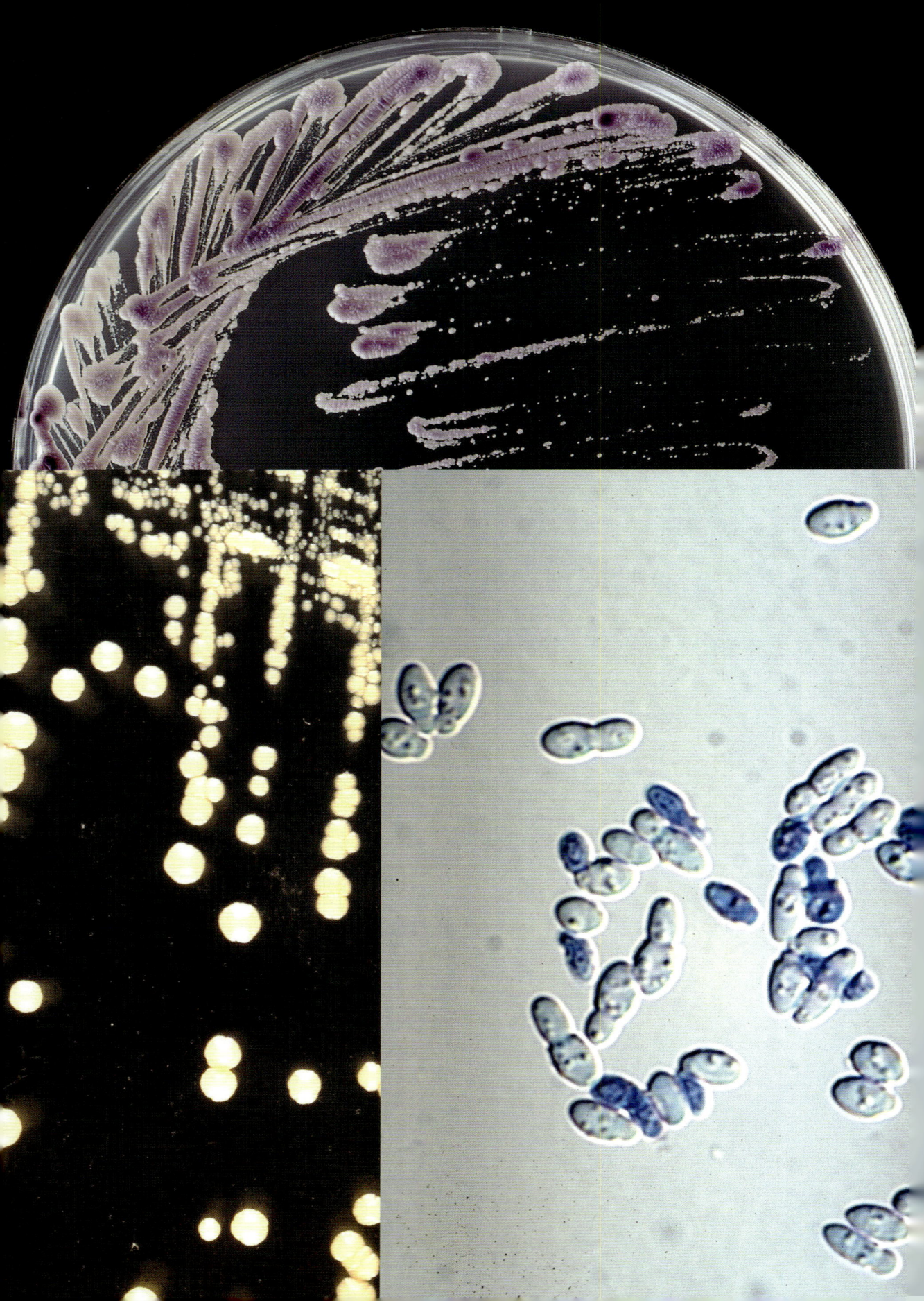

マラセチア・スローフィイ
Malassezia slooffiae

真菌界 Fungi/**二核菌類亜界** Dikarya/**担子菌門** Basidiomycota/**クロボキン亜門** Ustilaginomycotina/
マラセチア目 Malasseziales/**マラセチア科** Malasseziaceae

- ●発育に脂質を要求するヒト皮膚常在菌
- ●外耳道炎の原因菌

学名：*Malassezia slooffiae* J. Guillot, Midgley & E. Guého（1996）

学名語源：Malassez（人名），Slooff（人名）

異名：*Malassezia furfur*

安全性：BSL-1

病原性：

・局所感染（外耳道炎）

抗真菌薬感受性：アゾール系（ボリコナゾールおよびイトラコナゾール感受性，フルコナゾール耐性），ポリエン系（アムホテリシン B 感受性），キャンディン（ミカファンギンおよびカスポファンギン耐性），アリルアミン系（テルブナフィン低感受性）

微生物学的検査・補助診断法：臨床検体の直接顕微鏡検査，培養・同定（脂質利用能，遺伝子検査による）

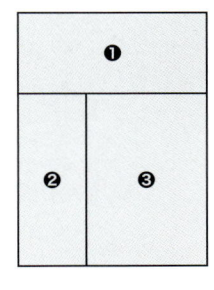

❶ CROMagar^{TM} Candida/Malassezia 上集落表面マクロ像

❷ Dixon 変法寒天培地上集落表面マクロ像（18）

❸ 酵母細胞の生物顕微鏡（ラクトフェノールコットンブルー染色，ノマルスキー微分干渉）400 倍像（18）

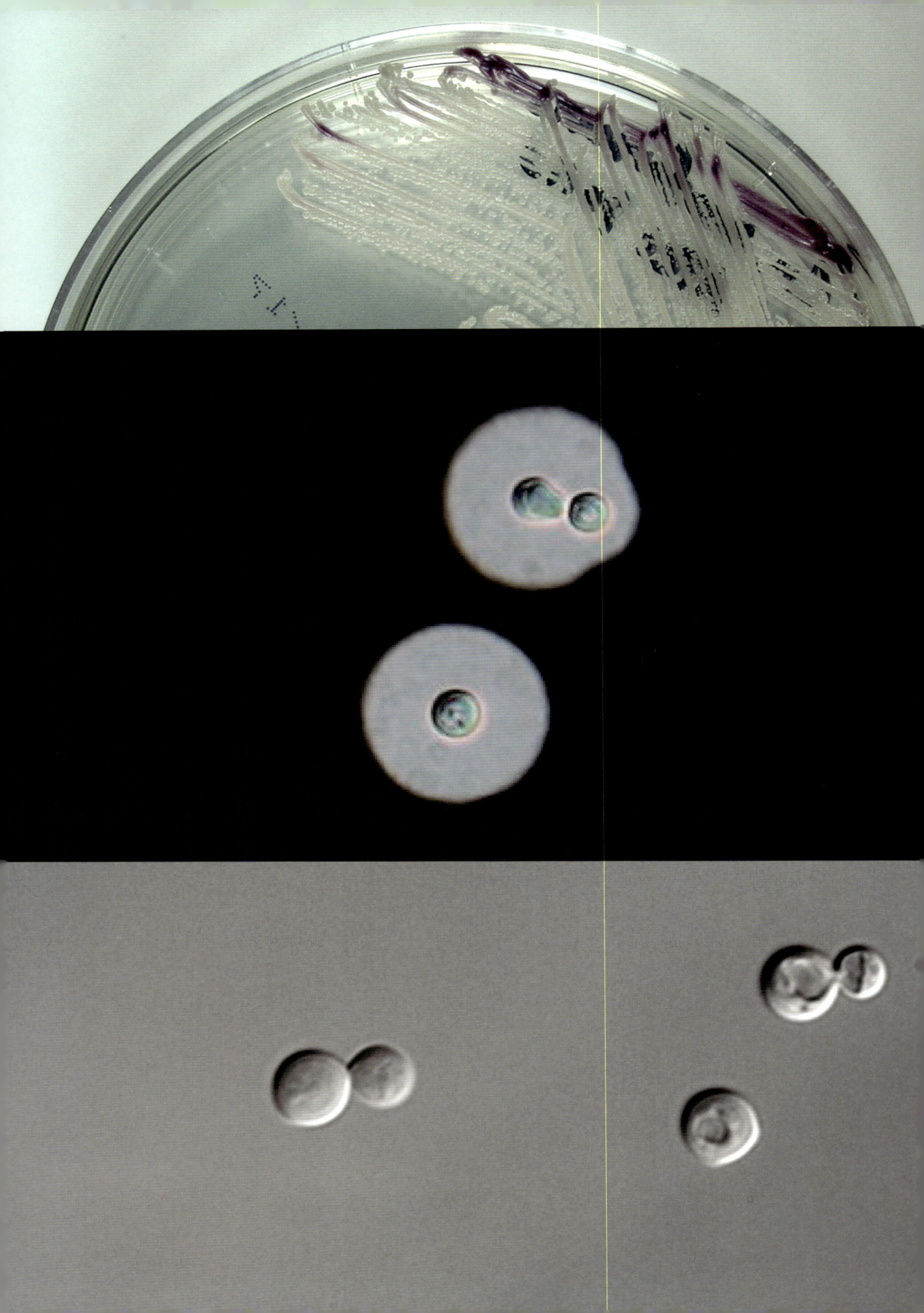

クリプトコックス・ネオフォルマンス
Cryptococcus neoformans

真菌界 Fungi/二核菌類亜界 Dikarya/担子菌門 Basidiomycota/ハラタケ亜門 Agaricomycotina/
シロキクラゲ綱 Tremellomycetes/シロキクラゲ目 Tremellales/シロキクラゲ科 Tremellaceae

- ●トリ堆積糞・土壌に生息する環境菌
- ●クリプトコックス症の原因菌であり，国内の病原真菌では最も病原性が高い
- ●播種性クリプトコックス症は感染症法による五類感染症（全数把握疾患）に規定されている

学名：*Cryptococcus neoformans*（San Felice）Vuill.（1901）

学名語源：G：kryptos［隠れた］＋coccus［球］。*Saccharomyces* の隠蔽種として分類された。neo（新：ギリシャ語）＋forma（形成：ラテン語），胞子形成の機序が不明であるため

異名：*Filobasidiella neoformans*

安全性：BSL-2

病原性：

- ・クリプトコックス症
    - ・全身感染症（肺感染，脳髄膜炎）
    - ・局所感染（皮膚）

抗真菌薬感受性：アゾール系（ボリコナゾールおよびイトラコナゾール感受性，フルコナゾール耐性），ポリエン系（アムホテリシン B 感受性），キャンディン（ミカファンギンおよびカスポファン（耐性）

微生物学的検査・補助診断法：臨床検体の直接顕微鏡検査，培養・同定（生化学的性状，MAIDI-TOF MS および遺伝子検査による），血清診断（クリプトコックス特異的検出としてのグルクロノキシロマンナン検出系が有効，真菌血症時にはスクリーニング検査としての β-グルカン検出系も有効）

❶ CHROMagar™ Candida 培地上の呈色集落マクロ像[*1]

❷ 酵母細胞の生物顕微鏡（墨汁標本）400 倍像（12）[*2]

❸ 酵母細胞の生物顕微鏡（ノマルスキー微分干渉）1000 倍像

[*1] 舘田一博，槇村浩一 他編著：新 微生物学，クリプトコックスのコロニー（p155），日本医事新報社，2016 年より許可を得て転載

[*2] 槇村浩一：真菌学各論．標準微生物学 第 13 版．p313，図 25-22，医学書院．2018 より許可を得て転載

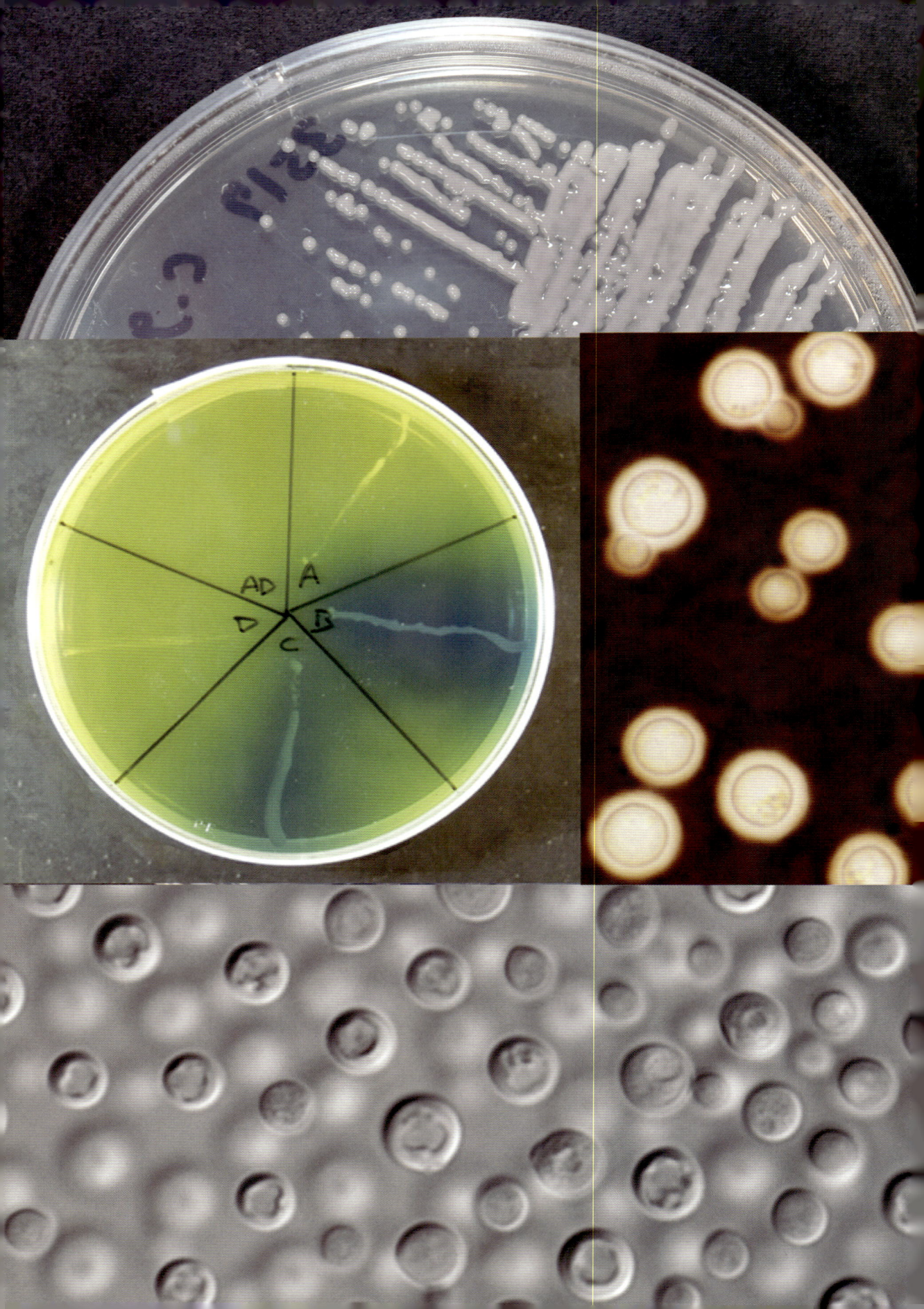

クリプトコックス・ガッチイ
Cryptococcus gattii

真菌界 Fungi/二核菌類亜界 Dikarya/担子菌門 Basidiomycota/ハラタケ亜門 Agaricomycotina/
シロキクラゲ綱 Tremellomycetes/シロキクラゲ目 Tremellales/シロキクラゲ科 Tremellaceae

- 朽ち木等に生息する環境菌
- 基本的に海外由来のクリプトコックス症の原因菌である
- 海外では本菌によるクリプトコックス症のアウトブレークが生じた
- 播種性クリプトコックス症は感染症法による五類感染症（全数把握疾患）に規定されている

学名：Cryptococcus gattii（Vanbreus. & Takashio）Kwon-Chung & Boekhout
（2002）

学名語源：G：kryptos［隠れた］＋coccus［球］→*Saccharomyces* の隠蔽種として分類
された，Gatti（人名）

異名：*Cryptococcus neoformans* var. *gattii*

安全性：BSL-2

病原性：

- クリプトコックス症
  - 全身感染症（肺感染，脳髄膜炎）
  - 局所感染（皮膚）

抗真菌薬感受性：アゾール系（ボリコナゾールおよびイトラコナゾール感受性，フルコナ
ゾール耐性），ポリエン系（アムホテリシン B 感受性），キャンディン（ミカファンギン
およびカスポファンギン耐性）

微生物学的検査・補助診断法：臨床検体の直接顕微鏡検査，培養・同定（生化学的性状，
MAIDI-TOF MS，および遺伝子検査による），血清診断（クリプトコックス特異的検
出としてのグルクロノキシロマンナン検出系が有効，真菌血症時にはスクリーニング
検査としての β-グルカン検出系も有効）

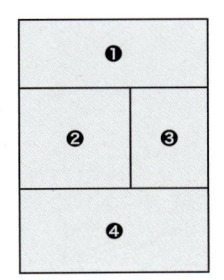

❶ CHROMagar™ Candida 培地上の呈色集落マクロ像

❷ Canavanine-glycine-bromthymol blue（CGB）寒天培地
上の呈色による *Cryptococcus gattii*（血清型 B および C）と
C. neoformans（血清型 A，D，および AD 型）との鑑別。*C. gattii* は黄色の寒天培地が青変する

❸ 酵母細胞の生物顕微鏡（墨汁標本）400 倍像

❹ 酵母細胞の生物顕微鏡（ノマルスキー微分干渉）1000 倍像

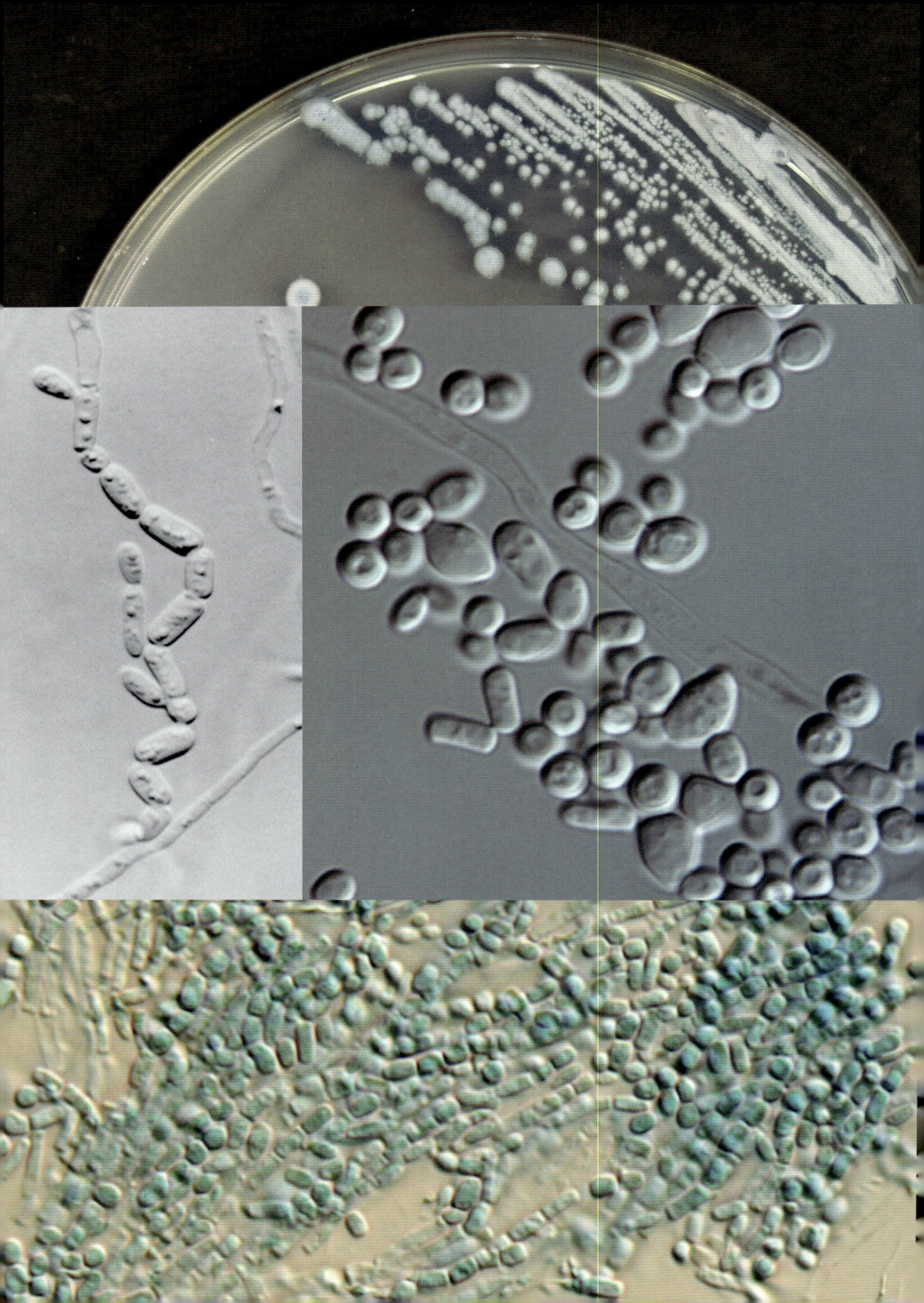

トリコスポロン・アサヒイ
Trichosporon asahii

真菌界 Fungi/二核菌類亜界 Dikarya/担子菌門 Basidiomycota/ハラタケ亜門 Agaricomycotina/
シロキクラゲ綱 Tremellomycetes/シロキクラゲ目 Tremellales/トリコスポロン科 Trichosporonaceae

- 朽ち木等に生息する環境菌
- 日和見感染として深在性・表在性真菌症の原因となる
- アレルギー疾患としては夏型過敏性肺臓炎の原因抗原となる

学名：*Trichosporon asahii* Akagi ex Sugita，A. Nishikawa & Shinoda（1994）

学名語源：G：thrix，trichos[毛]＋spora[胞子]，Asahi（人名）

異名：*Trichosporon beigelii*

安全性：BSL-1

病原性：

- 日和見感染

  - 全身感染(消化器，気道，血液，播種)

  - 局所感染(皮膚)

- アレルギー(夏型過敏性肺臓炎，気道アレルギー)

抗真菌薬感受性：アゾール系(ボリコナゾールおよびイトラコナゾール感受性，フルコナゾール低感受性)，ポリエン系(アムホテリシン B 感受性だが，耐性株も報告されている)，キャンディン(ミカファンギンおよびカスポファンギン耐性)

微生物学的検査・補助診断法：臨床検体の直接顕微鏡検査，培養・同定(生化学的性状，MAIDI-TOF MS および遺伝子検査による)，血清診断(真菌症スクリーニング検査としての β-グルカン検出系が有効，クリプトコックス特異的検出としてのグルクロノキシロマンナン検出系にも交差反応)

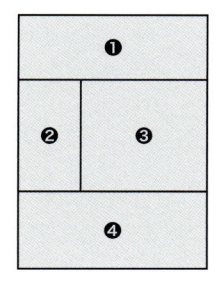

❶ CHROMagar™ Candida 培地上の呈色集落マクロ像

❷ 酵母細胞の生物顕微鏡(ノマルスキー微分干渉)400 倍像(22)

❸ 酵母細胞の生物顕微鏡(ノマルスキー微分干渉)1000 倍像

❹ 酵母細胞の生物顕微鏡(ラクトフェノールコットンブルー染色)400 倍像*1

---

*1 槇村浩一：真菌学各論，標準微生物学 第 13 版，p314，図 25-23，医学書院，2018 より許可を得て転載

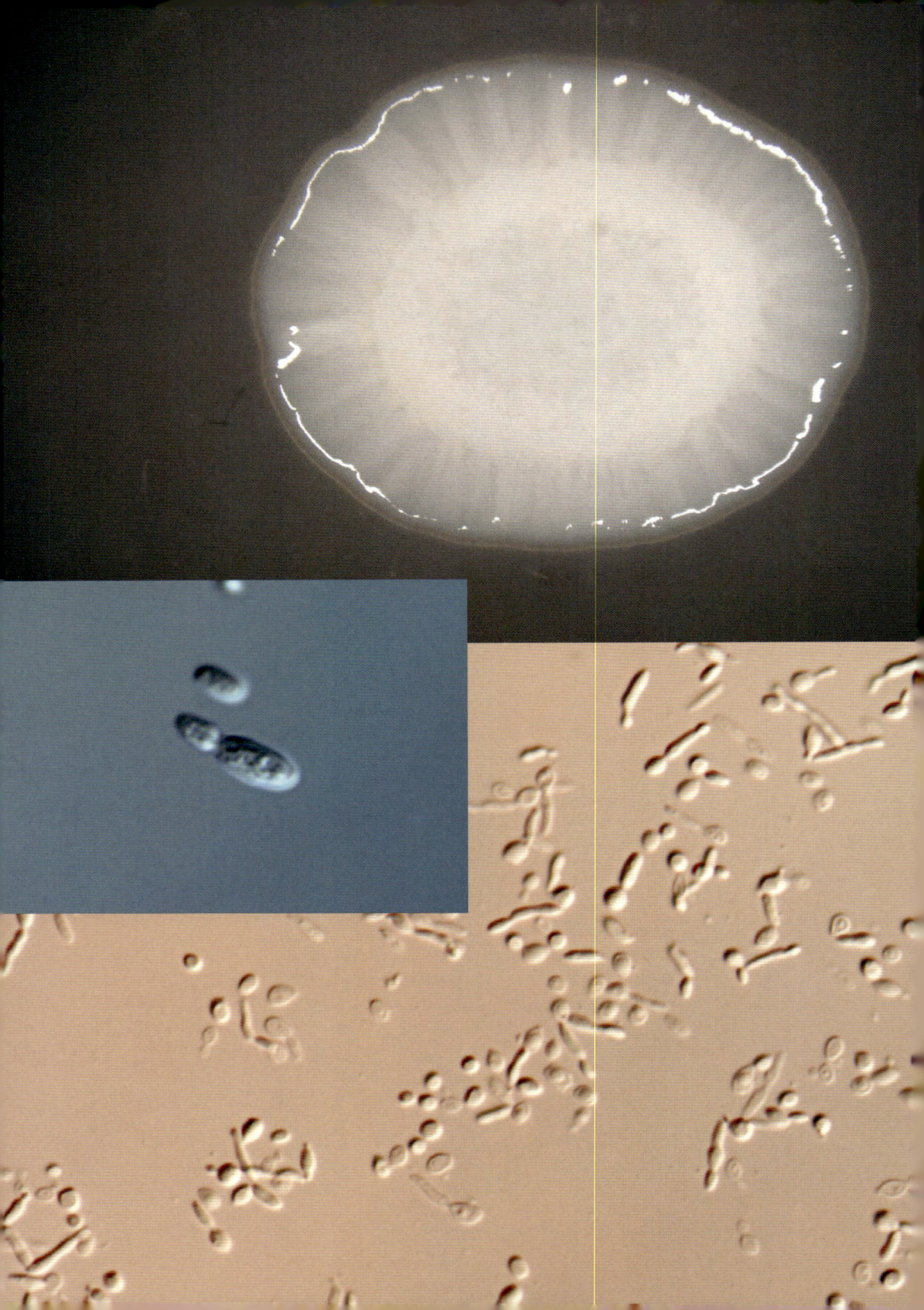

クタネオトリコスポロン・クルバツム
Cutaneotrichosporon curvatum

真菌界 Fungi/**二核菌類亜界** Dikarya/**担子菌門** Basidiomycota/**ハラタケ亜門** Agaricomycotina/
シロキクラゲ綱 Tremellomycetes/**シロキクラゲ目** Tremellales/**トリコスポロン科** Trichosporonaceae

- ●臨床的にはクリプトコックス・クルバツスと呼ばれる
- ●まれに日和見真菌症の原因となる

学名：*Cutaneotrichosporon curvatum*（Diddens & Lodder）A. M. Yurkov, Xin Zhan Liu, F. Y. Bai, M. Groenew. & Boekhout（2015）

学名語源：cutaneus（皮膚：ラテン語）＋G：thrix, trichos［毛］＋spora［胞子］, curvatio（弯曲：ラテン語）分芽型胞子が弯曲しているため

異名：*Cryptococcus curvatus*（クリプトコックス・クルバツス）

安全性：BSL-1

病原性：

・日和見感染

　・全身感染（消化器, 気道, 血液, 播種）

抗真菌薬感受性：充分な情報がない

微生物学的検査・補助診断法：臨床検体の直接顕微鏡検査, 培養・同定（生化学的性状, MAIDI-TOF MS, および遺伝子検査による）

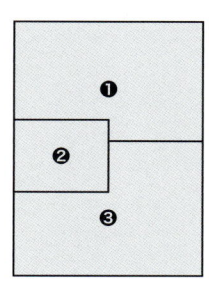

❶ ポテトデキストロース寒天培地上集落表面デジタル顕微鏡 20 倍像
❷ 酵母細胞の生物顕微鏡（ノマルスキー微分干渉）1000 倍像
❸ 酵母細胞の生物顕微鏡（ノマルスキー微分干渉）400 倍像

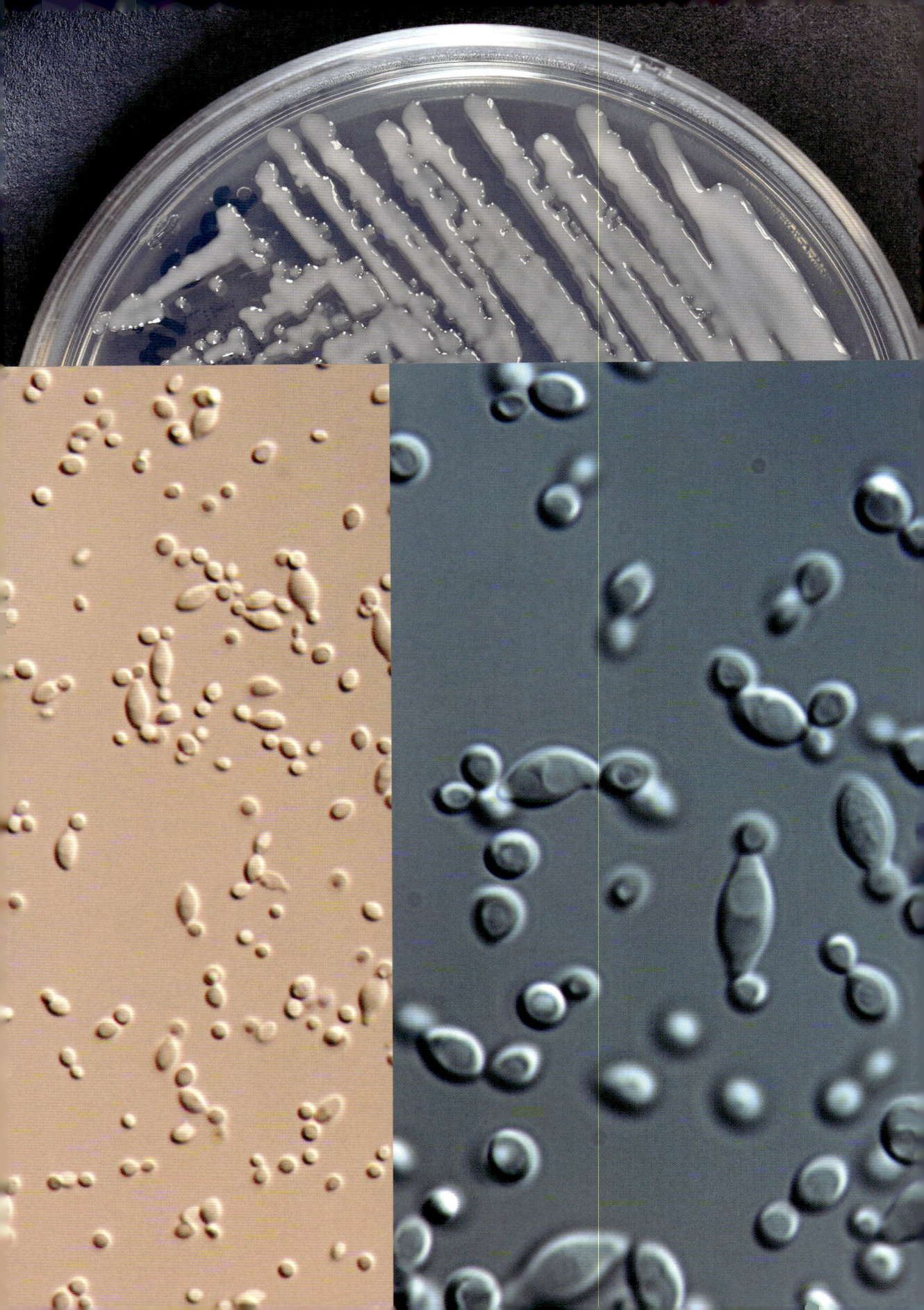

クタネオトリコスポロン・ムコイデス
Cutaneotrichosporon mucoides

真菌界 Fungi／二核菌類亜界 Dikarya／担子菌門 Basidiomycota／ハラタケ亜門 Agaricomycotina／
シロキクラゲ綱 Tremellomycetes／シロキクラゲ目 Tremellales／トリコスポロン科 Trichosporonaceae

- ●臨床的にはトリコスポロン・ムコイデスと呼ばれる
- ●まれに日和見真菌症の原因となる

学名：*Cutaneotrichosporon mucoides*(E. Guého & M. T. Sm.)Xin Zhan Liu, F. Y. Bai, M. Groenew. & Boekhout(2015)

学名語源：cutaneus(皮膚：ラテン語)＋G：thrix, trichos[毛]＋spora[胞子], mucoides(粘液質：ラテン語)

異名：*Trichosporon mucoides*(トリコスポロン・ムコイデス)

安全性：BSL-1

病原性：

- ・日和見感染
  - ・全身感染(消化器，気道，血液，播種)
  - ・局所感染(皮膚，爪，粘膜)

抗真菌薬感受性：充分な情報がない

微生物学的検査・補助診断法：臨床検体の直接顕微鏡検査，培養・同定(生化学的性状，MAIDI-TOF MS，および遺伝子検査による)

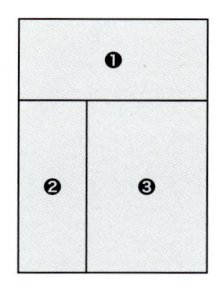

❶ CHROMagar™ Candida 培地上の呈色集落マクロ像
❷ 酵母細胞の生物顕微鏡(ノマルスキー微分干渉)400 倍像
❸ 酵母細胞の生物顕微鏡(ノマルスキー微分干渉)1000 倍像

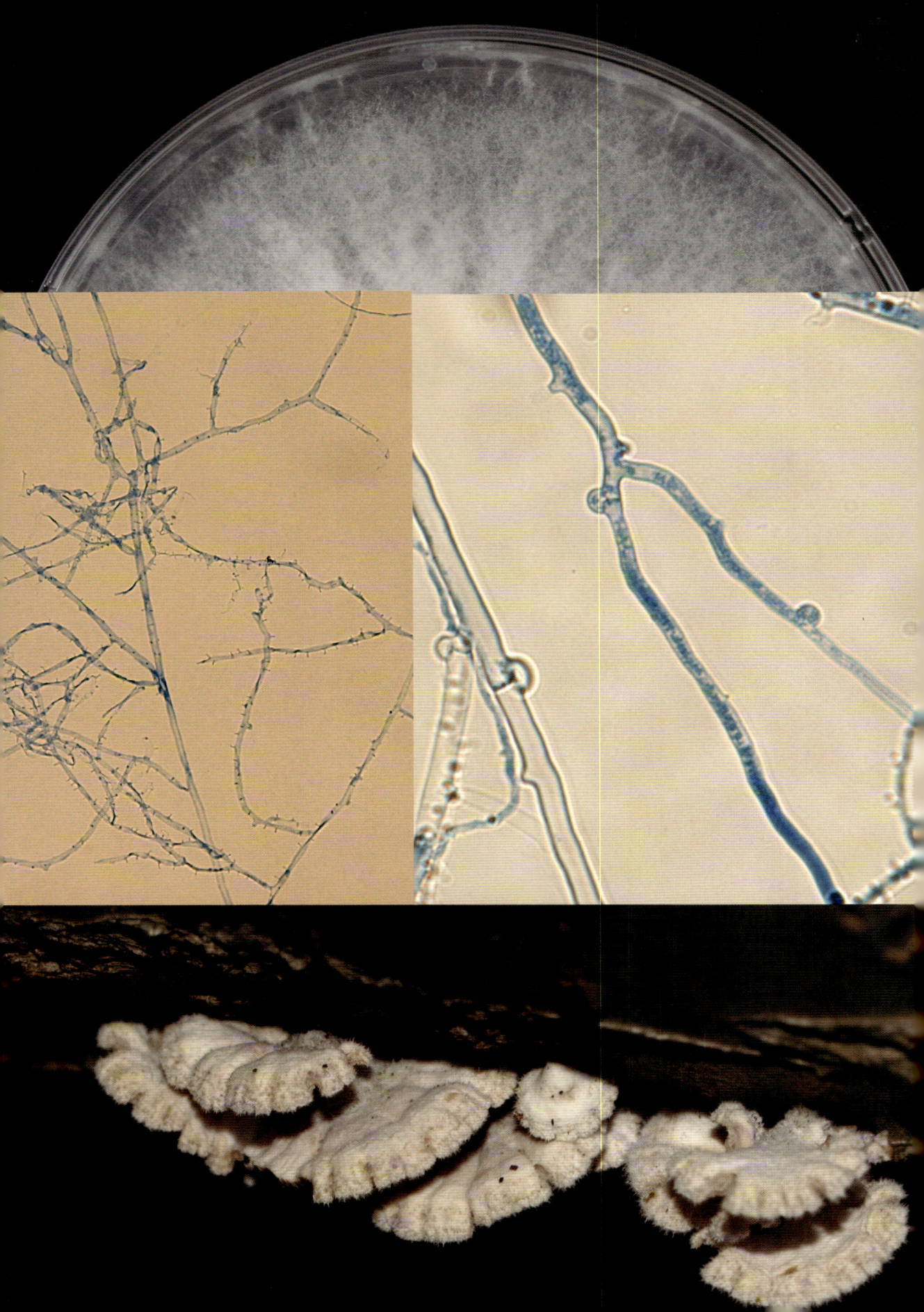

シゾフィラム・コムーネ
Schizophyllum commune

真菌界 Fungi/二核菌類亜界 Dikarya/担子菌門 Basidiomycota/ハラタケ亜門 Agaricomycotina/ハラタケ綱 Agaricomycetes/ハラタケ目 Agaricales/スエヒロタケ科 Schizophyllaceae

- 朽ち木に生育する環境菌であり，屋外でキノコとして普通にみられる
- 感染症としては副鼻腔真菌症（菌球）から中枢神経感染まで多彩である
- アレルギー性気管支肺真菌症の原因としても知られる

学名：*Schizophyllum commune* Fr.（1815）

学名語源：G：schistos［裂けた］＋phyllon［葉］，commune（一般的：ラテン語）

異名：スエヒロタケ

安全性：BSL-1

病原性：

・日和見感染

　・全身感染（肺，血液，中枢神経系，播種）

　・局所感染（副鼻腔，気道）

・アレルギー〔アレルギー性気管支肺真菌症（ABPM），気管支喘息〕

抗真菌薬感受性：アゾール系（ボリコナゾールおよびイトラコナゾール感受性，フルコナゾール低感受性），ポリエン系（アムホテリシンB感受性），キャンディン（ミカファンギンおよびカスポファンギン耐性）

微生物学的検査・補助診断法：臨床検体の直接顕微鏡検査，培養・同定（スライドカルチャーおよび遺伝子検査による）

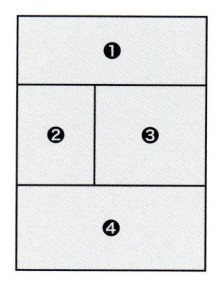

❶ ポテトデキストロース寒天培地上巨大集落表面マクロ像

❷ スライドカルチャー（ラクトフェノールコットンブルー染色）400倍像。棘を伴う菌糸（1）

❸ スライドカルチャー（ラクトフェノールコットンブルー染色）400倍像。かすがい連結を伴う菌糸（1）

❹ 倒木にみられた子実体（キノコ）*1

---

*1　檜村浩一：病原真菌の最近のトピックス．耳喉頭頸 87：364-372，2015，図3b より許可を得て転載

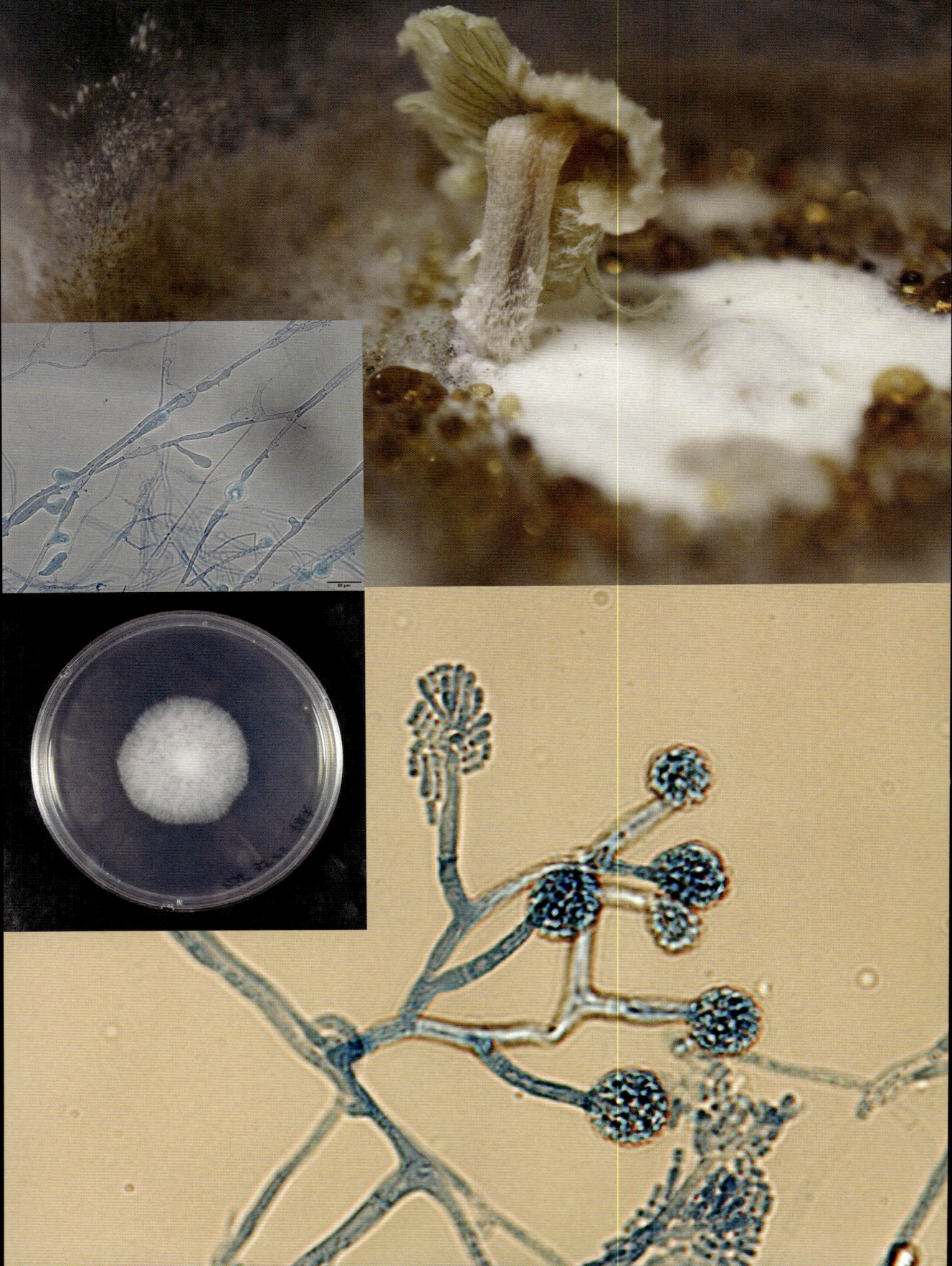

コプリノプシス・シネレア
Coprinopsis cinerea

真菌界 Fungi/二核菌類亜界 Dikarya/担子菌門 Basidiomycota/ハラタケ亜門 Agaricomycotina/
ハラタケ綱 Agaricomycetes/ハラタケ目 Agaricales/スエヒロタケ科 Schizophyllaceae

- 土壌に生育する環境菌であり，屋外でキノコとして普通にみられる
- 日和見感染として全身感染が知られている

学名： *Coprinopsis cinerea*(Schaeff.)Redhead，Vilgalys & Moncalvo(2001)

学名語源：G：kopros[糞]＋-opsis[のようなもの]，cinerea(灰色の：ラテン語)

異名： *Hormographiella aspergillata*(無性世代)，*Coprinus cinereus*，ウシグソヒト
ヨタケ

安全性：BSL-1

病原性：

- ・日和見感染
  - ・全身感染(肺，血液，播種)
  - ・局所感染(皮膚，眼等)

抗真菌薬感受性：充分な情報がない

微生物学的検査・補助診断法：臨床検体の直接顕微鏡検査，培養・同定(スライドカル
チャーおよび遺伝子検査による)

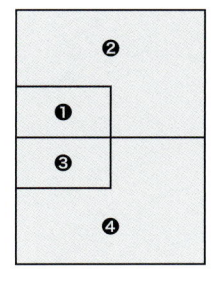

❶ スライドカルチャー(ラクトフェノールコットンブルー染色)
400倍像(1)

❷ ポテトデキストロース寒天培地上に形成された子実体(キノ
コ)

❸ ポテトデキストロース寒天培地上巨大集落表面マクロ像(1)

❹ スライドカルチャー(ラクトフェノールコットンブルー染色)
400倍像(1)。無性世代(1)

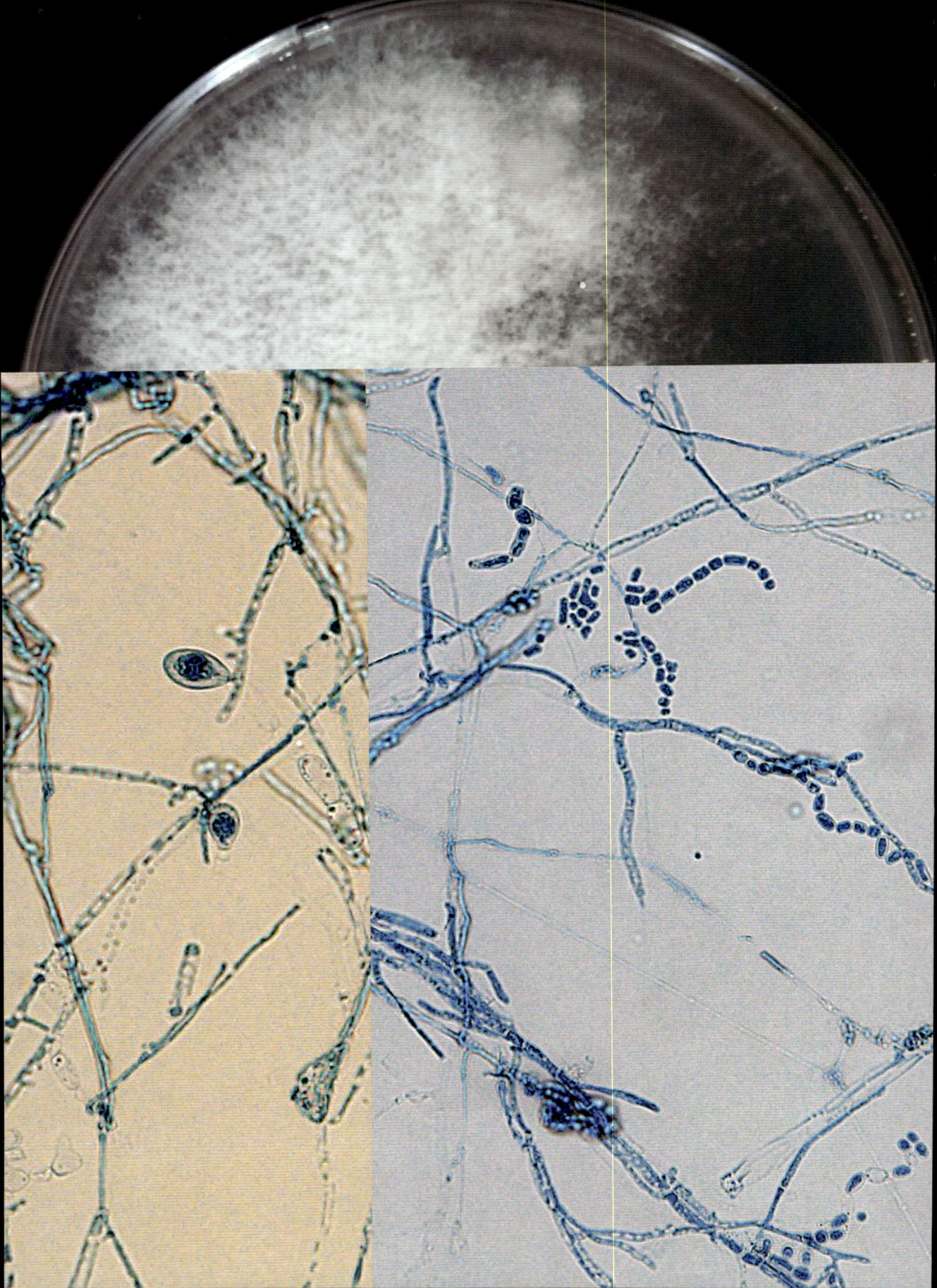

ブエルカンデラ・アズスタ
Bjerkandera adusta

真菌界 Fungi/**二核菌類亜界** Dikarya/**担子菌門** Basidiomycota/**ハラタケ亜門** Agaricomycotina/
ハラタケ綱 Agaricomycetes/**タマチョレイタケ目** Polyporales/**シワタケ科** Meruliaceae

- 朽ち木に生育する環境菌であり，屋外でキノコとして普通にみられる
- 担子菌関連慢性咳嗽の原因菌と考えられている

学名：*Bjerkandera adusta*（Willd.）P. Karst.（1879）

学名語源：Bjerkander（人名），adustus（焼け焦げた：ラテン語）

異名：ヤケイロタケ

安全性：BSL-1

病原性：

・アレルギー（担子菌関連慢性咳嗽）

抗真菌薬感受性：アゾール系（ボリコナゾールおよびイトラコナゾール感受性，フルコナ
ゾール耐性），ポリエン系（アムホテリシン B 感受性），キャンディン（ミカファンギン
およびカスポファンギン耐性）

微生物学的検査・補助診断法：臨床検体の直接顕微鏡検査，培養・同定（スライドカル
チャーおよび遺伝子検査による）

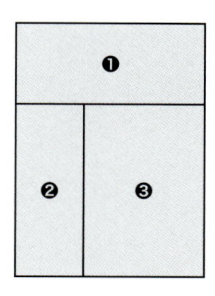

❶ ポテトデキストロース寒天培地上巨大集落表面マクロ像(24)

❷ スライドカルチャー（ラクトフェノールコットンブルー染色）
400 倍像(1)

❸ スライドカルチャー（ラクトフェノールコットンブルー染色）
400 倍像。分節分生子(1)

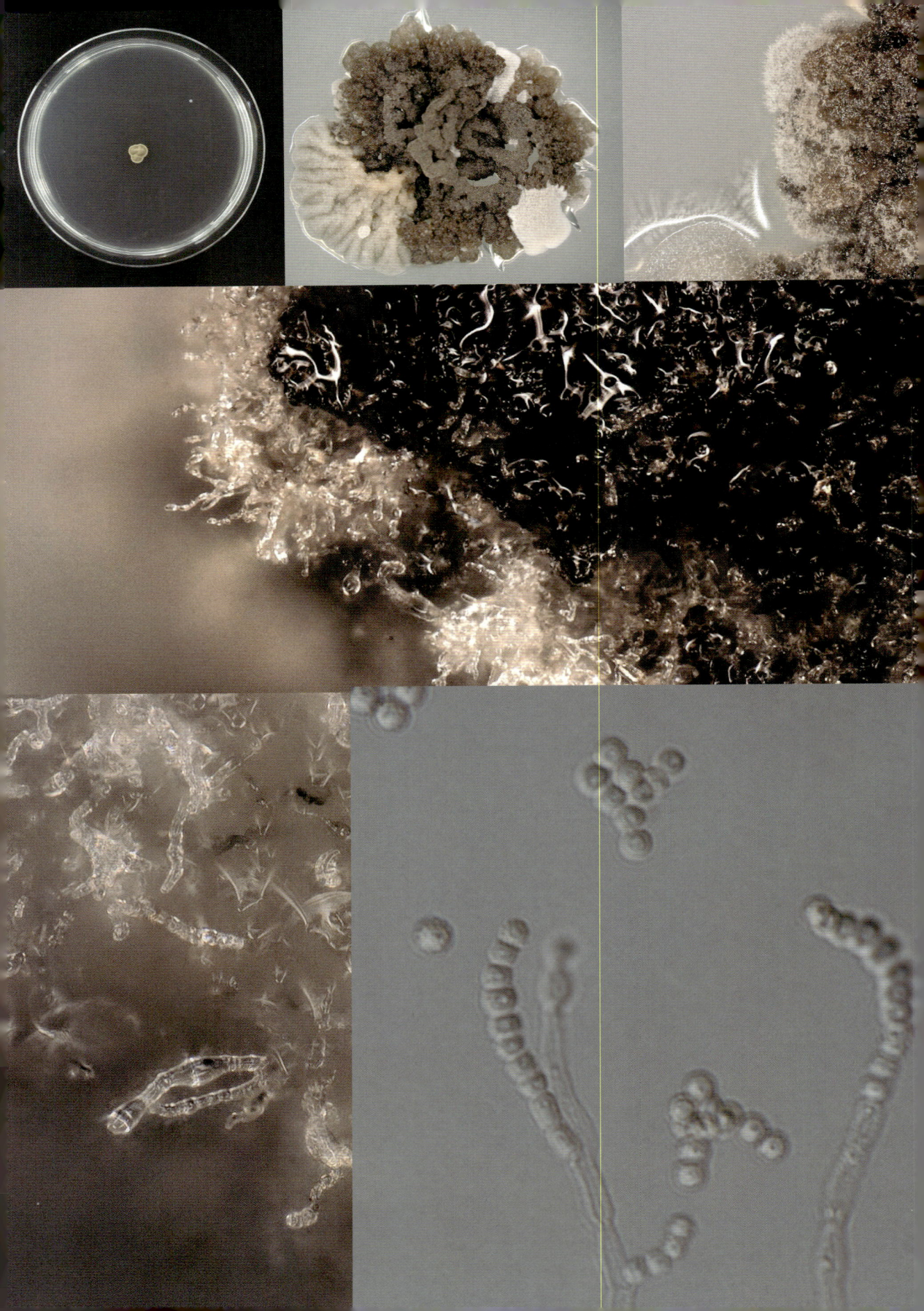

ワレミア・セビ
Wallemia sebi

真菌界 Fungi/二核菌類亜界 Dikarya/担子菌門 Basidiomycota/ハラタケ亜門 Agaricomycotina/
ワレミア綱 Wallemiomycetes/ワレミア目 Wallemiales/ワレミア科 Wallemiaceae

- ●乾燥した環境を好んで発育し，屋内からも多く分離される
- ●感染はまれだが，アレルゲンとしての問題が指摘されている

学名：*Wallemia sebi*（Fr.）Arx（1970）
学名語源：Wallem（人名），sebo（獣脂：ラテン語）→獣脂が分離源
異名：アズキイロカビ
安全性：BSL-1
病原性：
- ・稀に局所感染（皮膚）
- ・アレルギー（気道アレルギー）
抗真菌薬感受性：充分な情報がない
微生物学的検査・補助診断法：臨床検体の直接顕微鏡検査，培養・同定（スライドカルチャーおよび遺伝子検査による）

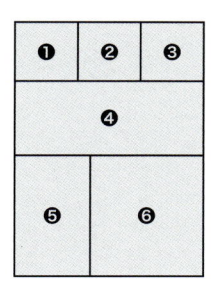

❶ ポテトデキストロース寒天培地上巨大集落表面マクロ像
❷ デジタル顕微鏡 20 倍像
❸ デジタル顕微鏡 100 倍像
❹ デジタル顕微鏡 500 倍像
❺ デジタル顕微鏡 1000 倍像
❻ スライドカルチャー（ラクトフェノール無染色，ノマルスキー微分干渉）400 倍像（24）

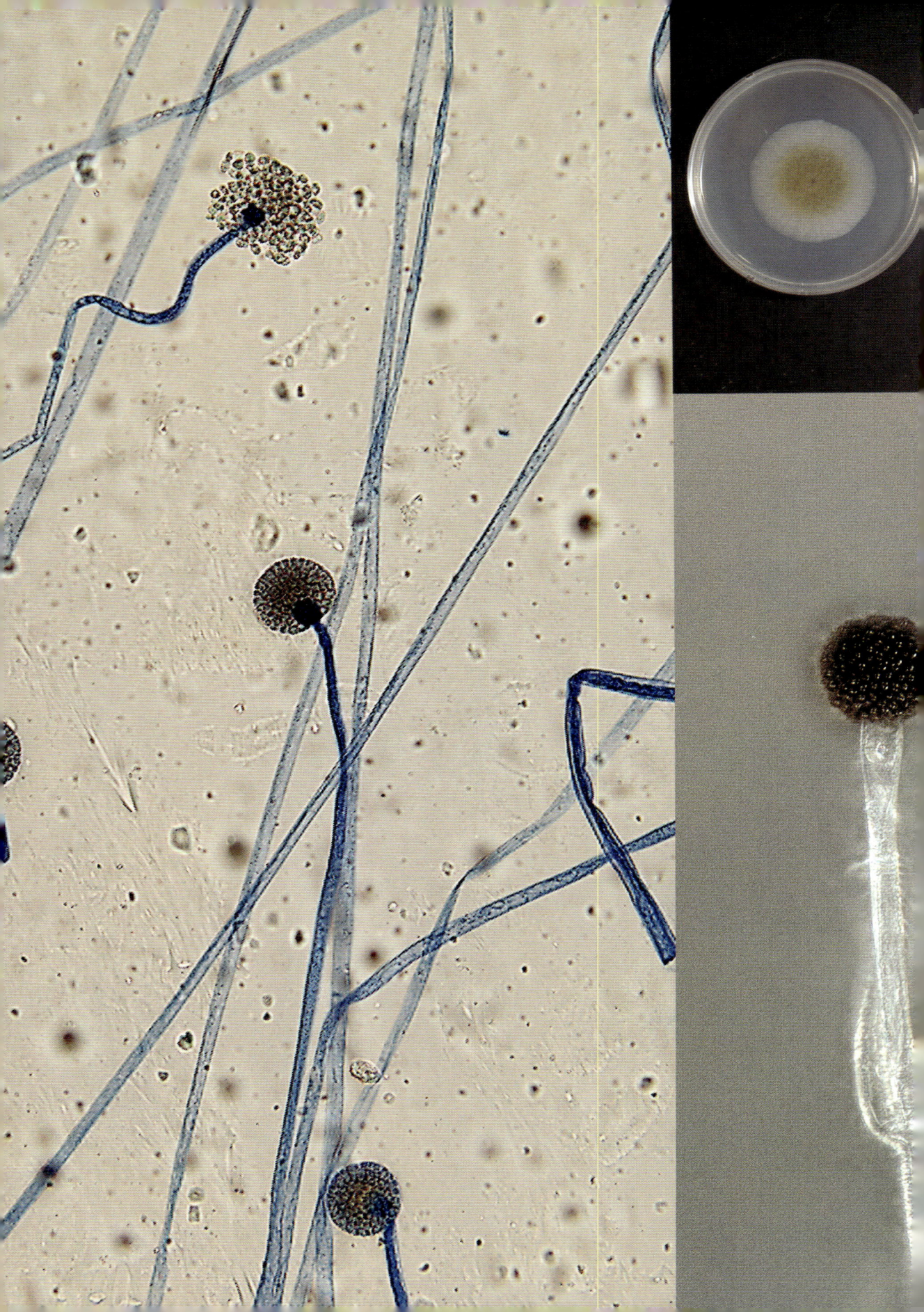

ムーコル・シルシネロイデス
Mucor circinelloides

真菌界 Fungi/ムーコル（ケカビ）門 Mucoromycota/ムーコル（ケカビ）亜門 Mucoromycotina/
ムーコル（ケカビ）目 Mucorales/ムーコル科 Mucoraceae

- 屋内外にありふれた環境菌
- ときに日和見感染としてムーコル症の原因となる

学名：*Mucor circinelloides* Tiegh.（1875）
学名語源：L：mucor[かび]，Circinella（属名：L：circino[円くなる]）+-oides[〜に似たもの]
異名：*Mucor velutinosus*
安全性：BSL-1
病原性：
・日和見真菌症（ムーコル症）
  ・全身感染（肺感染・消化器感染が主だが，全身にも播種）
  ・局所感染（副鼻腔等）
抗真菌薬感受性：アゾール系（フルコナゾール，ボリコナゾールおよびイトラコナゾール耐性），ポリエン系（アムホテリシンB感受性），キャンディン（ミカファンギンおよびカスポファンギン耐性），アリルアミン系（テルブナフィン耐性）
微生物学的検査・補助診断法：臨床検体の直接顕微鏡検査，培養・同定（スライドカルチャーおよび遺伝子検査による）

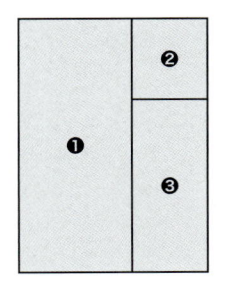

❶ スライドカルチャー（ラクトフェノールコットンブルー染色）200倍像（1）
❷ ポテトデキストロース寒天培地上巨大集落表面マクロ像（1）
❸ デジタル顕微鏡1000倍像

   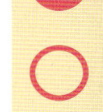 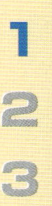

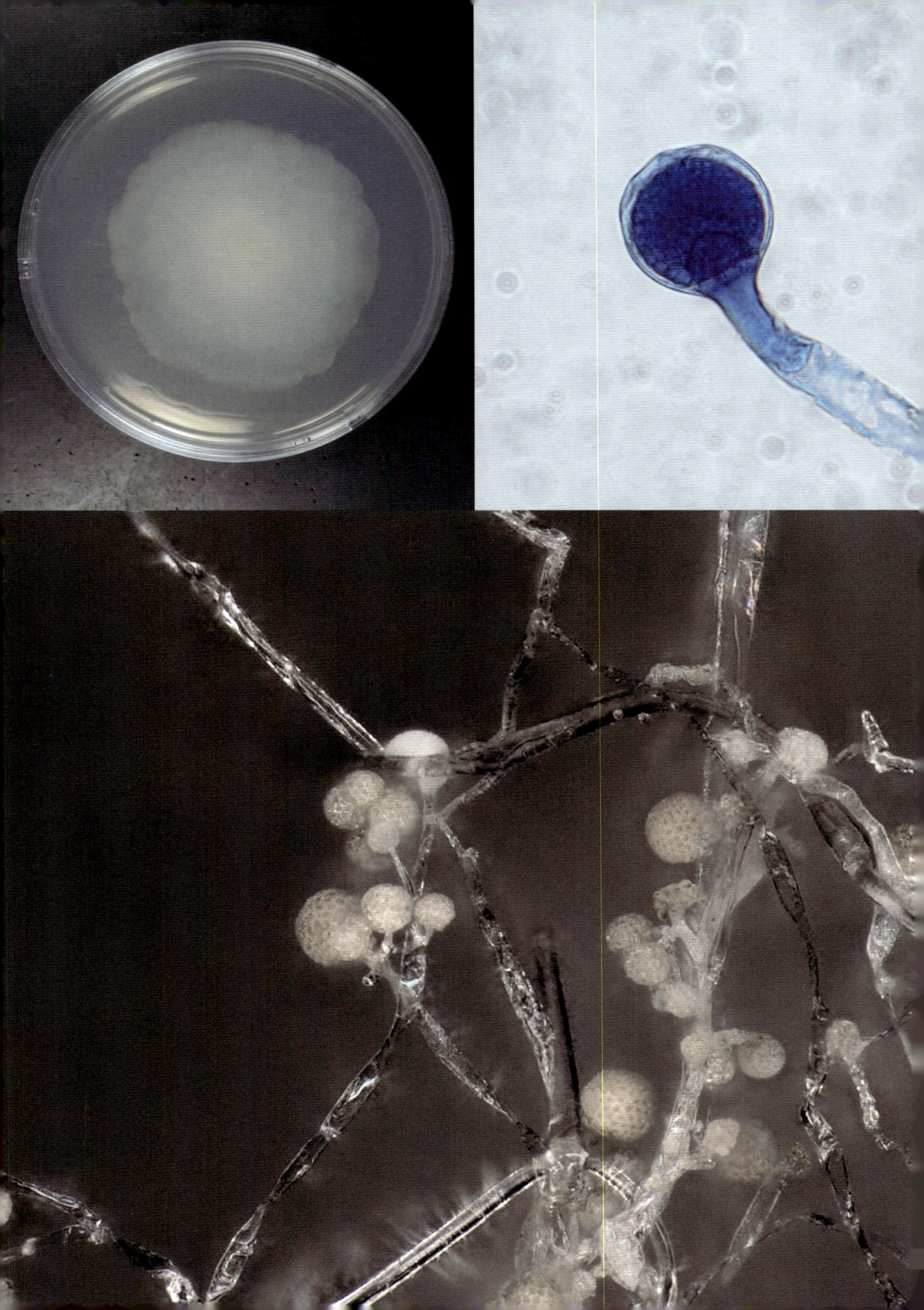

リクテイミア・コリムビフェラ
Lichtheimia corymbifera

真菌界 Fungi/ムーコル(ケカビ)門 Mucoromycota/ムーコル(ケカビ)亜門 Mucoromycotina/
ムーコル(ケカビ)目 Mucorales/ムーコル科 Mucoraceae

- 臨床的にはアブシジア・コリムビフェラと呼ばれる
- 屋内外にありふれた環境菌
- ときに日和見感染としてムーコル症の原因となる

学名：*Lichtheimia corymbifera*(Cohn)Vuill.(1903)
学名語源：Lichtheim(人名), corymbifer(散房花序：ラテン語)→分生子頭が散房花序で
　　形成
異名：*Absidia corymbifera*, *Mucor corymbifer*
安全性：BSL-1
病原性：
・日和見真菌症(ムーコル症)
　・全身感染(肺感染・消化器感染が主だが, 全身にも播種)
　・局所感染(副鼻腔等)
抗真菌薬感受性：アゾール系(フルコナゾール, およびボリコナゾール耐性, イトラコナ
　　ゾール感受性), ポリエン系(アムホテリシン B 感受性), キャンディン(ミカファンギ
　　ンおよびカスポファンギン耐性), アリルアミン系(テルブナフィン感受性)
微生物学的検査・補助診断法：臨床検体の直接顕微鏡検査, 培養・同定(スライドカル
　　チャーおよび遺伝子検査による)

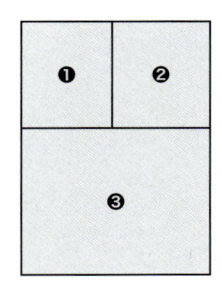

❶ ポテトデキストロース寒天培地上巨大集落表面マクロ像(23)
❷ スライドカルチャー(ラクトフェノールコットンブルー染色)
　400 倍像
❸ デジタル顕微鏡 500 倍像

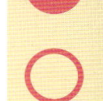

1
2
3

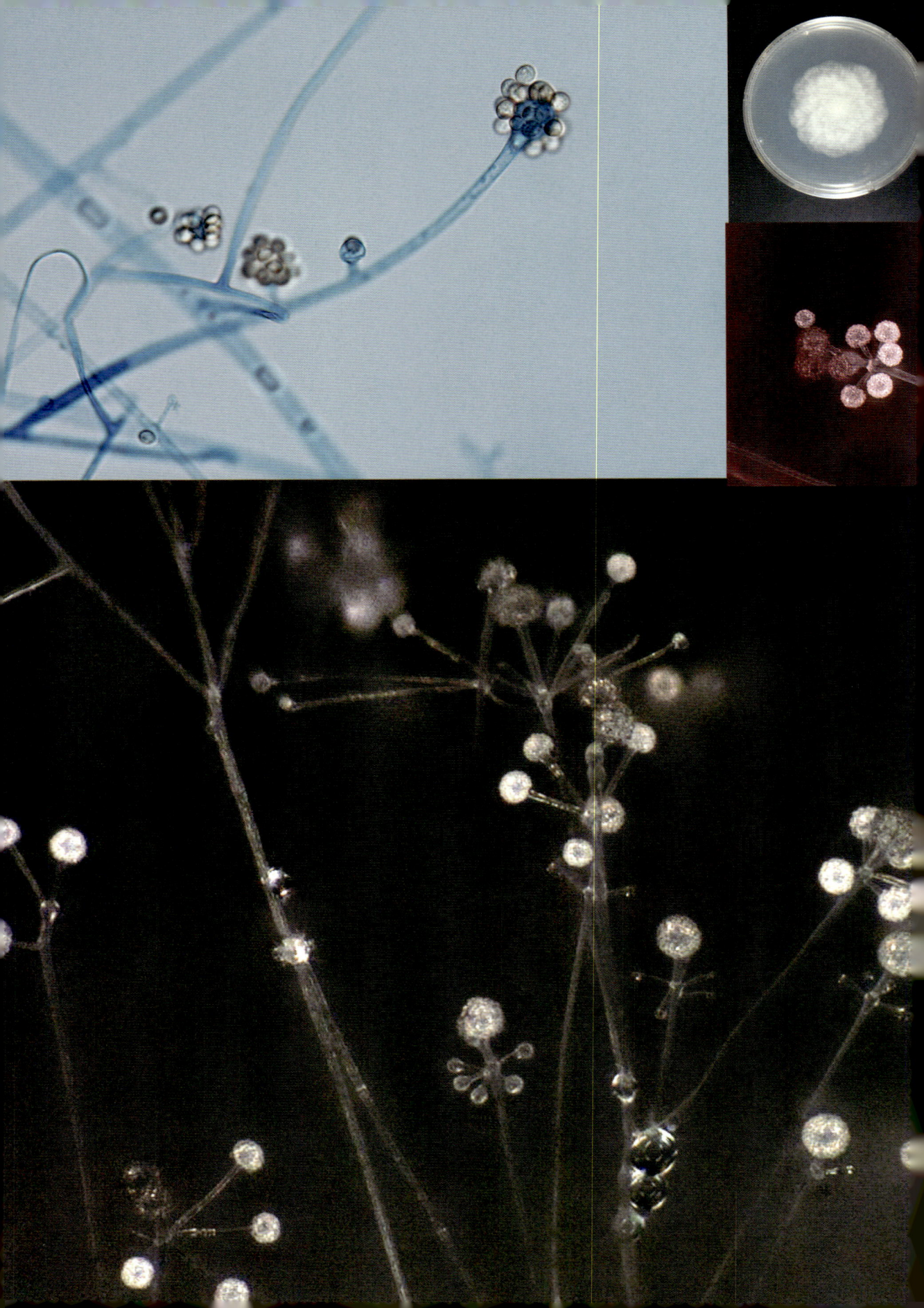

カニングハメラ・エレガンス
Cunninghamella elegans

真菌界 Fungi／ムーコル（ケカビ）門 Mucoromycota／ムーコル（ケカビ）亜門 Mucoromycotina／
ムーコル（ケカビ）目 Mucorales／ムーコル科 Mucoraceae

- リゾプス・アリツスと並んで我が国のムーコル症原因菌として最も多い
- 屋内外にありふれた環境菌
- 日和見感染としてムーコル症の原因となる

学名：*Cunninghamella elegans* Lendn.（1907）
学名語源：Cunningham（人名），elegans（優美な：ラテン語）。原記載に詳細なし
異名：*Cunninghamella bertholletiae*
安全性：BSL-1
病原性：
- 日和見真菌症（ムーコル症）
  - 全身感染（肺感染・消化器感染が主だが，全身にも播種）
  - 局所感染（副鼻腔等）

抗真菌薬感受性：アゾール系（フルコナゾール，ボリコナゾールおよびイトラコナゾール耐性），ポリエン系（アムホテリシン B やや低感受性），キャンディン（ミカファンギンおよびカスポファンギン耐性），アリルアミン系（テルブナフィン耐性）
微生物学的検査・補助診断法：臨床検体の直接顕微鏡検査，培養・同定（スライドカルチャーおよび遺伝子検査による）

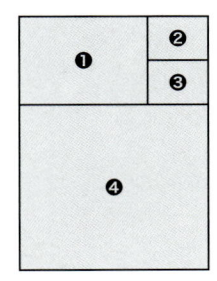

❶ スライドカルチャー（ラクトフェノールコットンブルー染色）
　200 倍像（1）
❷ ポテトデキストロース寒天培地上巨大集落表面マクロ像（23）
❸ デジタル顕微鏡 1000 倍像
❹ デジタル顕微鏡 500 倍像

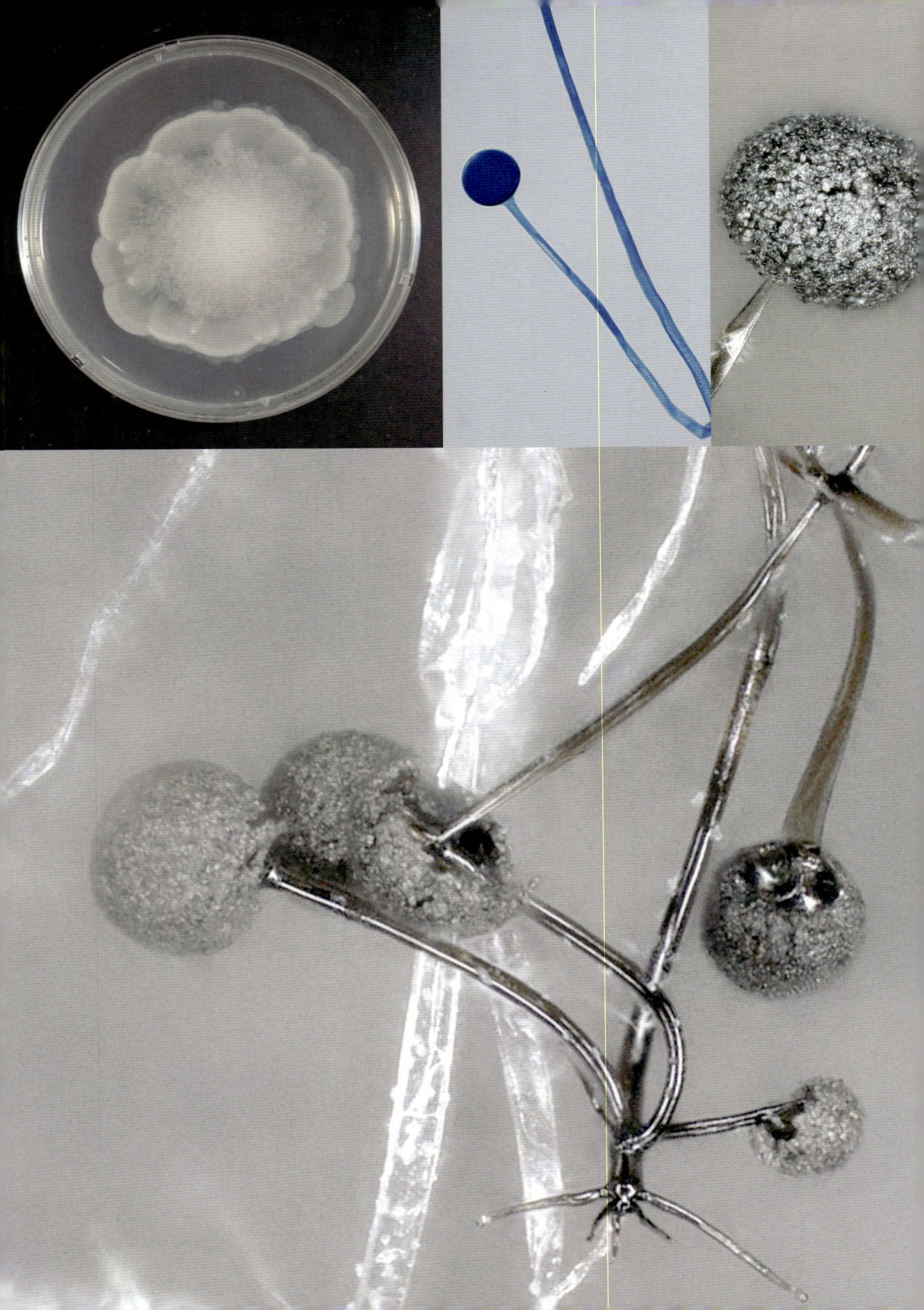

リゾプス・アリツス
Rhizopus arrhizus

真菌界 Fungi/ムーコル(ケカビ)門 Mucoromycota/ムーコル(ケカビ)亜門 Mucoromycotina/
ムーコル(ケカビ)目 Mucorales/ムーコル科 Mucoraceae

- ●クニンガメラ・エレガンスと並んで我が国のムーコル症の原因菌として最も多い
- ●臨床的にはリゾプス・オリザエと呼ばれる
- ●屋内外にありふれた環境菌

学名：*Rhizopus arrhizus* A. Fisch.(1892)

学名語源：G：rhiza[根]＋pous[足]，a(欠損：ラテン語)＋rhiza(根：ギリシャ語)

異名：*Rhizopus oryzae*(リゾプス・オリザエ)

安全性：BSL-1

病原性：

- ・日和見真菌症(ムーコル症)
  - ・全身感染(肺感染・消化器感染が主だが，全身にも播種)
  - ・局所感染(副鼻腔等)

抗真菌薬感受性：アゾール系(フルコナゾール，ボリコナゾールおよびイトラコナゾール耐性)，ポリエン系(アムホテリシン B 感受性)，キャンディン(ミカファンギンおよびカスポファンギン耐性)，アリルアミン系(テルブナフィン耐性)

微生物学的検査・補助診断法：臨床検体の直接顕微鏡検査，培養・同定(スライドカルチャーおよび遺伝子検査による)

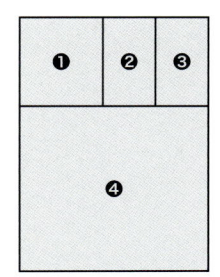

❶ ポテトデキストロース寒天培地上巨大集落表面マクロ像(1)

❷ スライドカルチャー(ラクトフェノールコットンブルー染色)
200 倍像(23)*1

❸ デジタル顕微鏡 500 倍像

❹ デジタル顕微鏡 300 倍像

＊1　槙村浩一：真菌学各論．標準微生物学 第 13 版，p317，図 25-26，医学書院，2018 より許可を得て転載

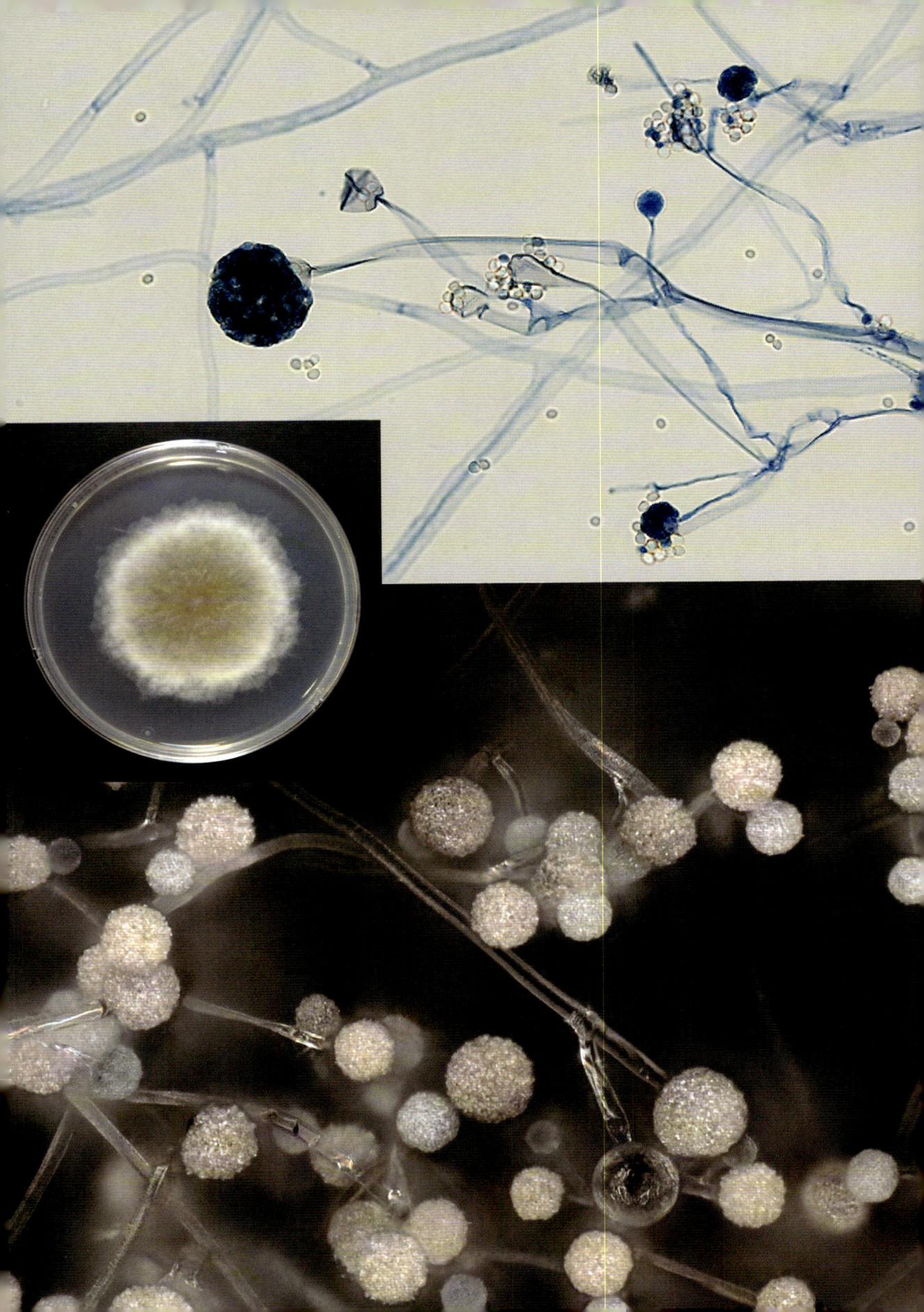

リゾムーコル・プシルス
Rhizomucor pusillus

真菌界 Fungi/ムーコル（ケカビ）門 Mucoromycota/ムーコル（ケカビ）亜門 Mucoromycotina/ムーコル（ケカビ）目 Mucorales/ムーコル科 Mucoraceae

- ●屋内外にありふれた環境菌
- ●ときに日和見感染としてムーコル症の原因となる

学名：*Rhizomucor pusillus*（Lindt）Schipper（1978）

学名語源：G：rhiza[根]＋L：mucor[かび]，pusillus（ごく小さい：ラテン語）→胞子嚢が小さい

異名：*Mucor pusillus*

安全性：BSL-1

病原性：

・日和見真菌症（ムーコル症）

・全身感染（肺感染・消化器感染が主だが，全身にも播種）

・局所感染（副鼻腔等）

抗真菌薬感受性：アゾール系（フルコナゾール，およびボリコナゾール耐性，イトラコナゾール感受性），ポリエン系（アムホテリシン B 感受性），キャンディン（ミカファンギンおよびカスポファンギン耐性），アリルアミン系（テルブナフィン感受性）

微生物学的検査・補助診断法：臨床検体の直接顕微鏡検査，培養・同定（スライドカルチャーおよび遺伝子検査による）

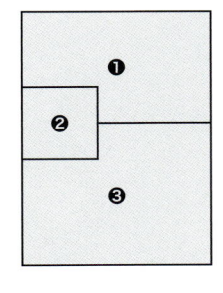

❶ スライドカルチャー（ラクトフェノールコットンブルー染色）200 倍像（1）

❷ ポテトデキストロース寒天培地上巨大集落表面マクロ像（1）

❸ デジタル顕微鏡 500 倍像

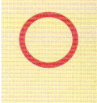

1
2
3

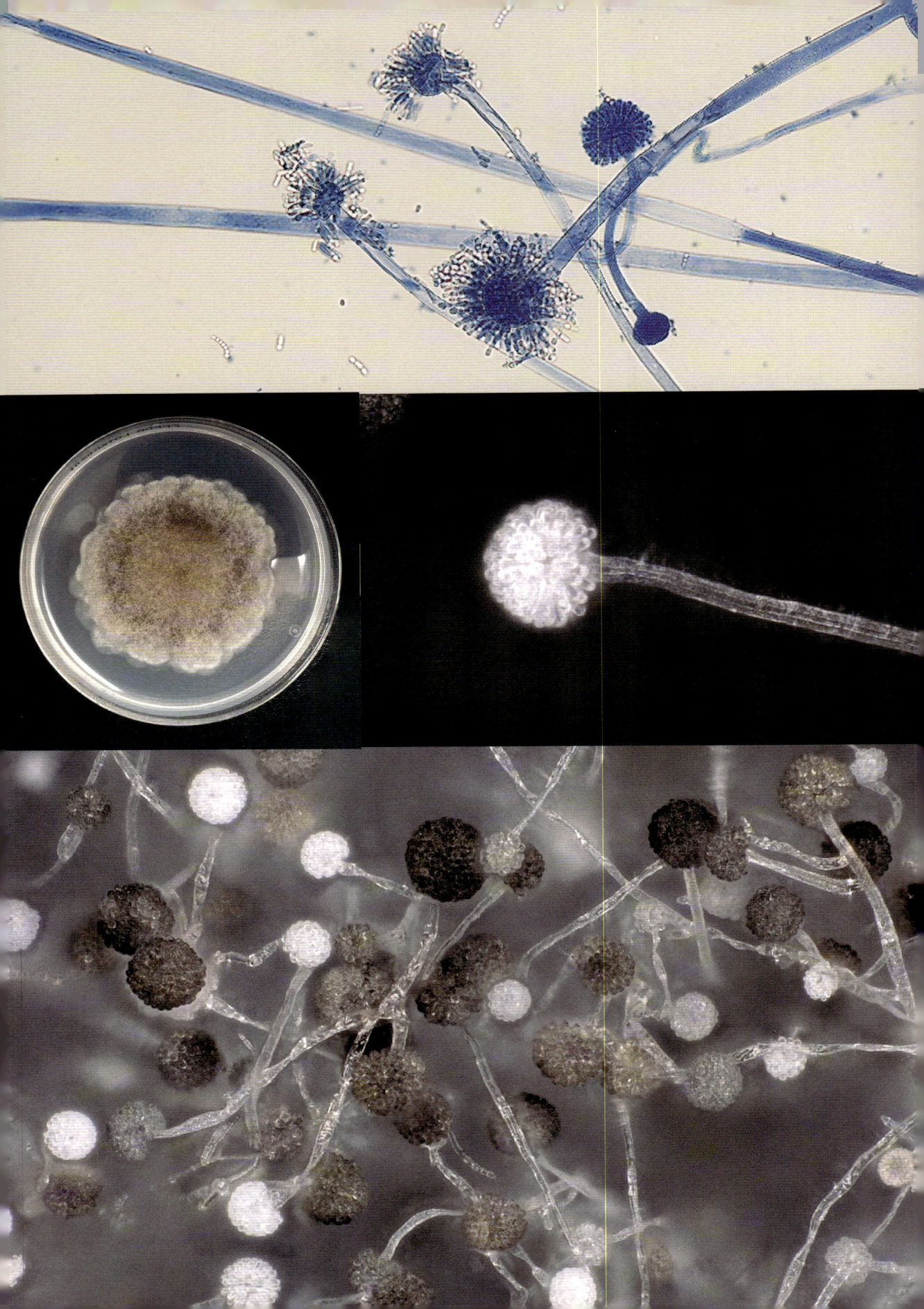

シンセファラストルム・ラセモスム
Syncephalastrum racemosum

真菌界 Fungi/ムーコル（ケカビ）門 Mucoromycota/ムーコル（ケカビ）亜門 Mucoromycotina/ムーコル（ケカビ）目 Mucorales/ハリサシカビモドキ科 Syncephalastraceae

- ●屋内外にありふれた環境菌
- ●ときに日和見感染としてムーコル症の原因となる

学名：*Syncephalastrum racemosum* Cohn ex J. Schröt.（1886）

学名語源：Syncephalis［属名］（G：syn［集合］＋kephalis［小頭］）＋-astrum［〜に似たもの］，racemosum（房の多い：ラテン語）→胞子嚢が密集しているため

異名：*Syncephalastrum verruculosum*，ハリサシカビモドキ

安全性：BSL-1

病原性：

- ・日和見真菌症（ムーコル症）
  - ・全身感染（肺感染・消化器感染が主だが，全身にも播種）
  - ・局所感染（副鼻腔等）

抗真菌薬感受性：アゾール系（フルコナゾール，ボリコナゾールおよびイトラコナゾール耐性），ポリエン系（アムホテリシン B 感受性），キャンディン（ミカファンギンおよびカスポファンギン耐性），アリルアミン系（テルブナフィン感受性）

微生物学的検査・補助診断法：臨床検体の直接顕微鏡検査，培養・同定（スライドカルチャーおよび遺伝子検査による）

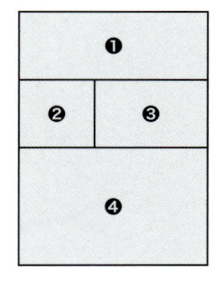

❶ スライドカルチャー（ラクトフェノールコットンブルー染色）
200 倍像（1）

❷ ポテトデキストロース寒天培地上巨大集落表面マクロ像（1）

❸ デジタル顕微鏡 1000 倍像

❹ デジタル顕微鏡 500 倍像

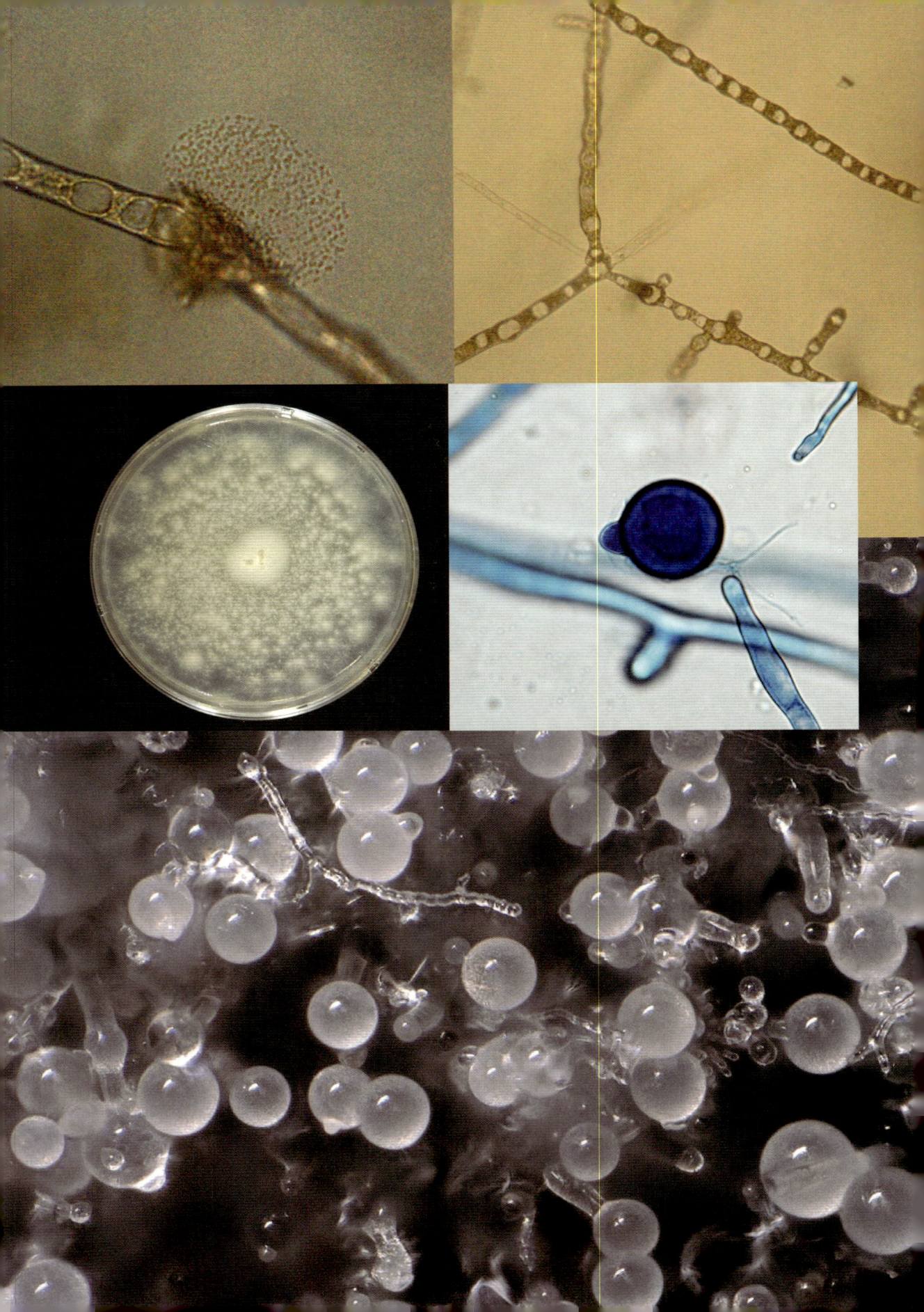

コニジオボルス・コロナツス
Conidiobolus coronatus

真菌界 Fungi／トリモチカビ門 Zoopagomycota／エントモフトラ(ハエカビ)亜門 Entomophthoromycotina／
上位分類不明 Incertae sedis／エントモフトラ(ハエカビ)目 Entomophthorales／アンキリステル科 Ancylistaceae

- ●熱帯にみられ，国内発症例はない
- ●通常，鼻粘膜に限局するが，顔面部軟部組織に及ぶことも多い

学名：*Conidiobolus coronatus*(Costantin) A. Batko(1964)

学名語源：G：conidium［分生子］＋bolos［球塊］，coronatus(花冠：ラテン語)→2次分
生子が1次分生子の周りを花冠のように覆うため

異名：*Boudierella coronata*

安全性：BSL-1

病原性：

- ・コニジオボルス型エントモフトラ症
  - ・局所感染(通常鼻粘膜に限局するが，顔面部軟部組織にも及ぶ)
  - ・全身感染(まれ)

抗真菌薬感受性：いずれの抗真菌薬にも感受性を示さない

微生物学的検査・補助診断法：臨床検体の直接顕微鏡検査，培養・同定(スライドカル
チャーおよび遺伝子検査による)

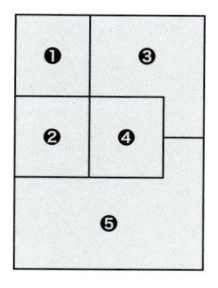

❶ 寒天中菌体のカビ用顕微鏡 400 倍像
❷ 寒天中菌体のカビ用顕微鏡 400 倍像
❸ ポテトデキストロース寒天培地上巨大集落表面マクロ像
❹ スライドカルチャー(ラクトフェノールコットンブルー染色)
　 400 倍像
❺ デジタル顕微鏡 500 倍像

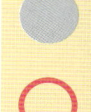

181

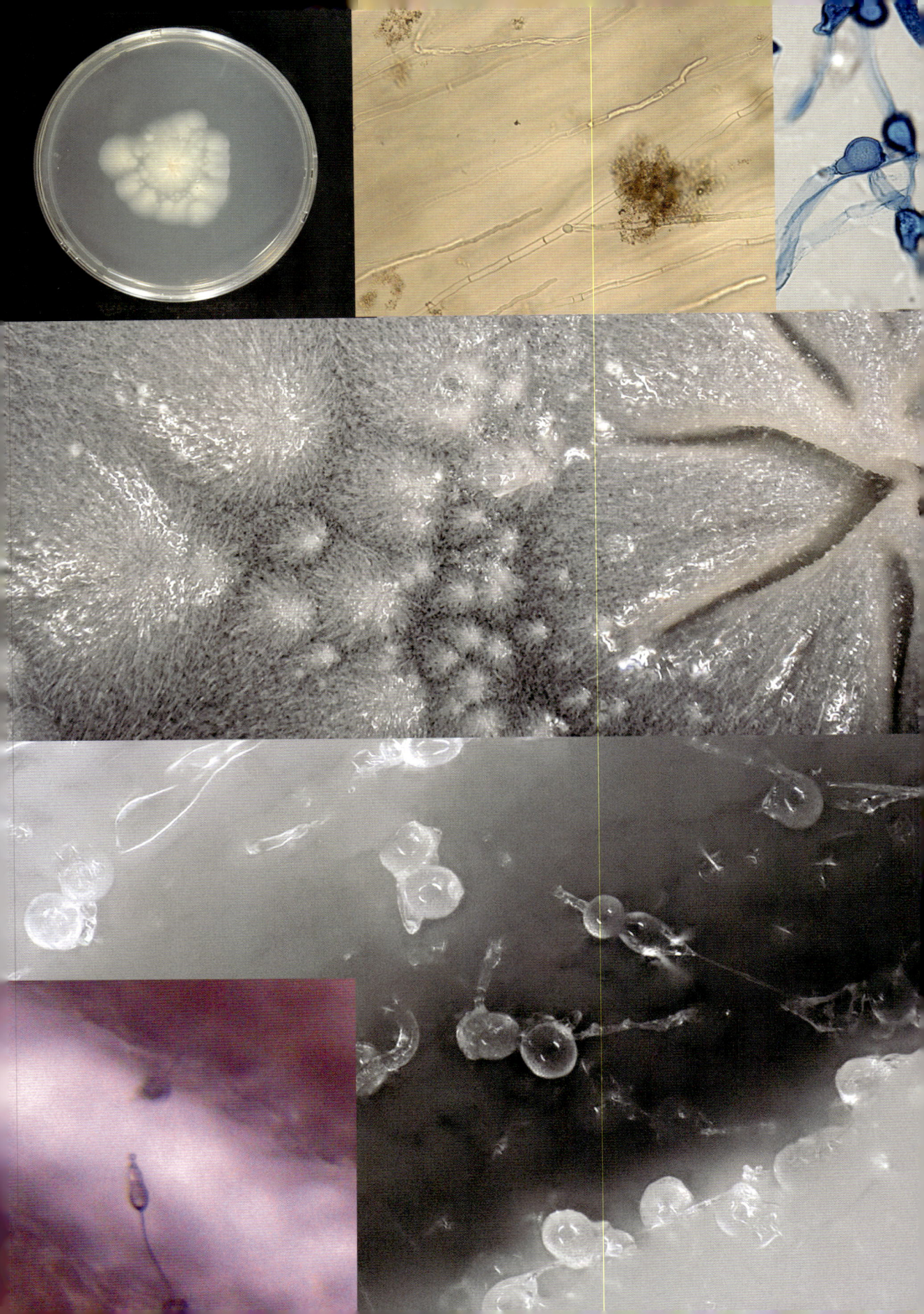

バシジオボルス・ラナルム

Basidiobolus ranarum

真菌界 Fungi/トリモチカビ門 Zoopagomycota/エントモフトラ（ハエカビ）亜門 Entomophthoromycotina/エントモフトラ（ハエカビ）目 Entomophthorales/バシジオボルス科 Basidiobolaceae

- アジア，アフリカの高湿熱帯地域にみられ，米国では新興感染症となっている。国内発症例はない
- 四肢体幹に皮下腫瘤を形成する

学名：*Basidiobolus ranarum* Eidam（1886）

学名語源：G：basidion［担子器］＋bolos［球塊］，rana（カエル：ラテン語）→カエルの糞から分離

異名：*Basidiobolus meristosporus*

安全性：BSL-1

病原性：

- バシジオボルス型エントモフトラ症
  - 局所感染（四肢体幹の皮下に限局）
  - 全身感染（まれ）

抗真菌薬感受性：いずれの抗真菌薬にも感受性を示さない

微生物学的検査・補助診断法：臨床検体の直接顕微鏡検査，培養・同定（スライドカルチャーおよび遺伝子検査による）

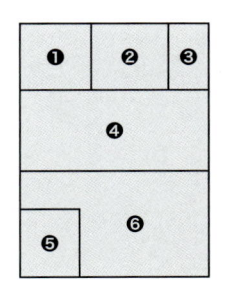

❶ ポテトデキストロース寒天培地上巨大集落表面マクロ像

❷ 寒天中菌体のカビ用顕微鏡 400 倍像

❸ スライドカルチャー（ラクトフェノールコットンブルー染色）400 倍像

❹ デジタル顕微鏡 20 倍像

❺ デジタル顕微鏡 500 倍像

❻ 実体顕微鏡 120 倍像

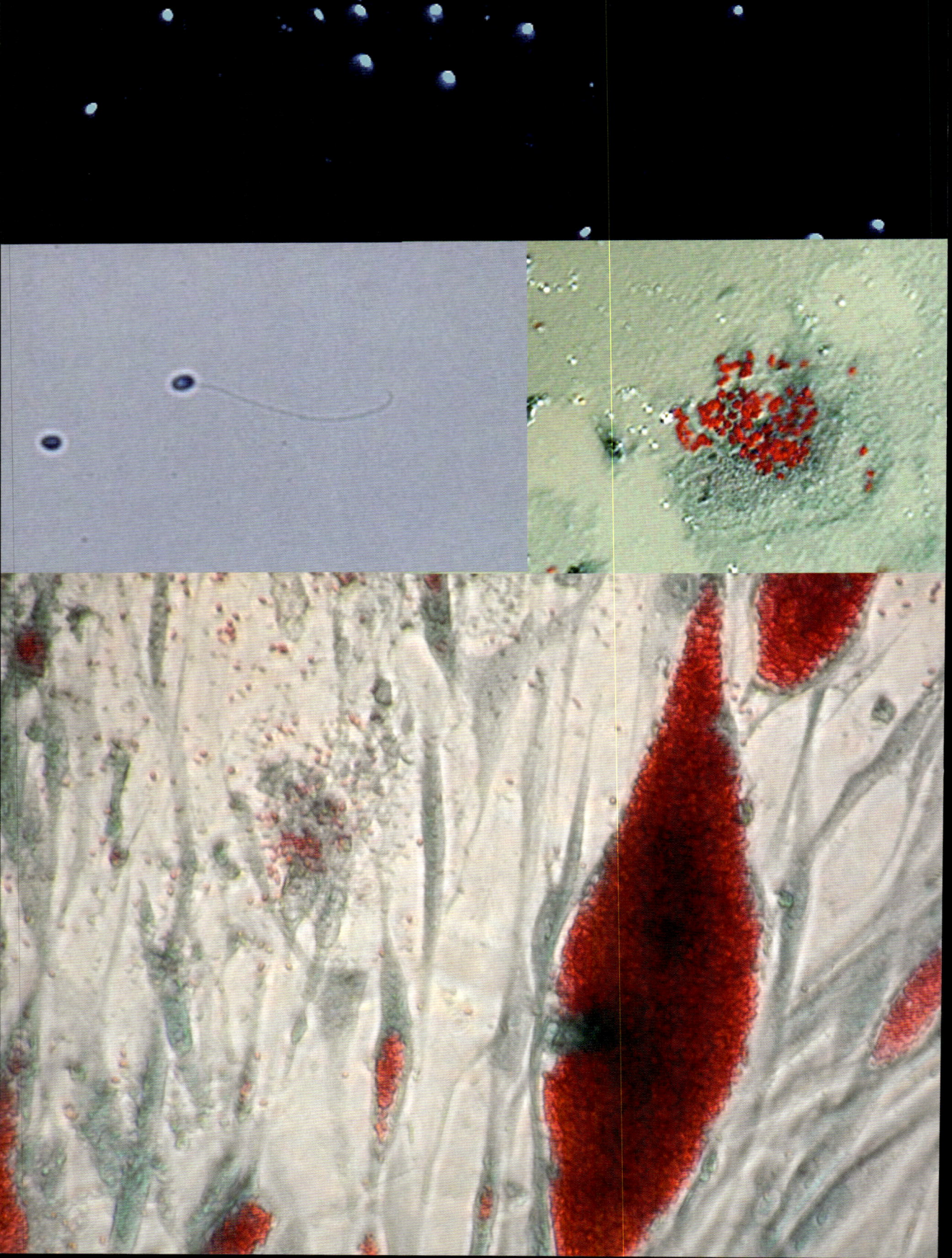

エンセファリトズーン・クニクリ
Encephalitozoon cuniculi

真菌界 Fungi/ミクロスポリディア門 Microsporidia/上位分類不明 Incertae sedis

- かつて微胞子虫とよばれた絶対寄生菌
- 極管を通して自らの原形質を宿主細胞に注入して感染
- 日和見感染と考えられてきたが，抗体検査によれば健常人の既感染も多い

> 学名：*Encephalitozoon cuniculi* Levaditi，Nicolau & Schoen（1923）
>
> 学名語源：Encephalitis（脳炎：ラテン語）＋zoon（子虫：ラテン語），cuniculosus（ウサギ：ラテン語）
>
> 異名：*Nosema cuniculi*
>
> 安全性：BSL-2
>
> 病原性：
>
> ・ミクロスポリディア症（微胞子虫症）
>
> ・全身感染（各臓器膿瘍，消化器症状等）
>
> ・局所感染（角膜，気管支等）
>
> 抗真菌薬感受性：いずれの抗真菌薬にも感受性を示さない。治療には抗原虫薬（アルベンダゾールなど）を用いるが，効果は限定的
>
> 微生物学的検査・補助診断法：臨床検体の直接顕微鏡検査，人工培地による培養は不能・同定は遺伝子検査による

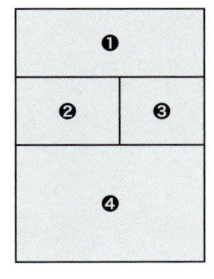

❶ 菌体の Calcifluor white 染色像（25）
❷ 菌体のギムザ染色像。極管がみられる（25）*1
❸ 菌体の Chromotrope 2R 染色像（25）
❹ 感染細胞内に充満した菌体。Chromotrope 2R 染色像（25）*1

---

*1　槇村浩一：病原真菌の最近のトピックス．耳喉頭頸 87：364-372，2015．図 4 より許可を得て転載

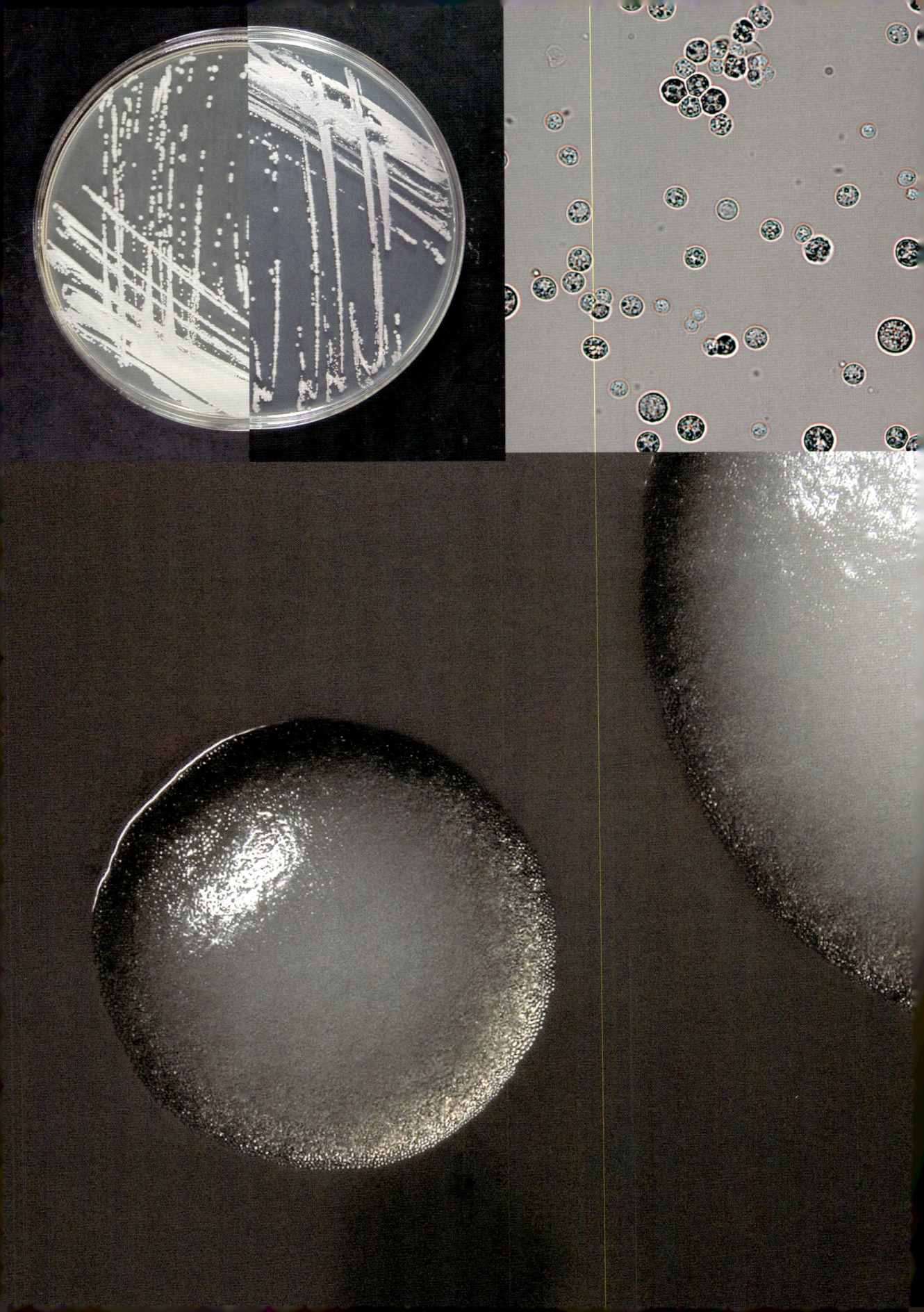

プロトテカ・ウイッカーハミイ
Prototheca wickerhamii

アーケプラスチダ Archaeplastida/**緑色植物門** Chlorophyta/**トレボウキシア藻綱** Trebouxiophyceae/
クロレラ目 Chlorellales

- ●環境や活性汚泥中に生育し葉緑体を退化させたクロレラ近縁種
- ●まれに表在性または深在性感染を生じる

学名：*Prototheca wickerhamii* Tubaki & Soneda（1959）

学名語源：G：protos［原始の］＋theke［子嚢］，Wickerham（人名）

異名：なし

安全性：BSL-1

病原性：

・プロトテカ症

　・局所感染（深部皮膚感染）

　・全身感染（まれに敗血症，中枢神経感染）

抗真菌薬感受性：アゾール系（イトラコナゾール，およびフルコナゾール耐性），ポリエン
系（アムホテリシン B 感受性）

微生物学的検査・補助診断法：臨床検体の直接顕微鏡検査，培養・同定（生化学的性状，
MAIDI-TOF MS，および遺伝子検査による）

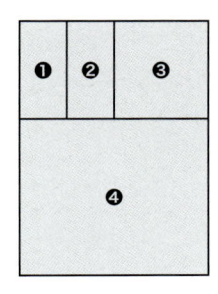

❶ 酵母麦芽寒天培地上集落表面マクロ像（26）

❷ CHROMagar™ Candida 培地上集落表面マクロ像（26）

❸ 細胞の生物顕微鏡 400 倍像（26）

❹ デジタル顕微鏡 200 倍像

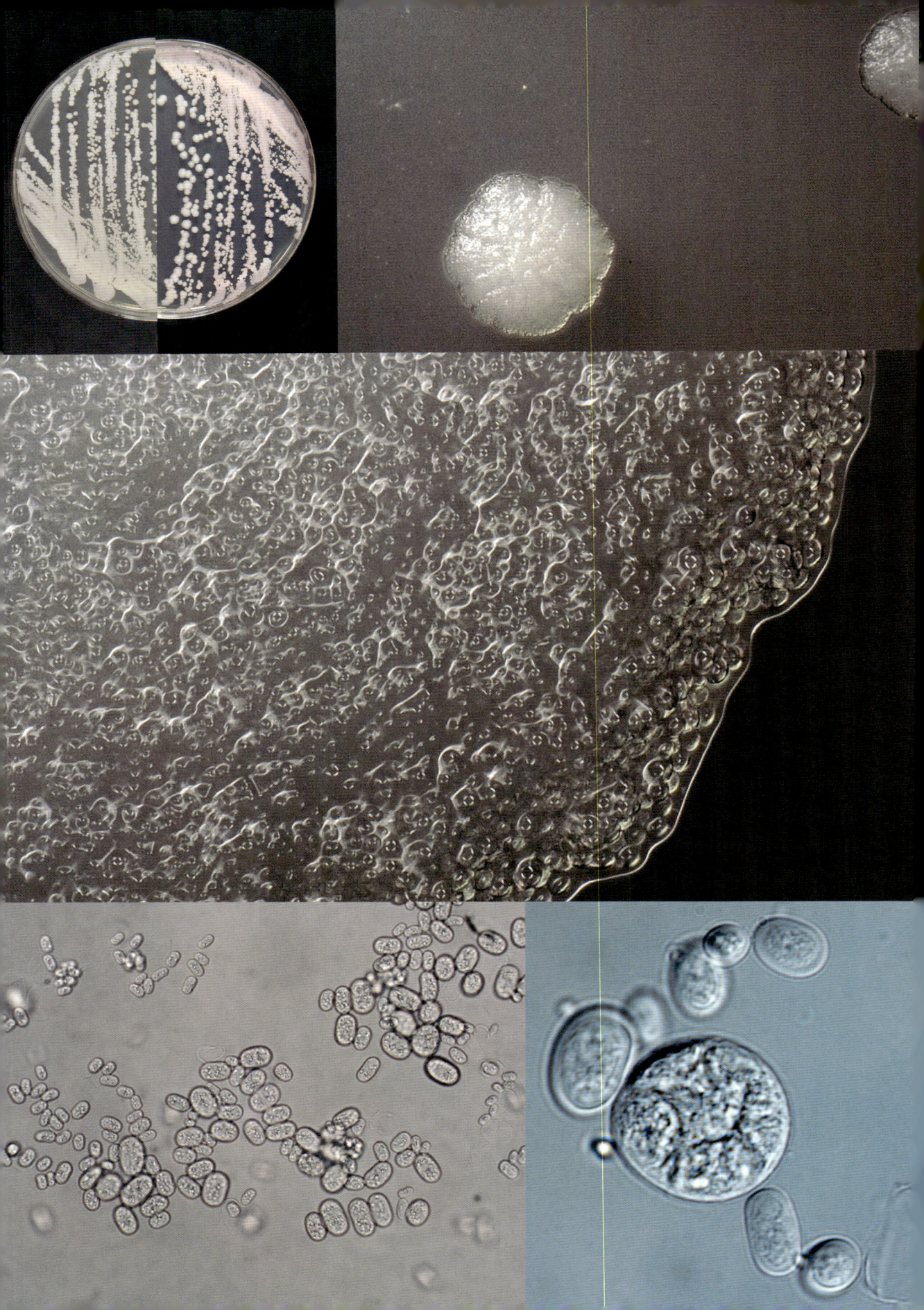

プロトテカ・ゾフィー
Prototheca zopfii

- ●ウシ乳房炎の原因微生物
- ●葉緑体を退化させたクロレラ近縁種
- ●まれに表在性または深在性感染を生じる

学名：*Prototheca zopfii* Krüger（1894）

学名語源：G：protos［原始の］＋theke［子嚢］，Zopf（人名）

異名：なし

安全性：BSL-1

病原性：

・プロトテカ症

　・局所感染（深部皮膚感染）

　・全身感染（まれに敗血症）

抗真菌薬感受性：アゾール系（イトラコナゾール感受性，フルコナゾール低感受性），ポリエン系（アムホテリシン B 低感受性）

微生物学的検査・補助診断法：臨床検体の直接顕微鏡検査，培養・同定（生化学的性状，MAIDI-TOF MS，および遺伝子検査による）

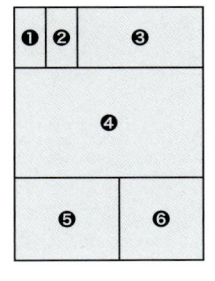

❶ 酵母麦芽寒天培地上集落表面マクロ像（26）

❷ CHROMagar™ Candida 培地上集落表面マクロ像（26）

❸ デジタル顕微鏡 20 倍像

❹ デジタル顕微鏡 500 倍像

❺ 細胞の生物顕微鏡 400 倍像（26）

❻ 細胞の生物顕微鏡（ノマルスキー微分干渉）1000 倍像

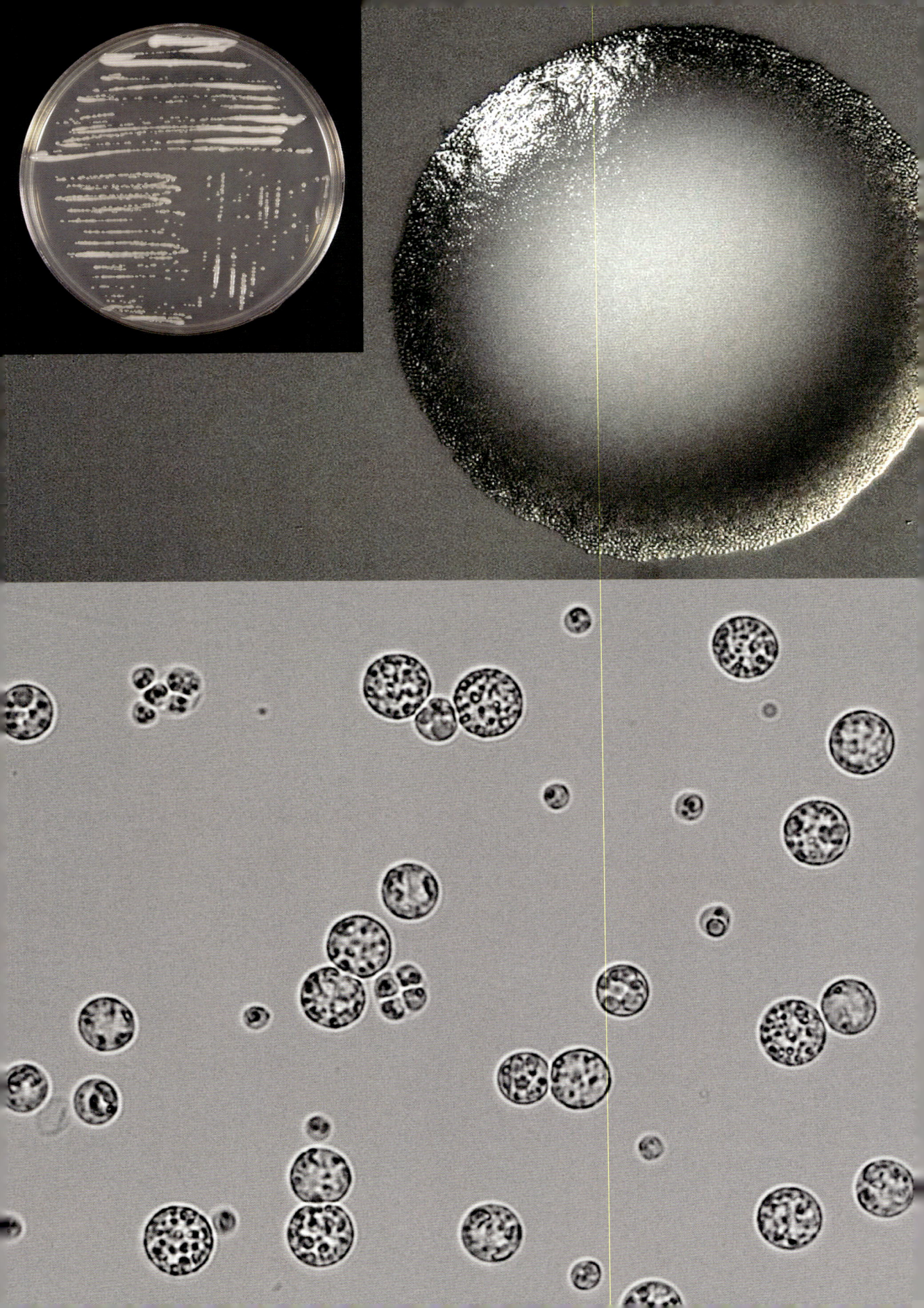

プロトテカ・クチス
Prototheca cutis

アーケプラスチダ Archaeplastida/**緑色植物門** Chlorophyta/**トレボウキシア藻綱** Trebouxiophyceae/**クロレラ目** Chlorellales

- 環境中に生育し葉緑体を退化させたクロレラ近縁種
- まれに表在性感染を生じる

学名：*Prototheca cutis* Satoh & Makimura（2010）
学名語源：G：protos［原始の］＋theke［子嚢］，cutis（皮膚：ラテン語）→皮膚炎患部から
　　分離
異名：*Prototheca wickerhamii*
安全性：BSL-1
病原性：
・プロトテカ症
　・局所感染（深部皮膚感染）
抗真菌薬感受性：充分な情報がない
微生物学的検査・補助診断法：臨床検体の直接顕微鏡検査，培養・同定（遺伝子検査による）

❶ サブローデキストロース寒天培地上集落表面マクロ像（11）
❷ 細胞の生物顕微鏡 400 倍像（11）
❸ デジタル顕微鏡 200 倍像

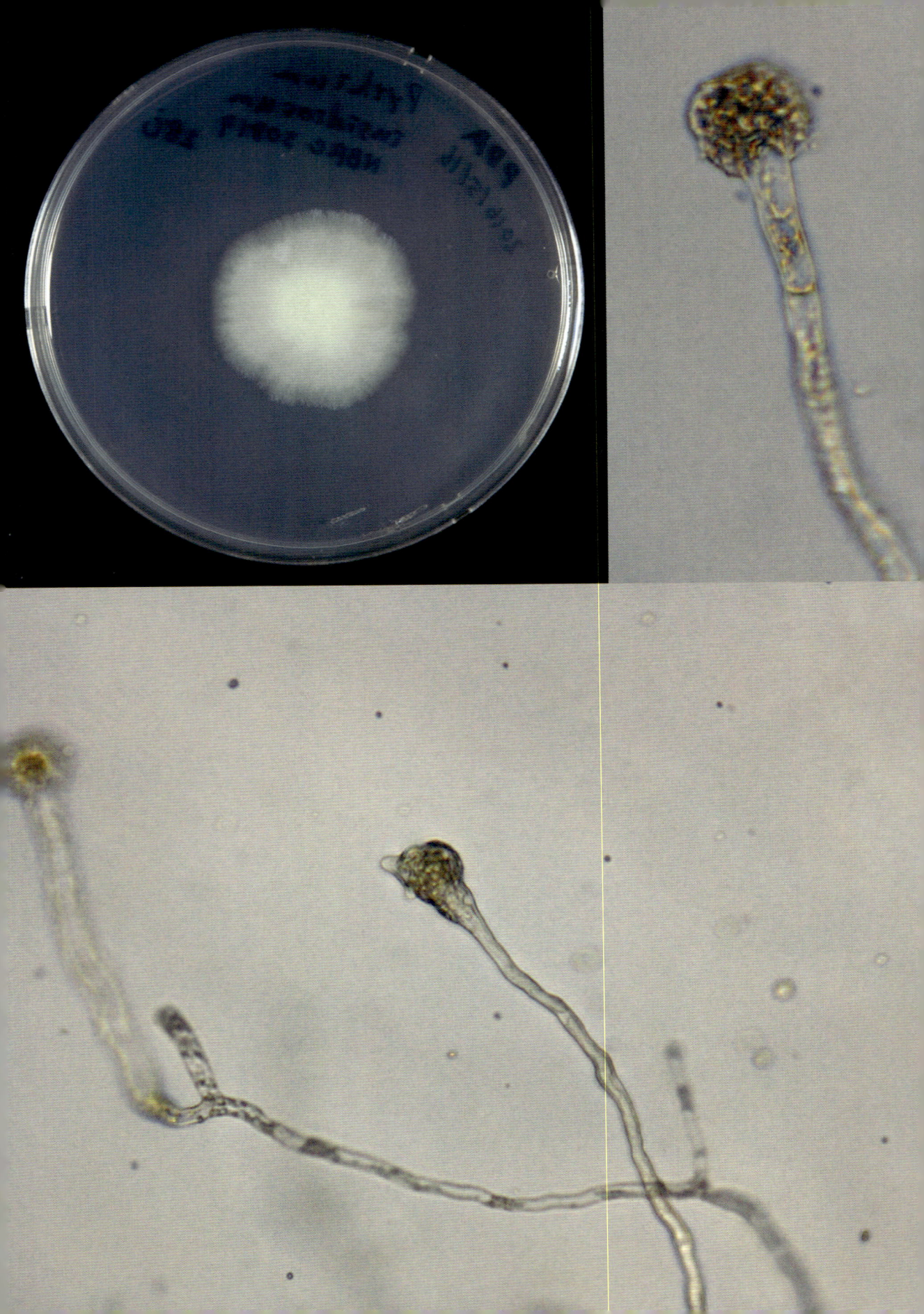

ピチウム・インシジオスム
Pythium insidiosum

● 水生微生物であり本病原体が生育する水に曝露することにより（おそらく微小な傷を介して）感染する

学名：*Pythium insidiosum* De Cock, L. Mend., A. A. Padhye, Ajello & Kaufman（1987）

学名語源：G：pytho［腐敗する］＋-ium［〜に似たもの］, insidiosum（危険：ラテン語）→病原性の *Pythium*

異名：なし

安全性：BSL-1

病原性：
- ・ピチウム症
  - ・局所感染（深部皮膚感染，角膜，気道）
  - ・全身感染（日和見感染としてまれ）

抗真菌薬感受性：いずれの抗真菌薬にも感受性を示さない

微生物学的検査・補助診断法：臨床検体の直接顕微鏡検査，培養・同定（スライドカルチャーおよび遺伝子検査による）

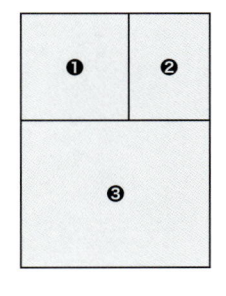

❶ ポテトデキストロース寒天培地上巨大集落表面マクロ像(12)

❷ 寒天中菌体のカビ用顕微鏡 400 倍像

❸ 寒天中菌体のカビ用顕微鏡 400 倍像

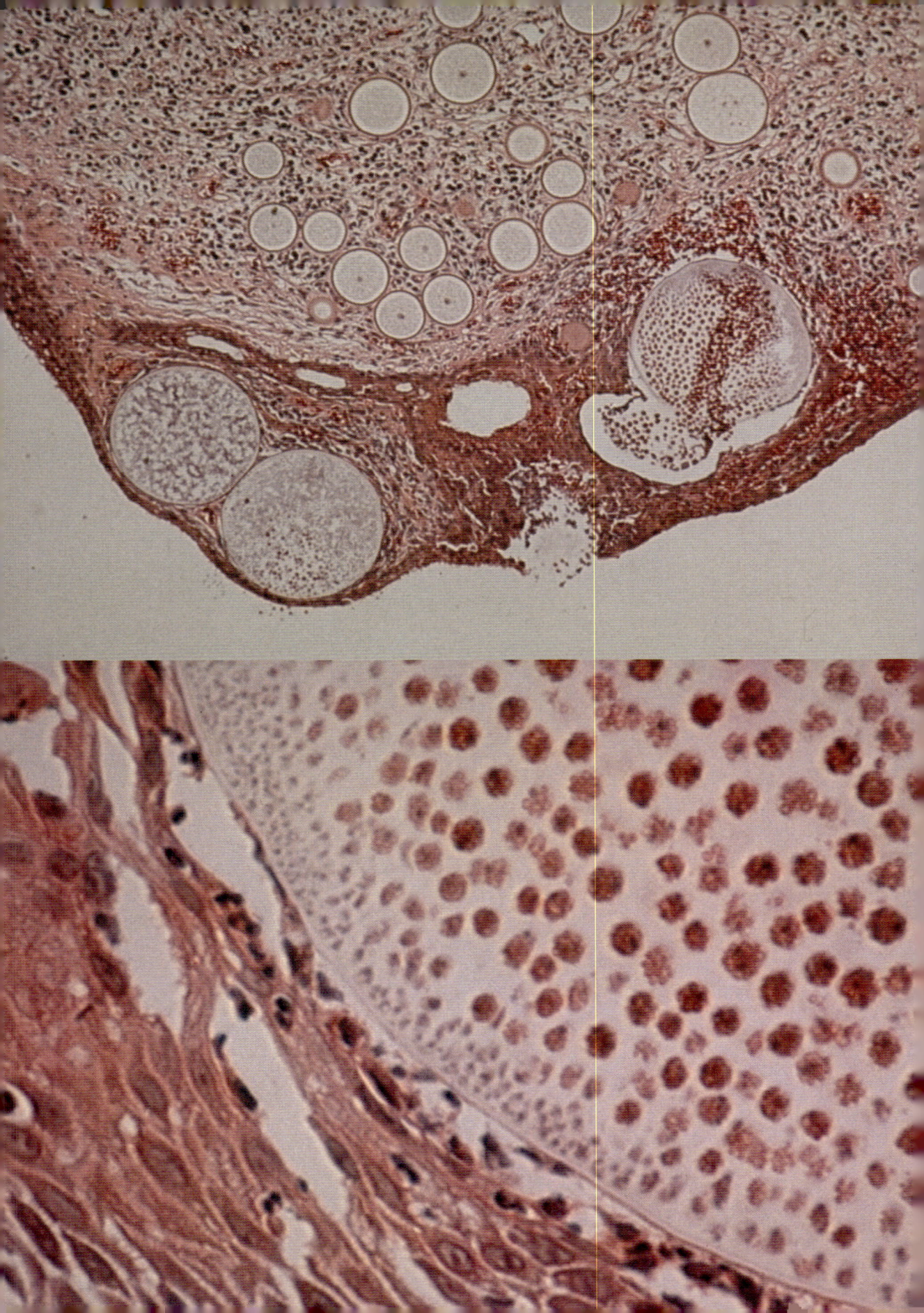

リノスポリジウム・シーベリ
Rhinosporidium seeberi

イクチオスポレア Ichthyosporea/**デルモシスチジウム目** Dermocystida

- インド，ネパール，東南アジアにみられる
- 鼻粘膜の微小な傷を介して感染が起こると考えられている

学名：*Rhinosporidium seeberi*（Wernicke）Seeber（1912）

学名語源：G：rhinos［鼻］＋spora［胞子］＋-idium［～に似たもの］，Seeber（人名）

異名：*Coccidium seeberi*

安全性：BSL-1

病原性：

- リノスポリジウム症
  - 局所感染（鼻腔，口腔感染）
  - 全身感染（まれ）

抗真菌薬感受性：いずれの抗真菌薬にも感受性を示さない

微生物学的検査・補助診断法：臨床検体の病理組織検査，培養は不能

❶ 病理組織標本。鼻粘膜上皮直下の胞子囊（HE 染色）像（3）[*1]

❷ 病理組織標本。胞子囊中にみられる多数の胞子囊胞子（HE 染色）像（3）

---

*1 奥平雅彦，発地雅夫 編：真菌症カラーアトラス，図62 リノスポリジウム症（東邦大学例，p167），文光堂，1994 年より許可を得て転載

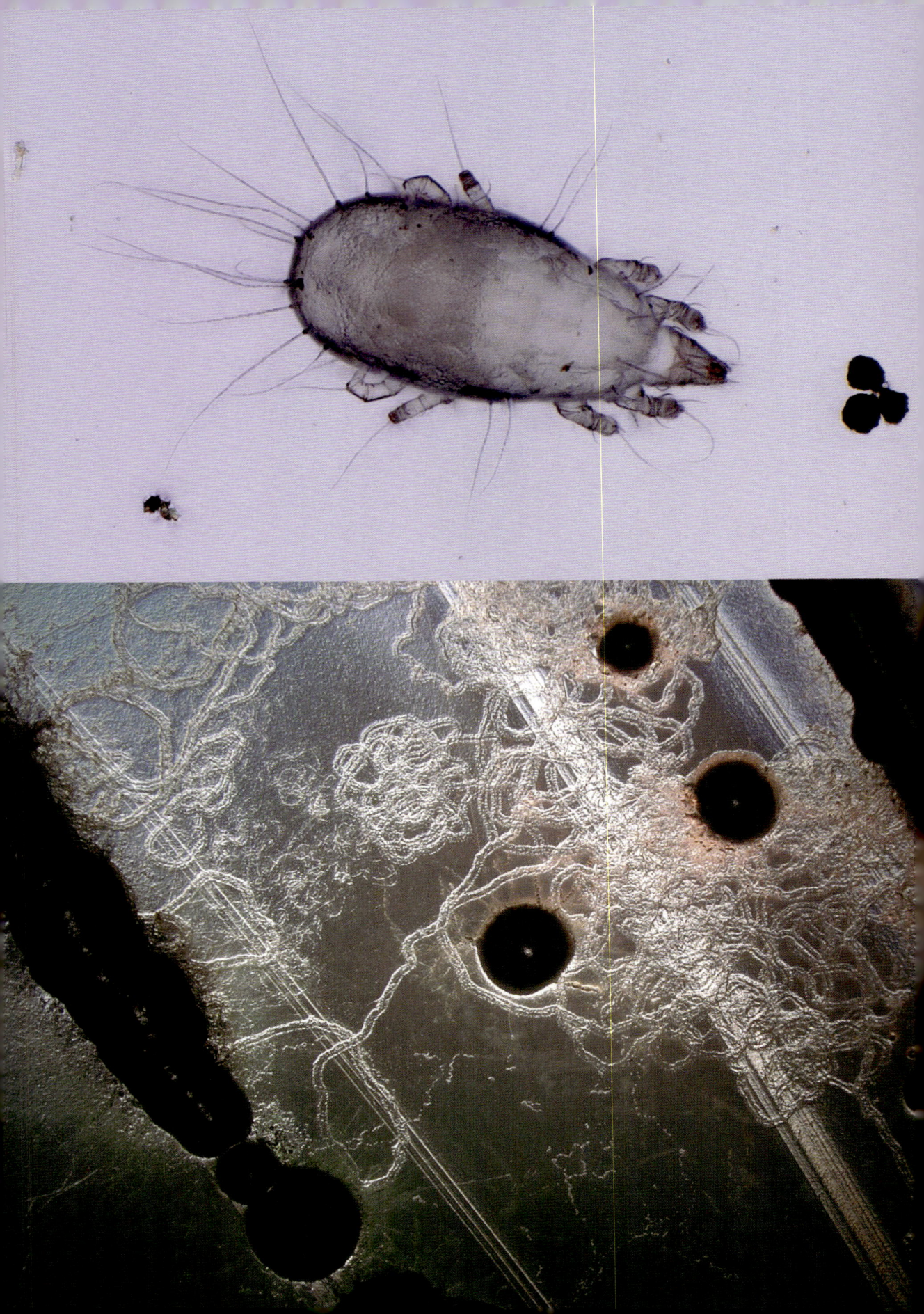

ペルソナ・ノン・グラータ(招かれざる客)
Persona non grata

　細菌の培養温度は一般に 37℃程度だが，真菌の培養にはより低い温度(27〜30℃)が用いられることが多く，培養期間も一般に長い。そのような真菌培養で注意を要するのが，「招かれざる客」，すなわち「ダニによる真菌菌株の食害」である。ダニによる食害の最大の問題点は，その体に付着した環境菌によって貴重な保存株を汚染するだけでなく，危険性が高い菌を環境中に持ち出す点にある。カビを食害するダニはヒトの生活環境にありふれているものの，実験室環境の清浄，温度湿度，ならびに培地・菌株の管理が適切であれば通常は問題にならない。しかし，他施設からの検査・同定依頼などの際に，ダニ付きの菌株が持ち込まれることはたまにある。これに気づくのが遅れると，あるとき，多くの菌株が壊滅的なダメージをうけることになる。

　国内で最も問題となるのは，ケナガコナダニ *Tyrophagus putrescentiae* である。体長は 8本足の成虫雌で 0.3〜0.4 mm，雄では 0.2〜0.3 mm 程度，6 本足の幼虫はもっと小さい。実体顕微鏡やデジタル顕微鏡で，草を食むウシのようなのどかな彼らの姿や這った痕を見つけたときの恐怖はいいようがない(そのまま放置すると，這った痕に転々と色とりどりの雑菌が生えはじめる)。できるかぎりすべての菌株を滅菌処分し(もちろん，大変な努力を払って菌株を救出することも不可能ではないが)，培養器の温度を最高レベルにまで上げて，その退散を願うしかない。教科書にはさまざまな防ダニ剤の記載があるが，効果は限定的である。Persona non grata と呼ぶしかない。

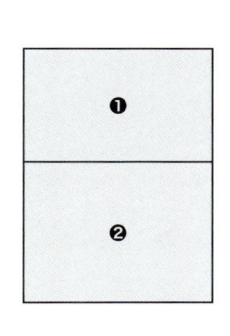

❶ ケナガコナダニ *Tyrophagus putrescentiae* 成虫。デジタル顕微鏡像

❷ ケナガコナダニの食害を受けたシャーレ上の寒天に生じた匍匐(ほふく)痕

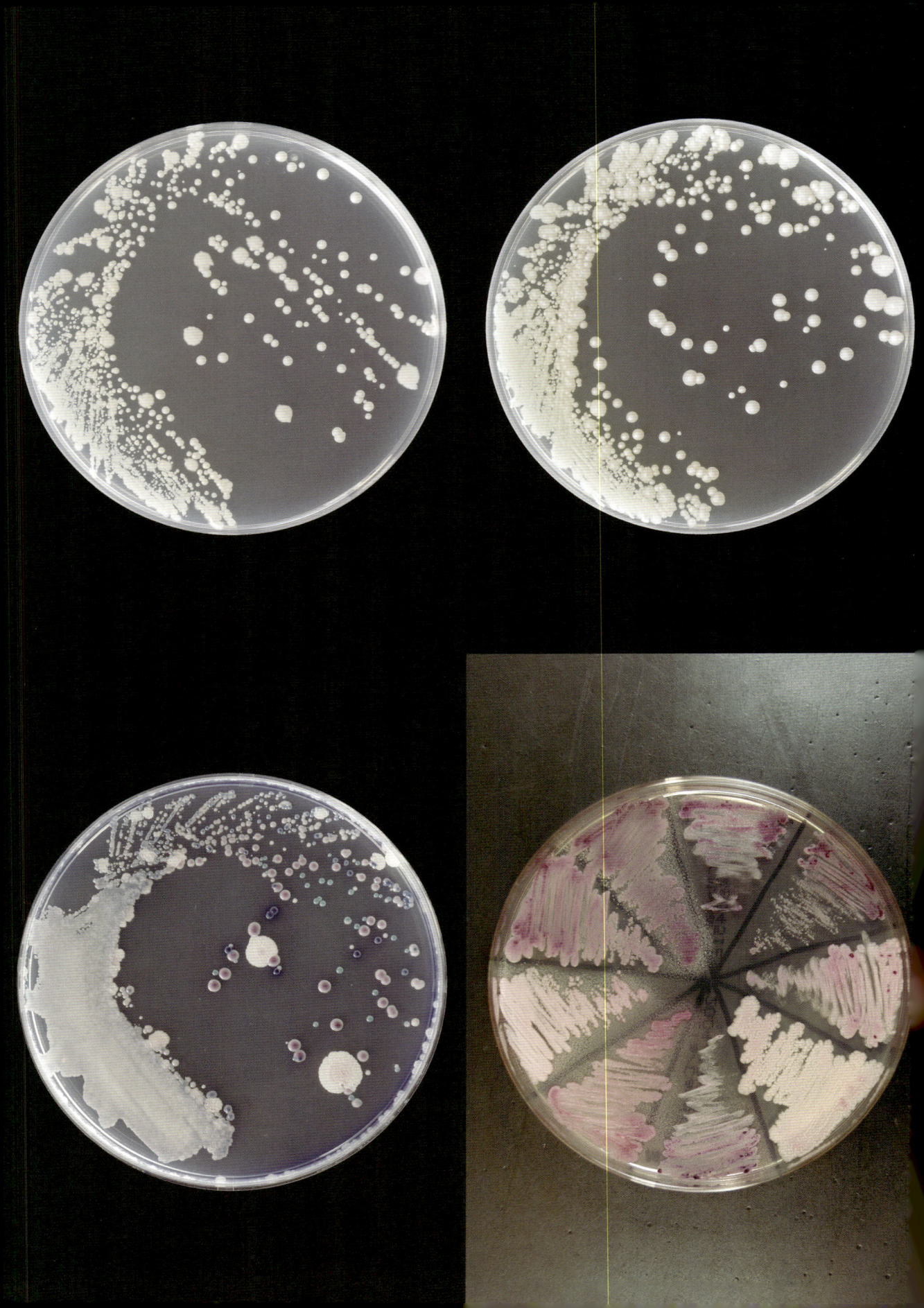

培地
Culture media

　菌の発育形態を観察する際には，さまざまな寒天培地を使用した。その一部を左に示した。

　一般に，サブローデキストロース寒天培地は真菌用の培地として有名だが，これは本来，白癬菌のための培地である。一般の糸状菌を培養するためにはむしろポテトデキストロース寒天培地を用いた方が発育がよい。また，一般の検査室で商品として購入している，いわゆる「サブロー寒天培地」には，酵母エキスや麦芽エキス等が加えられているものが多く，実際上は酵母麦芽寒天培地に近い組成となっている。もちろん，各種酵母等を発育させる場合，これらを添加した培地の方が菌の発育は良好である。

　酵母の集落に菌種ごとの特徴はあるものの，一般に識別は困難である。そこで，菌種特異的な酵素活性により集落を呈色させる，酵素基質寒天培地が検査室でよく使われている。

　一般の培地で発育しないマラセチア属酵母を酵素基質寒天培地上で発育させるために，各種脂肪酸を含む界面活性剤を添加した培地が，マラセチア用酵素基質寒天培地である。この培地を用いれば，カンジダとマラセチアをそれぞれ培養できる。

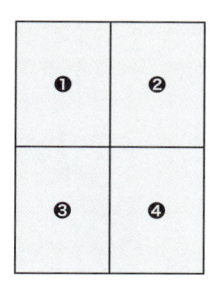

❶ ポテトデキストロース寒天培地：各種カンジダの集落像

❷ 酵母麦芽寒天培地：各種カンジダの集落像

❸ 酵素基質寒天培地（CHROMagar™ Candida）：各種カンジダの集落像[*1]

❹ マラセチア用酵素基質寒天培地（CHROMagar™ Candida/Malassezia）：各種マラセチアの集落像

＊1　舘田一博，槇村浩一 他編著：新 微生物学，酵素基質培地（CHROMagar Candida）上に発育した各種カンジダのコロニー（p151），日本医事新報社，2016 年より許可を得て転載

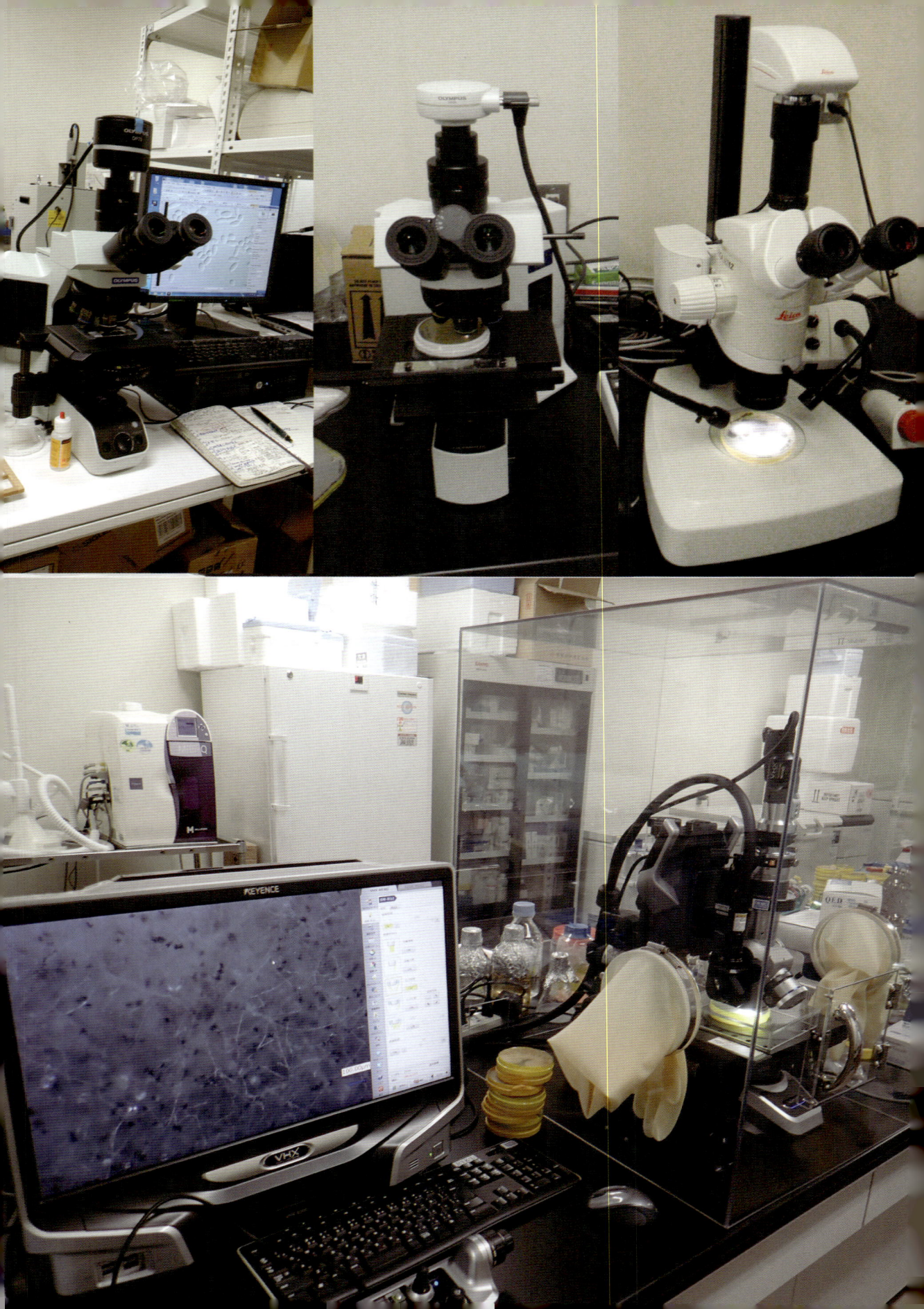

顕微鏡
Microscope

　菌の発育形態を観察・撮影する際に用いた顕微鏡を左に示した。これら以外に，巨大集落は通常のマクロレンズを用いて撮影している。また，撮影以前に，菌の発育は肉眼やルーペで観察している。本書では，ノマルスキー微分干渉像の撮影にも用いた。

　生物顕微鏡は，糸状菌のスライドカルチャー標本，酵母の水またはラクトフェノールマウント標本，クリプトコックスの墨汁標本，病理組織標本，その他一般的な標本中の菌体を観察・記録するために広く使われている。

　カビ用顕微鏡は，通常の生物顕微鏡に長焦点の対物レンズをとりつけた上で，ステージをガラスステージに交換したもの。シャーレや斜面培地を直接ステージに置き，ガラス表面や，寒天培地内または表面の菌糸を直接観察・記録できる。

　実体顕微鏡は，低倍率ながら菌の発育像を双眼で立体的に観察できる点で生物顕微鏡に勝る。ただし，撮影は単眼に限られることから，写真として記録する点では限界がある。

　デジタル顕微鏡を用いると，シャーレ上に発育している真菌集落を培養早期から直接観察することができる。糸状菌の気中菌糸を生きたままの姿で低倍率から高倍率まで観察し，生態像として撮影・記録できる点に優れる。

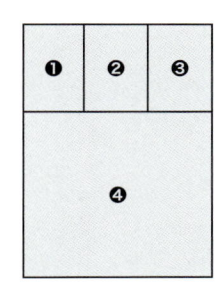

❶ 生物顕微鏡(オリンパス，40〜1000 倍)

❷ カビ用顕微鏡(オリンパス，40〜400 倍)

❸ 実体顕微鏡(ライカ，7.3〜120 倍)

❹ デジタル顕微鏡(キーエンス，20〜2000 倍)

Classification of Fungi based on Assembling the Fungal Tree of Life-I(AFTOL-I) Classification System and Whole Genome based Phylogeny

界 Kingdom	亜界 Subkingdom	門 Phylum	亜門 Subphylum	綱 Class	目 Order	科 Family	菌種番号	種 Species	和名 Japanese name
真菌界 Fungi	二核菌類亜界 Dikarya	子嚢菌門 Ascomycota	チャワンタケ亜門 Pezizomycotina	ユーロチウム菌綱 Eurotiomycetes	ユーロチウム目 Eurotiales	マユハキタケ科 Trichocomaceae	1	*Aspergillus fumigatus*	アスペルギルス・フミガツス
							2	*Aspergillus flavus*	アスペルギルス・フラブス
							3	*Aspergillus terreus*	アスペルギルス・テレウス
							4	*Aspergillus niger*	アスペルギルス・ニゲル
							5	*Aspergillus nidulans*	アスペルギルス・ニヅランス
							6	*Aspergillus versicolor*	アスペルギルス・ベルシカラー
							7	*Aspergillus tubingensis*	アスペルギルス・ツービンジェンシス
							8	*Aspergillus lentulus*	アスペルギルス・レンツルス
							9	*Penicillium citrinum*	ペニシリウム・シトリヌム
							10	*Talaromyces marneffei*	タラロマイセス・マルネッフェイ
							11	*Paecilomyces variotii*	パエシロマイセス・バリオチイ
						ホネタケ目 Onygenales	アルスロデルマ科 Arthrodermataceae	12	*Trichophyton rubrum*	トリコフィトン・ルブルム
							13	*Trichophyton interdigitale*	トリコフィトン・インテルジギターレ
							14	*Trichophyton mentagrophytes*	トリコフィトン・メンタグロフィテス
							15	*Trichophyton tonsurans*	トリコフィトン・トンスランス
							16	*Trichophyton benhamiae*	トリコフィトン・ベンハミエ
							17	*Microsporum canis*	ミクロスポルム・カニス，イヌ小胞子菌
							18	*Nannizzia gypsea*	ナニッチア・ギプセア
							19	*Epidermophyton floccosum*	エピデルモフィトン・フロッコーサム
						アエロマイセス科 Ajellomycetaceae	20	*Histoplasma capsulatum*	ヒストプラスマ・カプスラツム
						ホネタケ科 Onygenaceae	21 22	*Coccidioides immitis* 1) *Coccidioides immitis* 2) *Coccidioides posadasii*	コクシジオイデス・イミチス
					ケトチリウム目 Chaetothyriales	ヘルポトリキエラ科 Herpotrichiellaceae	23	*Fonsecaea pedrosoi*	フォンセケア・ペドロソイ
							24	1) *Fonsecaea pedrosoi* 2) *Fonsecaea monophora*	フォンセケア・モノフォラ
							25	*Exophiala dermatitidis*	エキソフィアラ・デルマチチディス
							26	*Exophiala jeanselmei*	エキソフィアラ・ジェンセルメイ
							27	*Cladosporium cladosporioides*	クラドスポリウム・クラドスポリオイデス
							28	*Cladophialophora carrionii*	クラドフィアロフォラ・カリオニー
							29	*Cladophialophora bantiana*	クラドフィアロフォラ・バンチアナ
							30	*Phialophora verrucosa*	フィアロフォラ・ベルッコサ
					フンタマカビ綱 Sordariomycetes	ボタンタケ目 Hypocreales	ボタンタケ科 Hypocreaceae	31	*Trichoderma atroviride*	トリコデルマ・アトロビリデ
						ベニアワツブタケ科 Nectriaceae	32	*Fusarium solani*	フサリウム・ソラニ
							33	*Fusarium oxysporum*	フサリウム・オキシスポルム
							34	*Fusarium verticillioides*	フサリウム・ベルチシロイデス
						ノムシタケ科 Cordycipitaceae	35	*Beauveria bassiana*	ビュウベリア・バッシアナ
						スタキボトリス科 Stachybotryaceae	36	*Stachybotrys chartarum*	スタキボトリス・チャータルム
						科の分類不明 Incertae sedis	37	*Sarocladium strictum*	サロクラジウム・ストリクツム

亜門	綱	目	科	No.	学名	和名
	フンタマカビ綱 Sordariomycetes	オフィオストマ目 Ophiostomatales	オフィオストマ科 Ophiostomataceae	38	*Sporothrix schenckii*	スポロトリックス・シェンキイ
				39	*Sporothrix globosa*	スポロトリックス・グロボーサ
		ミクロアスクス目 Microascales	ミクロアスクス科 Microascaceae	40	*Scedosporium apiospermum*	セドスポリウム・アピオスペルマム
				41	*Scedosporium boydii*	セドスポリウム・ボイディイ
				42	*Lomentospora prolificans*	ロメントスポラ・プロリフィカンス
				43	*Microascus cirrosus*	ミクロアスカス・シロサス
				44	*Scopulariopsis brevicaulis*	スコプラリオプシス・ブレビカウリス
		フンタマカビ目 Sordariales	ケトミウム科 Chaetomiaceae	45	*Chaetomium globosum*	ケトミウム・グロボースム
			グロメレラ科 Glomerellaceae	46	*Colletotrichum gloeosporioides*	コレトトリクム・グロエオスポリオイデス，（植物）炭疽菌
			科の分類不明 Incertae sedis	47	*Madurella mycetomatis*	マズレラ・マイセトマチス
		クロサイワイタケ目 Xylariales	アムフィスファエリア科 Amphisphaeriaceae	48	*Neopestalotiopsis clavispora*	ネオペスタロチオプシス・クラビスポラ
	クロイボタケ綱 Dothideomycetes	クロイボタケ目 Dothideales	クロイボタケ科 Dothioraceae	49	*Aureobasidium pullulans*	アウレオバシジウム・プルランス
		プレオスポラ目 Pleosporales	プレオスポラ科 Pleosporaceae	50	*Alternaria alternata*	アルテルナリア・アルテルナータ
				51	*Curvularia lunata*	クルブラリア・ルナータ
			科の分類不明 Incertae sedis	52	*Phoma herbarum*	フォーマ・ハーバルム
		カプノディウム目 Capnodiales	テラトスファエリア科 Teratosphaeriaceae	53	*Hortaea werneckii*	ホルタエア・ウエルネキイ
		ボトリオスフェリア目 Botryosphaeriales	ボトリオスフェリア科 Botryosphaeriaceae	54	*Neoscytalidium dimidiatum*	ネオスキタリジウム・ジミジアツム
サッカロマイセス亜門 Saccharomycotina	サッカロマイセス綱 Saccharomycetes	サッカロマイセス目 Saccharomycetales	デバリオマイセス科 Debaryomycetaceae	55	*Candida albicans*	カンジダ・アルビカンス
				56	*Candida dubliniensis*	カンジダ・ドゥブリニエンシス
				57	*Candida parapsilosis*	カンジダ・パラプシローシス
				58	*Candida orthopsilosis*	カンジダ・オルソプシローシス
				59	*Candida tropicalis*	カンジダ・トロピカリス
				60	*Meyerozyma guilliermondii*	メイエロチィーマ・ギリエルモンディイ
			サッカロマイセス科 Saccharomycetaceae	61	*Candida glabrata*	カンジダ・グラブラータ
				62	*Kluyveromyces marxianus*	クルイベロマイセス・マルキシアヌス
				63	*Saccharomyces cerevisiae*	サッカロマイセス・セレビシエ
			メチニコビア科 Metschnikowiaceae	64	*Clavispora lusitaniae*	クラビスポラ・ルシタニエ
				65	*Candida auris*	カンジダ・アウリス
			ピキア科 Pichiaceae	66	*Pichia kudriavzevii*	ピキア・クドリアブゼビイ
			ファフォマイセス科 Phaffomycetaceae	67	*Wickerhamomyces anomalus*	ウィカハモマイセス・アノマルス
			ディポダスカス科 Dipodascaceae	68	*Galactomyces candidum*	ガラクトマイセス・カンジズム
タフリナ亜門 Taphrinomycotina	ニューモシスチス菌綱 Pneumocystidomycetes	ニューモシスチス目 Pneumocystidales	ニューモシスチス科 Pneumocystidaceae	69	*Pneumocystis jirovecii*	ニューモシスチス・イロベチィ

Classification of Fungi based on Assembling the Fungal Tree of Life-I(AFTOL-I)Classification System and Whole Genome based Phylogeny（つづき）

界 Kingdom	亜界 Subkingdom	門 Phylum	亜門 Subphylum	綱 Class	目 Order	科 Family	番号	種 Species	和名 Japanese name
真菌界 Fungi	Dikarya 二核菌類亜界	担子菌門 Basidiomycota	プクキニア亜門 Pucciniomycotina	ミクロボトリウム綱 Microbotryomycetes	スポリディオボルス目 Sporidiobolales	スポリディオボルス科 Sporidiobolaceae	70	Rhodotorula mucilaginosa	ロドトルラ・ムキラギノーサ
				上位分類不明 Incertae sedis	上位分類不明 Incertae sedis	上位分類不明 Incertae sedis	71	Cystobasidium minuta	シストバシジウム・ミヌータ
			クロボキン亜門 Ustilaginomycotina	上位分類不明 Incertae sedis	マラセチア目 Malasseziales	マラセチア科 Malasseziaceae	72	Malassezia furfur	マラセチア・フルフル
							73	Malassezia restricta	マラセチア・レストリクタ
							74	Malassezia globosa	マラセチア・グロボーサ
							75	Malassezia sympodialis	マラセチア・シンポジアーリス
							76	Malassezia pachydermatis	マラセチア・パキデルマチス
							77	Malassezia slooffiae	マラセチア・スローフィイ
			ハラタケ亜門 Agaricomycotina	シロキクラゲ綱 Tremellomycetes	シロキクラゲ目 Tremellales	シロキクラゲ科 Tremellaceae	78	Cryptococcus neoformans	クリプトコックス・ネオフォルマンス
							79	Cryptococcus gattii	クリプトコックス・ガッチイ
					トリコスポロン目 Trichosporonales	トリコスポロン科 Trichosporonaceae	80	Trichosporon asahii	トリコスポロン・アサヒイ
						クタネオトリコスポロン科 Cutaneotrichosporonaceae	81	Cutaneotrichosporon curvatum	クタネオトリコスポロン・クルバツム
							82	Cutaneotrichosporon mucoides	クタネオトリコスポロン・ムコイデス
				ハラタケ綱 Agaricomycetes	ハラタケ目 Agaricales	スエヒロタケ科 Schizophyllaceae	83	Schizophyllum commune	シゾフィルム・コムーネ、スエヒロタケ
						ナヨタケ科 Psathyrellaceae	84	Coprinopsis cinerea	コプリノプシス・シネレア、ウシグソヒトヨタケ
					タマチョレイタケ目 Polyporales	シワタケ科 Merulaceae	85	Bjerkandera adusta	ブエルカンデラ・アズスタ、ヤケイロタケ
				ワレミア綱 Wallemiomycetes	ワレミア目 Wallemiales	ワレミア科 Wallemiaceae	86	Wallemia sebi	ワレミア・セビ
	該当なし Not applicable	ムーコル(ケカビ)門 Mucoromycota	ムーコル(ケカビ)亜門 Mucoromycotina	上位分類不明 Incertae sedis	ムーコル目 Mucorales	ムーコル科 Mucoraceae	87	Mucor circinelloides	ムーコル・シルシネロイデス
							88	Lichtheimia corymbifera	リクテイミア・コリムビフェラ
							89	Cunninghamella elegans	カニンガメラ・エレガンス
							90	Rhizopus arrhizus	リゾプス・アリゾス
							91	Rhizomucor pusillus	リゾムーコル・プシルス
						シンセファラストルム科 Syncephalastraceae	92	Syncephalastrum racemosum	シンセファラストルム・ラセモスム、ハリサシカビモドキ
		トリモチカビ門 Zoopagomycota	エントモフトラ(ハエカビ)亜門 Entomophthoromycotina	エントモフトラ(ハエカビ)綱 Entomophthoromycetes	エントモフトラ(ハエカビ)目 Entomophthorales	アシリステル科 Ancylistaceae	93	Conidiobolus coronatus	コニジオボルス・コロナツス
			上位分類不明 Incertae sedis	バシジオボルス綱 Basidiobolomycetes	バシジオボルス目 Basidiobolales	バシジオボルス科 Basidiobolaceae	94	Basidiobolus ranarum	バシジオボルス・ラナルム
		ミクロスポリディア門 Microsporidia	上位分類不明 Incertae sedis	上位分類不明 Incertae sedis	上位分類不明 Incertae sedis	科の分類不明 Incertae sedis	95	Encephalitozoon cuniculi	エンセファリトゾーン・クニクリ
アーケプラスチダ Archaeplastida	該当なし Not applicable	緑色植物門 Chlorophyta	該当なし Not applicable	トレボウキシア藻綱 Trebouxiophyceae	クロレラ目 Chlorellales	クロレラ科 Chlorellaceae	96	Prototheca wickerhamii	プロトテカ・ウイッケルハミイ
							97	Prototheca zopfii	プロトテカ・ゾフィー
							98	Prototheca cutis	プロトテカ・クチス
ストラメノパイル Stramenopiles	該当なし Not applicable	該当なし Not applicable	該当なし Not applicable	卵菌綱 Oomycetes	ピチウム目 Pythiales	ピチウム科 Pythiaceae	99	Pythium insidiosum	ピチウム・インシジオスム
イクチオスポレア Ichthyosporea	該当なし Not applicable	上位分類不明 Incertae sedis	上位分類不明 Incertae sedis	上位分類不明 Incertae sedis	デルモシスチジウム目 Dermocystidia	科の分類不明 Incertae sedis	100	Rhinosporidium seeberi	リノスポリジウム・シーベリ

協力者一覧

各頁の写真説明文に付与した(1)〜(26)の数字に対応している。

写真

 1 　萩原 繁広　博士
 2 　Dr. Mirhendi, Hossein
 3 　奥平 雅彦　博士
 4 　澁谷 和俊　博士
 5 　楊 彩佳　博士
 6 　望月 隆　博士
 7 　砂田 淳子　博士
 8 　梅山 隆　博士
 9 　梅田 宜子　氏
10 　安澤 数史　博士
11 　佐藤 一朗　博士
12 　山西 千晶　博士
13 　関 玲子　博士
14 　田村 俊　博士
15 　大塚 喜人　博士
16 　西山 宏幸　博士
17 　Dr. Khodadadi, Hossein
18 　西山 彌生　博士
19 　山本 美佳智　博士
20 　下山 陽也　博士
21 　中林 淳浩　博士
22 　杉田 隆　博士
23 　戸根 一哉　博士
24 　小田 尚幸　博士
25 　中山 孝子　博士
26 　小野崎 正修　博士

その他の協力者

語源検索：佐藤 一朗　博士
学名：アレシャフニ ムハンマドマハディ　博士
安全性（BSL）：槇村 美保　博士
系統樹
　長舩 哲齋　博士：系統樹図中のクラミドモナス（透過型電子顕微鏡）像
　石島 早苗　博士：系統樹図中のヒト精子（ノマルスキー微分干渉顕微鏡）像

参考文献

●国立感染症研究所．真菌の BSL 分類と輸送カテゴリーについて．真菌症関連の検体に関する運搬方法．＜https://www.niid.go.jp/niid/ja/lab/476-bioact/2504-shinkin-yusou.html#yusou-categoryshinkin＞アクセス日：2019 年 1 月 26 日．

●勝本謙．菌学ラテン語と命名法．日本菌学会関東支部，電子版，2007．

●馬渡峻輔，堀口健雄．生物の系統．In：国立天文台編．理科年表 91：865．東京：丸善出版，2017．

●Adl SM, Simpson AG, Lane CE, et al. The revised classification of eukaryotes. J Eukaryot Microbiol 2012；59：429-93. PMID：23020233（2019 年に入って真核生物の分類は改訂され，エクスカバータが解体されたなどの変更がなされたが，ここには反映していない：Adl SM, Bass D, Lane CE, et al. Revisions to the classification, nomenclature, and diversity of eukaryotes. J Eukaryot Microbiol 2019；66：4-119. PMID：30257078）

●Hibbett DS, Binder M, Bischoff JF, et al. A higher-level phylogenetic classification of the Fungi. Mycol Res 2007；111：509-47. PMID：17572334

●Spatafora JW, Chang Y, Benny GL, et al. A phylum-level phylogenetic classification of zygomycete fungi based on genome-scale data. Mycologia 2016；108：1028-46. PMID：27738200

●中込治監修，神谷茂，錫谷達夫編．標準微生物学 第 13 版．東京：医学書院，2018．

●舘田一博，松本哲哉，岩田敏他編著．新 微生物学．東京：日本医事新報社，2016．

●奥平雅彦，発地雅夫編．真菌症カラーアトラス．東京：文光堂，1994．

●槙村浩一．病原真菌の最近のトピックス．耳喉頭頸 2015；87：364-72．

●槙村浩一．ニューモシスチス・イロベチイ．臨床検査 2014；58：1423-26．

●D. H. ラローン．医真菌 同定の手引き 第 5 版．東京：栄研化学，2013．

●宮地誠，西村和子．住まいとカビと病原性―カビはどの程度危険か．東京：八坂書房，2009．

●De Hoog GS, Guarro J, Gené J, et al. Atlas of Clinical Fungi Ver 4.1.4.＜http://atlas.clinicalfungi.org/AtlasOnline/protected/menu.xhtml＞アクセス日：2019 年 1 月 26 日．

●Mycobank Database.＜http://www.mycobank.org/＞アクセス日：2019 年 1 月 26 日．

●Species Fungorum.＜http://www.speciesfungorum.org/＞アクセス日：2019 年 1 月 26 日．

欧文索引

著者略歴

槇村　浩一　帝京大学大学院医学研究科 医真菌学 教授

1990 年　　東京医科大学卒業
1991 年　　米国 Tampa Bay Research Institute，ウイルス学講座 客員研究員
1994 年　　帝京大学大学院医学研究科(細菌学)修了，博士(医学)
1996 年　　帝京大学医真菌研究センター 講師
2009 年　　国際宇宙ステーション日本実験棟「きぼう」船内微生物研究主任
2011 年　　帝京大学医学部 教授
2012 年　　帝京大学医療共通教育研究センター 主任・教授
2018 年～　現職

医真菌 100 種
臨床で見逃していたカビたち　　　　　　　定価：本体 5,000 円＋税

2019 年 2 月 27 日発行　第 1 版第 1 刷©

著　者　槇村 浩一

発行者　株式会社　メディカル・サイエンス・インターナショナル

　　　　代表取締役　金子 浩平
　　　　東京都文京区本郷 1-28-36
　　　　郵便番号 113-0033　電話 (03)5804-6050

　　　　印刷：三報社印刷／装丁・本文デザイン：岩崎邦好デザイン事務所

ISBN 978-4-8157-0149-9　C 3047